内蒙古卫生职业院校课程改革规划教材

供中等卫生职业教育各专业使用

生理学基础学习指导

主　编　张海峰

副主编　杭　琦　段正秀

编　委　（按姓氏汉语拼音排序）

蔡秀荣（赤峰市松山区职业技术教育培训中心）

段正秀（锡林郭勒职业学院医学院）

龚海珍（呼和浩特市卫生学校）

杭　琦（内蒙古自治区人民医院附属卫校）

侯树慧（包头医学院职业技术学校）

江　慧（鄂尔多斯市卫生学校）

刘仲夏（呼和浩特市卫生学校）

南凤莲（巴彦诺尔市五原县高级职业中学）

庞艳军（扎鲁特旗职业教育中心）

王　缙（清水河县第一高级职业中学）

张　瑜（鄂尔多斯市卫生学校）

张海峰（内蒙古医科大学）

张立新（赤峰市松山区职业技术教育培训中心）

张艳杰（包头医学院职业技术学校）

赵　波（清水河县第一高级职业中学）

科学出版社

北　京

内 容 简 介

本书是与最新版规划教材紧密配套的医学院校基础课——生理学基础辅导教材。全书共十二章，每章有生理学精要与生理学习题两部分内容。精要是授课教师于课堂上讲授的内容，对学生课后学习和学生解答生理学习题具有指导意义。习题有填空题、A型选择题、B型选择题、X型选择题、名词解释、简答题和论述题，每题均有参考答案。

本书可作为中职学生期末考试、升学的学习和应试用书。

图书在版编目（CIP）数据

生理学基础学习指导/张海峰主编. —北京：科学出版社，2016.6
内蒙古卫生职业院校课程改革规划教材
ISBN 978-7-03-048125-2

Ⅰ．生… Ⅱ．张… Ⅲ．人体生理学 – 中等职业教育 – 教学参考资料
Ⅳ．R33

中国版本图书馆 CIP 数据核字（2016）第089373号

责任编辑：丁海燕/责任校对：杜子昂
责任印制：赵 博/封面设计：铭轩堂

科学出版社 出版
北京东黄城根北街 16 号
邮政编码：100717
http://www.sciencep.com
三河市骏杰印刷有限公司印刷
科学出版社发行　各地新华书店经销

*

2016年6月第 一 版　开本：787×1092　1/16
2024年3月第七次印刷　印张：12 1/2
字数：200 000
定价：39.80元
（如有印装质量问题，我社负责调换）

总 前 言

党的二十大报告指出："人民健康是民族昌盛和国家强盛的重要标志。把保障人民健康放在优先发展的战略位置，完善人民健康促进政策。"贯彻落实党的二十大决策部署，积极推动健康事业发展，离不开人才队伍建设。党的二十大报告指出："培养造就大批德才兼备的高素质人才，是国家和民族长远发展大计。"教材是教学内容的重要载体，是教学的重要依据、培养人才的重要保障。本次教材修订旨在贯彻党的二十大报告精神和党的教育方针，落实立德树人根本任务，坚持为党育人、为国育才。

为促进"适应需求、有效衔接、多元立交"的职业教育的体系建设，按照《中等职业学校护理专业教学标准（试行）》要求，内蒙古自治区教育厅开始新一轮的课程改革工作。

在教育厅相关处室的指导下，在科学出版社的严密组织下，由全区医学职业院校专家学者、各类中等职业学校护理专业骨干教师、临床一线护理人员组成编写队伍，通过多次调研，在充分了解医学院校需求的基础上，对原有教材进行调整和改进，力求实用、新颖，更加贴近中等职业教育护理专业教学需求。

一、编 写 原 则

1. 按照专业教学标准安排课程结构 本套系列教材是为适应内蒙古自治区卫生职业院校学生就业、升学需求的教学目标编写的，严格按照专业教学标准的要求设计科目、安排课程。根据内蒙古自治区地方特点，在课程结构和教学时数上略作调整。全套系列教材分基础课、专业课、学习指导三类，共计36种。

2. 紧扣最新护考大纲调整内容 本套系列教材还参考了《护士执业资格考试大纲》的相关标准，围绕考试内容调整学习范围，突出考点与难点，方便学生在校日常学习与护考接轨，适应护理职业岗位需求。

3. 特色鲜明，贴近自治区教学实际

（1）解决了内蒙古自治区职业教育护理专业在培养目标、课程体系建设、教学内容、技能训练、质量评价等方面与学生就业岗位，特别是中职学生接受高一级职业教育过程中存在的脱节、断层或重复的问题，有利于形成衔接贯通、分工协作、优势互补的现代职业教育格局。

（2）综合参考多所院校教学实际，在教学安排、课程设置、实训指导等方面，顺应教学改革需要，满足学校需求。

（3）内容设计方面，以案例分析、链接、考点模块为特色，确保实用、够用。

（4）符合内蒙古自治区高等职业院校中等职业学校毕业生对口升学教学用书的要求。

二、教 材 种 类

本套系列教材计划出版36种，详见封底。

本套系列教材的编写，邀请自治区二十余所中高职院校、十余家医院参与，参编人员涉及的学校多、部门广、学科种类繁，力求实现教材与教学接轨，满足内蒙古自治区教学的地方特色需求。

编　者

2023 年 3 月

前 言

本书是中等卫生职业院校专业基础课——生理学辅导教材。本书主要以最新版规划教材为蓝本编写。

全书共十二章，每章内容分为两部分：第一部分为生理学精要。精要内容是授课教师依据教学大纲于课堂上讲授的内容。在医学院校，因生理学教材内容繁多，课时有限，教师不可能将教材内容全部讲授，只能在基本知识的基础上，突出重点，讲清难点。精要内容是生理学精华所在。精要对学生课后学习及学生解答生理学习题均具有指导意义。第二部分为生理学习题，与生理学精要对应，包括目前为各医学院校、各政府部门生理学考试所采用的常用类型的试题，其中有填空题、A型选择题、B型选择题、X型选择题、名词解释、简答题和论述题，每题均有参考答案。

本书可作为中等卫生职业院校学生生理学考试的学习和应考用书。

由于时间紧迫，编者水平有限，书中不足之处在所难免，诚恳地希望读者对本书不妥之处给予批评指正。

编 者

2016年2月

目 录

第一章 绪论 1
　第一节 生理学的研究对象和任务 1
　第二节 机体的内环境与稳态 1
　第三节 机体生理功能的调节 2
　第四节 体内的控制系统 2
第二章 细胞的基本功能 5
　第一节 细胞膜的物质转运功能 5
　第二节 细胞的跨膜信号转导 6
　第三节 细胞的生物电现象 6
　第四节 肌细胞的收缩功能 8
第三章 血液 14
　第一节 血液的组成和理化特性 14
　第二节 血浆 14
　第三节 血细胞 15
　第四节 血液凝固与纤维蛋白溶解 15
　第五节 血型与输血原则 16
第四章 血液循环 19
　第一节 心脏的生物电活动 19
　第二节 心脏的泵血功能 23
　第三节 血管生理 25
　第四节 心血管活动的调节 29
　第五节 器官循环 32
第五章 呼吸 46
　第一节 肺通气 46
　第二节 肺换气和组织换气 49
　第三节 气体在血液中的运输 50
　第四节 呼吸运动的调节 51
第六章 消化与吸收 61
　第一节 概述 61
　第二节 消化 62
　第三节 吸收 67
　第四节 消化器官活动的调节 68
第七章 能量代谢与体温 75
　第一节 能量代谢 75
　第二节 体温及其调节 76

第八章　肾的排泄功能 ·· 84

第一节　肾的结构和血液循环特点 ·································· 84

第二节　尿的生成过程 ·· 84

第三节　尿液浓缩和稀释 ·· 87

第四节　尿生成的调节 ·· 90

第五节　血浆清除率 ·· 91

第六节　尿液及其排放 ·· 92

第九章　感觉器官的功能 ·· 100

第一节　感受器的一般生理特性 ·································· 100

第二节　眼的视觉功能 ·· 101

第三节　耳的听觉功能 ·· 104

第四节　内耳的平衡感觉功能 ······································ 105

第五节　其他感受器的功能 ··· 106

第十章　神经生理 ·· 113

第一节　神经元活动的一般规律 ·································· 113

第二节　神经系统的感觉功能 ······································ 116

第三节　神经系统对躯体运动的调节 ···························· 118

第四节　神经系统对内脏活动及本能行为和情绪的调节 ····· 120

第五节　脑电活动与脑的高级功能 ······························ 123

第十一章　内分泌 ·· 135

第一节　概述 ··· 135

第二节　下丘脑和垂体的内分泌 ·································· 137

第三节　甲状腺的内分泌 ··· 139

第四节　甲状旁腺的内分泌与调节钙、磷代谢的激素 ········ 141

第五节　肾上腺的内分泌 ··· 142

第六节　胰岛的内分泌 ·· 144

第七节　其他腺体或组织的内分泌 ································ 146

第十二章　生殖 ·· 154

第一节　男性生殖 ·· 154

第二节　女性生殖 ·· 155

第三节　妊娠与避孕 ··· 157

参考答案 ··· 161

第一章

绪　论

1. 掌握：内环境和稳态的定义；神经调节、体液调节和自身调节的概念；反馈控制系统（负反馈控制系统、正反馈控制系统）。
2. 熟悉：生理学定义和生理学的任务；生理学与医学的关系。
3. 了解：生理学研究的不同水平。

第一节　生理学的研究对象和任务

一、生理学的任务

生理学（physiology）

概念：研究生物机体功能活动（生命活动）规律的一门科学。

任务：研究功能和功能活动发生的机制、产生的条件和内外环境对其的影响。

生理学是医学的一门重要的基础课程。

二、生理学研究的三个水平

（一）细胞和分子水平

以细胞和构成细胞的分子为研究对象，如研究细胞的跨膜信号转导、细胞生物电活动及肌细胞收缩机制等。

（二）器官和系统水平

研究各器官和系统功能活动的过程、机制以及各种因素对它们的影响。

（三）整体水平

以完整的机体为研究对象，研究不同生理条件下，机体各系统之间的协调活动以及机体与外环境相适应的规律和机制。

第二节　机体的内环境与稳态

体内的液体称体液，在成人约占体重的 60%。其中约占体重 40% 的液体分布在细胞内，称为细胞内液；约占体重 20% 的液体分布在细胞外（其中血浆占 5%，组织液占 15%），称为细胞外液。人体的绝大多数细胞浸浴在细胞外液之中，细胞外液是细胞直接接触的环境。

内环境（internal environment）：细胞直接生活的液体环境，即细胞外液。

稳态（homeostasis）：内环境理化性质保持相对稳定的状态。

内环境的稳态是指在正常生理情况下内环境的理化因素，如渗透压、酸碱度、各种化学成分和温度等经常保持相对稳定。内环境的理化因素不是静止不变的，由于细胞新陈代谢不断地与内环境进行物质交换，如不断地从内环境中摄取 O_2 和营养物质，不断地排出代谢产物，因此也就不断地扰乱或破坏内环境稳态。此外，外环境因素的改变也可影响内环境的稳态。内环境理化性质如何保持相对稳定？实际上，体内各组织和器官不断地从不同方面来维持内环境稳态。例如，通过呼吸活动补充 O_2 和排出 CO_2；通过消化器官消化吸收来补充营养物质；通过泌尿器官生成、排出尿和代谢产物等。

内环境的稳态是细胞维持正常生理功能的必要条件，也是机体维持正常生命活动的必要条件。

第三节　机体生理功能的调节

一、神　经　调　节

通过神经系统进行的调节方式称为神经调节（nervous regulation）。神经调节的基本方式是反射。反射是指在中枢神经系统参与下，机体对刺激产生的规律性反应。如角膜反射、膝跳反射、屈肌反射等。完成反射的结构基础是反射弧。

二、体　液　调　节

体液调节（humoral regulation）是指体内产生的一些特殊化学物质通过体液途径对某些细胞或组织器官的活动进行的调节过程。如胰岛素维持血糖浓度稳定的作用。体液调节作用的方式有远距分泌、旁分泌、自分泌和神经分泌。

三、自　身　调　节

自身调节（autoregulation）是指细胞或组织器官不依赖神经和体液而自身对刺激产生的适应性反应，如肾血流量的自身调节。

第四节　体内的控制系统

反馈控制系统

负反馈（negative feedback）：反馈信息与控制信息作用方向相反，起减弱或矫正控制部分活动作用的反馈。负反馈普遍存在于机体各种功能调节过程中，是维持机体内环境稳态的重要控制机制。如颈动脉窦和主动脉弓压力感受性反射（减压反射）。

正反馈（positive feedback）：反馈信息与控制信息作用方向相同，起加强或促进控制部分活动作用的反馈。其意义是使某些生理过程得到加强。如排尿反射、血液凝固和分娩。

测　试　题

一、填空题

1. 生理学的研究，可分为三个不同的水平，即_____、_____和_____。

2. 人的反射活动可分为_____和_____。

3. 反射弧由五部分组成，即_____、_____、_____、_____和_____。

4. 人体功能最主要的调节方式是_____。

5. 新陈代谢包括_____和_____。

6. 细胞外液包括_____、_____、_____和_____。

7. 激素或代谢产物对器官功能进行调节，这种方式称_____。

8. 在中枢神经系统参与下，机体对刺激作出有规律的反应称_____。

9. 体内在进行功能调节时，使控制部分发放信息加强，此称_____。

10. 维持稳态的重要途径是_____反馈调节。

二、选择题

A 型题

1. 生理学是
   A. 动物学的分支 B. 植物学的分支
   C. 生物学的分支 D. 病理学的分支
   E. 解剖学的分支

2. 人体生理学是研究
   A. 人体物理变化的规律
   B. 人体化学变化的规律
   C. 正常人体功能活动的规律
   D. 异常人体功能活动的规律
   E. 人体与环境之间的关系

3. 内环境的稳态指
   A. 维持细胞外液理化性质保持不变
   B. 维持细胞内液理化性质保持不变
   C. 维持细胞内液化学成分相对恒定
   D. 维持细胞内液理化性质相对恒定
   E. 维持细胞外液理化性质相对恒定

4. 机体中细胞生活的内环境指
   A. 细胞外液 B. 细胞内液
   C. 脑脊液 D. 组织液
   E. 血浆

5. 维持内环境稳态的重要调节方式是
   A. 体液调节 B. 自身调节
   C. 正反馈调节 D. 负反馈调节
   E. 前馈控制

6. 神经调节的基本方式是
   A. 反射 B. 非条件反射
   C. 条件反射 D. 反馈
   E. 前馈

7. 反射弧效应器的主要功能是
   A. 接受刺激 B. 整合分析信息
   C. 产生反应 D. 传导信息
   E. 接受刺激与产生反应

8. 在寒冷环境中，甲状腺激素分泌增多是由于

A. 神经调节 B. 体液调节
C. 自身调节 D. 旁分泌调节
E. 神经 - 体液调节

9. 胰岛 B 细胞分泌的胰岛素具有降低血糖的作用，主要是通过
   A. 神经调节 B. 体液调节
   C. 正反馈 D. 前馈
   E. 自身调节

10. 在下列各种情况中，属于自身调节的是
   A. 血糖水平维持相对恒定
   B. 血液 pH 维持相对恒定
   C. 体温维持相对恒定
   D. 全身血压维持相对恒定
   E. 当平均动脉压在一定范围内变化时，肾血流量维持相对恒定

11. 心肌的初长度对收缩力量的调节作用属于
   A. 局部神经调节 B. 体液中 ATP 的作用
   C. 等长自身调节 D. 异长自身调节
   E. 正反馈调节

12. 下列生理过程中，属于负反馈调节的是
   A. 排尿反射 B. 分娩过程
   C. 血液凝固 D. 减压反射
   E. 动作电位去极化期的 Na^+ 内流

13. 下列关于负反馈调节的叙述错误的是
   A. 是一个闭环系统
   B. 与神经调节和体液调节无关
   C. 反馈信息与控制信息的作用性质相反
   D. 反馈信号能减弱控制部分的活动
   E. 是维持内环境稳态的重要调节形式

14. 下列反射中存在正反馈调节的是
   A. 腱反射 B. 肺牵张反射
   C. 减压反射 D. 排尿反射
   E. 屈肌反射

15. 下列生理过程中，属于正反馈调节的是
   A. 体温调节 B. 排尿反射
   C. 肺牵张反射 D. 血糖浓度的调节
   E. 减压反射

16. 正反馈调节的作用是使
   A. 人体血压稳定

B. 人体体液理化特性相对稳定

C. 人体活动按某一固定程序进行，达到某一特定目标

D. 体内激素水平不致过高

E. 体温保持相对稳定

17. 通过条件反射方式发动体温调节的是

A. 稳态   B. 正反馈

C. 负反馈   D. 前馈

E. 神经调节

18. 下列反射中属于条件反射的

A. 瞳孔对光反射   B. 吞咽反射

C. 望梅止渴   D. 膝跳反射

E. 进食时唾液分泌

19. 机体从环境中摄取营养物质合成自身成分的过程称为

A. 吸收   B. 新陈代谢

C. 物质合成代谢   D. 异化作用

E. 消化

B 型题

（1～6 题共用选项）

A. 传出神经   B. 效应器

C. 感受器   D. 反射中枢

E. 传入神经

1. 心迷走神经和心交感神经属于

2. 平滑肌和心肌属于

3. 皮肤黏膜的游离神经末梢属于

4. 肌梭属于

5. 躯体运动神经属于

6. 窦神经和主动脉神经在减压反射中属于

（7～9 题共用选项）

A. 正反馈   B. 负反馈

C. 前馈   D. 非自动控制

E. 自身调节

7. 分娩过程是

8. 血液凝固过程是

9. 食物进入口腔前的唾液分泌是

X 型题

1. 下列关于稳态的描述正确的是

A. 维持内环境理化性质相对恒定的状态称为稳态

B. 稳态是机体的各种调节机制维持的一种动态平衡状态

C. 负反馈调节是维持内环境稳态的重要途径

D. 稳态是指内环境理化性质静止不变

E. 稳态是维持细胞正常功能的必要条件

2. 反射弧的组成部分是

A. 感受器   B. 效应器

C. 传入神经   D. 传出神经

E. 反射中枢

3. 下列情况中，不属于自身调节的是

A. 一定范围内心肌纤维初长度越长，收缩强度越大

B. 人过度通气后，呼吸暂停

C. 动脉血压升高时，肾血流量相对稳定

D. 血浆 pH 上升时，尿中 H^+ 排出减少

E. 人在寒冷气候中出现寒战

4. 正反馈调节的特点是

A. 破坏原先的平衡状态

B. 能使整个系统处于再生状态

C. 体内的控制系统绝大多数都是正反馈控制系统

D. 在病理情况下出现较多

E. 是一个开环系统

5. 下列生理过程属于正反馈的有

A. 排尿   B. 血压相对恒定的维持

C. 分娩过程   D. 凝血过程

E. 骨骼肌的收缩

三、名词解释

1. 内环境（internal environment）

2. 稳态（homeostasis）

3. 负反馈（negative feedback）

4. 正反馈（positive feedback）

四、简答题

1. 内环境稳态有何生理意义？

2. 负反馈调节有何生理意义？

五、论述题

说出条件反射和非条件反射的区别。

细胞的基本功能

第二章

学习要求

1. 掌握：细胞膜的物质转运功能；静息电位及其产生机制；动作电位及其产生机制；阈电位的概念；兴奋收缩偶联的概念和过程。

2. 熟悉：局部电位的概念和特点；兴奋在同一细胞的传导原理；神经-肌肉接头处的兴奋传递过程。

3. 了解：细胞膜的基本结构和组成；骨骼肌的微细结构。

第一节　细胞膜的物质转运功能

一、细胞膜的结构

细胞膜由三种物质组成，包括脂质、蛋白质和糖类，现在常用"液态镶嵌模型"来解释各种物质分子在膜中的排列关系，其基本内容是：膜的共同结构特点是以液态的脂质双分子层为基架，其中镶嵌着具有不同生理功能的蛋白质。

二、物质的转运功能

（一）单纯扩散

单纯扩散是指在生物体中，一些脂溶性的小分子物质顺浓度差或电位差的跨膜物质转运，是一种不消耗能量的被动的物理过程，如 CO_2、O_2 等。

（二）易化扩散

易化扩散是指生物体内，一些不溶于脂质或溶解度很小的物质，在细胞膜上一些特殊蛋白质的帮助下，顺着浓度差从高浓度一侧向低浓度一侧移动的过程，也是一种不消耗能量的被动性转运过程。如葡萄糖、氨基酸及各种离子等。

1. 载体介导的易化扩散　细胞膜上有一种被称为"载体"的蛋白质，这种蛋白质上有被转运物质的结合位点，当被转运物质与其结合后，即可产生构型改变，帮助被转运物质通过细胞膜。转运效率的大小取决于膜两侧该物质的浓度差、可利用的载体数量以及被转运物质与载体发生反应的速率。载体转运有如下特点：①结构特异性；②饱和现象；③竞争性抑制。

2. 通道介导的易化扩散　细胞膜上有些蛋白质的分子内部有水相孔道，允许某些电解质离子顺浓度梯度通过细胞膜，这种蛋白质称为通道蛋白。通道具有相对特异性，大多数情况下一种通道只允许一种离子通过，目前已经知道，在细胞膜上广泛存在着钠、钾、钙等离子通道。各种离子通道都有"开"和"关"两种状态，开、关之间可以经常发生变化，这一过程称为门控过程。门控离子通道分为三类，即电压门控通道、化学门控通道和机械门控通道。除此之外还有非门控通道。

单纯扩散和易化扩散均属被动转运。被动转运是指物质顺电-化学梯度进行跨膜转运的过程，细胞本身无需消耗能量。

（三）主动转运

主动转运是指细胞膜通过本身的某种耗能过程，将物质的分子或离子逆电 - 化学梯度进行跨膜转运。主动转运和被动转运（单纯扩散和易化扩散）的主要区别在于：主动转运时，膜或膜所属的细胞提供了能量，物质分子或离子可以逆电 - 化学梯度而移动；而被动转运时，物质分子只能做顺电 - 化学梯度的移动，膜并未对这种移动提供能量（物质移动所需的能量来自高浓度溶液所含的势能或来自电能，因而不需要另外供能）。

1. 原发性主动转运　是通过细胞膜上一种称为离子泵的蛋白质活动来完成的，最常见的离子泵是 Na^+-K^+ 泵，它是一种存在于细胞膜上、具有 Na^+-K^+ 依赖式 ATP 酶活性的特殊蛋白质，通过分解 ATP，每运转一次，可将 3 个 Na^+ 泵出细胞膜外，同时将 2 个 K^+ 泵入细胞膜内，从而形成和维持膜内高 K^+ 和膜外高 Na^+ 的特殊离子分布状态。其生理意义在于：细胞内高钾是许多代谢反应进行的必要条件；细胞内低钠能防止更多的水进入细胞内，对维持细胞的正常形态和结构有重要作用；建立离子势能储备，供细胞的其他耗能过程来利用，同时也是神经和肌肉等组织具有兴奋性的基础。由于 Na^+-K^+ 泵每活动一次运出 3 个 Na^+ 和摄入 2 个 K^+，这种活动可引起细胞外正离子净增而增加膜内电位的负值，因此也称为生电性钠泵。

2. 继发性主动转运　某些非离子物质在跨膜转运过程中，可借助于钠泵活动产生的势能储备而进行的转运，称为继发性主动转运。小肠上皮、肾小管上皮对葡萄糖、氨基酸等营养物质的吸收就属于继发性主动转运。

（四）出胞与入胞

细胞对于一些大分子物质或固态、液态的物质团块，通过膜更为复杂的结构和功能的改变，使之进出细胞，称为出胞作用和入胞作用，也称为胞吐作用和胞吞作用。大分子物质从细胞内排出称为出胞，如内分泌腺分泌激素或神经末梢释放递质。大分子物质从细胞外进入细胞内则称为入胞，如白细胞吞噬细菌、病毒等。

第二节　细胞的跨膜信号转导

细胞外信息以信号形式传递到细胞内，引发细胞产生相应生物效应的过程称为跨膜信号转导。通常将细胞外的信号物质称为配体，细胞膜上接受配体的结构称为受体。

1. G 蛋白耦联受体介导的信号转导。
2. 离子通道介导的信号转导。
3. 酶耦联受体介导的信号转导。

第三节　细胞的生物电现象

生物体在生命活动中，可表现出一定的电现象，称为生物电。生物电的基本现象有两种：一种是细胞在安静状态下的静息电位；另一种是细胞活动时的动作电位。

一、静息电位

（一）静息电位概念

细胞在安静状态下，膜两侧存在外正内负的电位差，称为静息电位。其共有的特点是膜外为正、膜内为负，此种状态也称为极化状态。表示静息电位数值时，通常是将膜外作为零电位，用膜内较膜外低的数值来表示静息电位的大小。静息电位的绝对值（膜内负值）加大称为超极化，静息电位的绝对值（膜内负值）减小称为去极化或除极化，去极化使膜内电位由负值变为正值后称为反极化，细胞膜去极化后再恢复到原来静息电位的过程称为复极化。

（二）静息电位产生的机制

有关静息电位产生的机制，目前用"离子学说"来解释，其主要内容是：①细胞内、外离子的不均匀分布。K^+ 浓度在细胞内高于细胞外，而 Na^+ 浓度则是细胞膜外比膜内要高。膜外的负离子以 Cl^- 为主，膜内的负离子则以大分子（如蛋白质阴离子 A^-）为主。②静息电位下膜对不同离子的通透性不同。膜对 K^+ 的通透性大，对 Na^+ 的通透性小，对其他离子特别是对蛋白质阴离子 A^- 无通透性。基于上述特点，细胞内的 K^+ 便顺浓度差向膜外扩散，致使膜外电位变正，膜内因蛋白质阴离子 A^- 无法出细胞而负电荷相对增多，电位变负。膜内、外形成的电位差有阻止 K^+ 进一步外流的作用。当促进 K^+ 外流的浓度差和阻止 K^+ 外流的电场排斥力达到平衡时，膜内、外形成的电位差即为静息电位。因此，静息电位是 K^+ 外流所形成的一种接近 K^+ 的电 - 化学平衡的电位。

二、动作电位

（一）动作电位的概念

可兴奋细胞受到有效刺激时，膜电位会在静息电位的基础上发生一次快速、可逆、可扩布性传播的电位变化，称为动作电位。它是细胞兴奋的标志。它的产生是"全或无"的。动作电位的曲线是由两部分组成的，即上升支和下降支。

1. 上升支（除极化时相）　细胞膜内电位迅速由静息状态的负电位上升至零，并再由零变成正电位，即出现极化状态的反转。超射值：膜内电位由零变为正的数值。

2. 下降支（复极化时相）　上升支到达高峰后，立即迅速下降到原来的静息电位水平。根据动作电位的变化曲线，可将动作电位分成锋电位和后电位。①锋电位代表兴奋过程，是兴奋产生和传导的标志。锋电位构成动作电位波形主要部分的短促而尖锐的脉冲样电位变化。②后电位是锋电位在其完全恢复到静息电位之前所经历的微小而缓慢的电位波动，包括负后电位与正后电位。负后电位（后去极化）即膜电位的负值仍小于静息电位。正后电位（后超极化）即膜电位的负值大于静息电位。

（二）动作电位产生的原理

（1）上升支的形成：细胞受到有效刺激，膜除极化达到阈电位时，引起电压门控 Na^+ 通道开放（激活），Na^+ 顺电 - 化学梯度呈再生性内流，直至膜内正电位接近 Na^+ 平衡电位。

（2）下降支的形成：Na^+ 通道的迅速失活及电压门控 K^+ 通道的开放，是动作电位复极化的主要原因。

（3）Na$^+$-K$^+$泵的活动，使 Na$^+$、K$^+$重新回到原来的分布状态。总之，动作电位的上升支是钠内流形成的接近 Na$^+$平衡电位的电位变化，而动作电位的下降支则是 K$^+$外流形成的。

（三）阈电位

将膜电位减小到刚好能引起钠通道大量开放的临界电位值称为阈电位。在大多数细胞，阈电位比静息电位小 20mV。从生物电的角度来看，阈刺激就是刚好能使膜电位减小到阈电位的那个强度的刺激。

三、局 部 兴 奋

单个阈下刺激不能使细胞产生动作电位，但这种弱的刺激也能使细胞膜发生电紧张电位并引起少量的钠内流，在受刺激部位出现一个较小的去极化，通常将这种轻度的去极化反应称为局部兴奋。

局部电位有如下特点：

（1）等级性，反应的幅度与刺激强度呈正相关，不是"全或无"式的。

（2）以电紧张扩布的方式向周围传播，随距离的增加而迅速衰减。

（3）可以总和，一次阈下刺激引起的局部反应虽然不能引发动作电位，但多个阈下刺激引起的局部反应如果在时间上或空间上叠加起来，就有可能导致膜去极化到阈电位，从而爆发动作电位。

四、兴奋在同一细胞上的传导

细胞上任意一点产生的动作电位，可以沿细胞膜向四周传播，也可从一个细胞传递给另一细胞。在无髓鞘的神经纤维，动作电位以局部电流的方式传导，在有髓鞘的神经纤维动作电位以跳跃式传导。

第四节　肌细胞的收缩功能

一、骨骼肌神经－肌接头的兴奋传递

神经－肌接头的兴奋传递的过程：当运动神经兴奋时，神经冲动传导到轴突的末梢，使轴突末梢膜（接头前膜）电压依从性 Ca^{2+}通道开放，膜对 Ca^{2+}的通透性增加，Ca^{2+}由细胞外进入细胞内，胞内的 Ca^{2+}浓度增高，促进大量囊泡向轴突膜内侧面靠近，泡膜与突触前膜内侧面发生融合，然后破裂，囊泡中的乙酰胆碱释放出来。乙酰胆碱通过突触间隙，与终板膜（接头后膜）上的特异性 N 受体相结合，使原来处于关闭状态的通道蛋白发生构象变化，使通道开放，Na$^+$和 K$^+$通过细胞膜（主要是 Na$^+$内流和少量 K$^+$外流），其结果是膜电位去极化，出现终板电位。终板电位可以叠加，达阈电位后肌膜上的电压门控 Na$^+$通道大量开放，肌膜上出现动作电位，完成兴奋的传递。每一次神经冲动所释放的乙酰胆碱能够在它引起一次肌肉兴奋后被胆碱酯酶迅速清除。否则它将持续作用于终板而使终板膜持续除极化，并影响下次到来的神经冲动的效应。

二、骨骼肌细胞的收缩功能

1. 肌肉收缩的过程　肌肉收缩并非是肌丝本身的缩短，而是由于细肌丝向粗肌丝之间滑行的结果。即当肌浆中 Ca^{2+} 浓度升高时，细肌丝上的肌钙蛋白与足够的 Ca^{2+} 结合，引起肌钙蛋白构象改变，将信息传递给原肌球蛋白，原肌球蛋白的双螺旋结构发生某种扭转，暴露出细肌丝上能被横桥结合的位点，横桥与细肌丝结合，通过分解 ATP 获取能量，继而发生摆动，牵拉细肌丝向暗带中央移动，产生肌内的收缩。

2. 骨骼肌的兴奋收缩耦联　是指把肌细胞膜的以电变化为特征的兴奋过程和以肌丝滑行为基础的机械收缩过程联系起来的中介过程。兴奋 - 收缩的基本过程是：肌细胞膜的动作电位沿膜扩布，并由横管传入细胞内到达三联管，引起终池膜对 Ca^{2+} 通透性增大，储存在终池中的 Ca^{2+} 顺浓度梯度扩散至肌浆中。当肌浆中 Ca^{2+} 浓度升高到一定程度时，Ca^{2+} 一方面与细肌丝上的肌钙蛋白结合，使原肌球蛋白构型发生变化，将细肌丝上横桥的结合位点暴露出来；另一方面 Ca^{2+} 促使带有 ATP 的横桥迅速与暴露的结合位点结合，通过横桥的摆动，拖动细肌丝向粗肌丝之间滑行，肌小节缩短，肌肉收缩。终池膜上的钙泵将肌浆中的钙回收，肌浆中的钙浓度降低，肌肉舒张。

三、肌肉收缩的外部表现

1. 单收缩和强直收缩　肌肉受到一次有效刺激后产生一次收缩和舒张，称为单收缩。如果给肌肉以连续的刺激，当刺激的频率较低时，因后一次刺激落到前一次刺激引起的单收缩的舒张期后，引起的是独立的单收缩；当刺激频率增加，后一次刺激落到前一次刺激引起的单收缩的舒张期内，于是肌肉产生了锯齿样的收缩波形的叠加，称为不完全强直收缩；当刺激频率增加，后一次刺激落到前一次刺激引起的单收缩的收缩期内，于是肌肉产生了平滑的收缩波形叠加，称为完全强直收缩。

2. 等长收缩、等张收缩　等长收缩是指肌肉收缩时只有张力的增加，而无长度的缩短，即肌肉开始收缩时表现的是张力增加而长度不变。等长收缩时肌肉没有做功。等张收缩是指肌肉收缩时只有长度的缩短而张力保持不变。

四、影响骨骼肌收缩的主要因素

1. 前负荷　是指肌肉收缩以前所遇到的负荷或阻力。肌肉收缩之前由于前负荷使之被动拉长而具有的长度称之为初长度。初长度由前负荷的大小决定。

2. 后负荷　在一定范围内，后负荷越大，产生的张力越大，且肌肉开始缩短的时间推迟，速度就越慢，即后负荷减小时，肌肉产生的张力减小，但可得到一个较快的缩短速度。

3. 肌肉的收缩能力　是指与负荷无关的、决定肌肉收缩效能的内在特性。

测 试 题

一、名词解释

1. 单纯扩散
2. 易化扩散
3. 主动转运
4. 继发性主动转运
5. 入胞
6. 出胞
7. Na^+-K^+ 泵
8. 静息电位
9. 动作电位
10. 阈电位
11. 局部电位
12. 兴奋收缩耦联

二、填空题

1. 脂溶性小分子物质，如氧气、二氧化碳通过膜的转运方式是_____。

2. 易化扩散包括以_____和_____为中介的两种易化扩散形式。

3. 物质由高浓度一侧向低浓度一侧转运，且不耗能的方式有_____和_____两种。

4. 细胞膜主动转运的特点是_____浓度梯度或电位梯度进行，同时要消耗_____。

5. 载体转运的特点有_____、_____和_____。

6. 细胞膜的结构是以液态_____双分子层为基架，其中镶嵌着具有生理功能的_____。

7. 大分子或团块物质进出细胞膜时的转运方式有_____、_____。

8. 静息电位是指细胞在_____时，存在于膜内外两侧的_____。

9. 静息状态下，膜对_____的通透性最高，故静息电位值接近_____的平衡电位。

10. 细胞受到有效刺激而兴奋时，形成快速可逆的、扩布性的电位变化称为_____。它是细胞产生_____的标志。

11. 锋电位上升支（去极相）的出现是由于膜对_____的通透性突然增大，而下降支（复极相）则主要与随后出现_____的通透性有关。

12. 兴奋在有髓神经纤维上的传导方式称为_____，其传导速度比无髓神经纤维_____得多。

13. 骨骼肌细胞兴奋收缩偶联关键因子是_____；结构基础是_____。

14. 运动神经末梢与肌细胞接触的部位称为_____，运动神经末梢释放的神经递质是_____，与终板膜的_____受体结合，在终板膜上产生_____电位。

15. 骨骼肌收缩按其长度和张力变化可分为_____和_____。按其所接受刺激频率的不同又可分为_____和_____。

三、选择题

A 型题

1. 物质逆电 - 化学梯度通过细胞膜属于
   A. 被动转运　　　B. 主动转运
   C. 单纯扩散　　　D. 易化扩散
   E. 吞噬作用

2. 神经递质释放的过程属于
   A. 单纯扩散　　　B. 载体转运
   C. 通道转运　　　D. 主动转运

E. 出胞作用

3. 细胞膜内、外正常的 Na^+ 和 K^+ 浓度差的形式和维持是由于
   A. 安静时细胞膜对 K^+ 的通透性大
   B. 兴奋时膜对 Na^+ 的通透性增加
   C. 易化扩散的结果
   D. 细胞膜上 Na^+-K^+ 泵的作用
   E. 细胞膜上载体的作用

4. 动作电位上升支 Na^+ 内流属于
   A. 单纯扩散　　　B. 载体转运
   C. 通道转运　　　D. 主动转运
   E. 出胞作用

5. 细胞膜的主动转运是借助
   A. 载体蛋白的耗能过程
   B. 通道蛋白的耗能过程
   C. 泵蛋白的耗能过程
   D. 受体蛋白的耗能过程
   E. 泵蛋白的非耗能过程

6. 在细胞膜蛋白"帮助"下物质通过膜顺浓度梯度或电位梯度转运的方式是
   A. 出胞作用　　　B. 主动转运
   C. 单纯扩散　　　D. 易化扩散
   E. 吞噬作用

7. 与单纯扩散相比，易化扩散的特点为
   A. 顺浓度差转运
   B. 不耗能
   C. 需要膜蛋白的帮助
   D. 是水溶性物质跨膜运输的主要方式
   E. 是离子扩散的主要方式

8. 主动转运、单纯扩散和易化扩散的共同点是
   A. 物质均是以离子或小分子的形式运输
   B. 物质均是以结合形式通过
   C. 均为耗能过程
   D. 均为不耗能过程
   E. 均依靠膜蛋白帮助

9. 细胞膜内电位负值（绝对值）增大，称为
   A. 去极化　　　　B. 极化
   C. 复极化　　　　D. 反极化
   E. 超极化

10. 细胞膜去极化达到什么水平时，膜的钠通道大量开放
    A. 动作电位水平　　B. 静息电位水平
    C. 阈电位水平　　　D. 零电位水平
    E. 锋电位水平

11. 神经 - 肌接头信息传递的主要方式是
    A. 化学性突触传递　B. 局部电流
    C. 非典型化学突触　D. 非突触性传递
    E. 电传递

12. 人工增加离体神经纤维浸浴液中 K^+ 浓度，静息电位的绝对值将
    A. 不变　　　　　　B. 增大
    C. 减小　　　　　　D. 先增大后减小
    E. 先减小后增大

13. 神经细胞动作电位上升支的产生是
    A. K^+ 内流　　　B. K^+ 外流
    C. Na^+ 内流　　　D. Na^+ 外流
    E. Cl^- 内流

14. 神经细胞动作支下降支的产生是
    A. K^+ 内流　　　B. K^+ 外流
    C. Na^+ 内流　　　D. Na^+ 外流
    E. Cl^- 内流

15. 引起动作电位的刺激必须是
    A. 物理刺激　　　　B. 化学刺激
    C. 电刺激　　　　　D. 阈下刺激
    E. 阈刺激或阈上刺激

16. 阈下刺激能够使细胞膜产生的电位变化是
    A. 静息电位　　　　B. 动作电位
    C. 后电位　　　　　D. 局部电位
    E. 阈电位

17. 骨骼肌收缩的基本功能单位是
    A. 肌原纤维　　　　B. 细肌丝
    C. 肌纤维　　　　　D. 粗肌丝
    E. 肌小节

18. 骨骼肌兴奋收缩偶联的结构基础是
    A. 肌质网　　　　　B. 终末池
    C. 横管　　　　　　D. 纵管
    E. 三连管

19. 骨骼肌收缩的机制是

    A. 暗带、明带、H 带均缩短
    B. 细肌丝向粗肌丝间的滑行
    C. 粗肌丝向细肌丝间的滑行
    D. 粗肌丝本身长度的缩短
    E. 细肌丝本身长度的缩短

20. 骨骼肌的强直收缩主要是由于
    A. 刺激频率的增加
    B. 刺激强度的增加
    C. 刺激作用时间延长
    D. 肌肉功能状态良好
    E. 肌肉兴奋性升高

21. 肌肉收缩的初长度取决于
    A. 前负荷
    B. 后负荷
    C. 前负荷与后负荷之差
    D. 前、后负荷之和
    E. 初长动力

22. 在神经 - 肌肉接头处，清除乙酰胆碱的酶是
    A. ATP 酶　　　　　B. 胆碱二酯酶
    C. 胆碱酯酶　　　　D. 脂肪酶
    E. 腺苷酸环化酶

23. 有机磷中毒时骨骼肌产生痉挛是由于
    A. 乙酰胆碱释放减少
    B. 乙酰胆碱释放增加
    C. 胆碱酯酶活性降低
    D. 终板膜上受体增多
    E. 神经兴奋性升高

24. 兴奋收缩偶联中的关键离子是
    A. Na^+　　　　　　B. K^+
    C. Ca^{2+}　　　　　D. Cl^-
    E. Mg^{2+}

25. 衡量组织兴奋性高低的指标是
    A. 动作电位
    B. 阈电位
    C. 肌肉收缩强度或腺体分泌量
    D. 阈强度（值）
    E. 静息电位

26. 关于局部兴奋的叙述错误的是
    A. 局部电位随刺激强度增加而增大

B. 局部电位随扩布距离增大而减小

C. 局部去极化电位的区域兴奋性增高

D. 不存在时间与空间的总和

E. 它是动作电位形成的基础

27. 相继刺激落在前次收缩的舒张期内引起的复合收缩称为

　　A. 单收缩　　　　B. 不完全强直收缩

　　C. 完全强直收缩　D. 等张收缩

　　E. 等长收缩

B 型题

（1～4 题共用选项）

　　A. 单纯扩散　　　B. 载体易化扩散

　　C. 通道易化扩散　D. 主动转运

　　E. 继发性主动转运

1. K^+、Na^+逆浓度差转运属于

2. 葡萄糖通过小肠黏膜吸收属于

3. 葡萄糖通过一般细胞膜属于

4. K^+、Na^+顺电 - 化学梯度通过细胞膜属于

（5～9 题共用选项）

　　A. 极化　　　　　B. 去极化

　　C. 复极化　　　　D. 超极化

　　E. 反极化

5. 细胞受刺激而兴奋时，膜内电位负值减小称为

6. 膜内电位负值增大称为

7. 动作电位产生过程中，K^+外流引起

8. 细胞安静时，膜内为负、膜内为正的稳定状态称为

9. 动作电位产生过程中，膜内电位由负变正称为

（10～13 题共用选项）

　　A. K^+外流　　　B. K^+平衡电位

　　C. Na^+内流　　　D. Na^+平衡电位

　　E. Ca^{2+}内流

10. 静息电位接近于

11. 神经细胞动作电位上升支形成是由于

12. 神经细胞动作电位超射顶端接近于

13. 神经细胞动作电位下降支形成是由于

（14～15 题共用选项）

　　A. 肌凝蛋白　　　B. 肌纤蛋白

　　C. 肌钙蛋白　　　D. 肌红蛋白

E. 原肌凝蛋白

14. 肌丝滑行时横桥与之结合的蛋白质是

15. 肌细胞中与 Ca^{2+}结合的蛋白质是

（16～18 题共用选项）

　　A. 一次单收缩　　　B. 一连串单收缩

　　C. 不完全性强直收缩　D. 完全性强直收缩

　　E. 无收缩反应

16. 当连续刺激时，刺激间隔时间短于单收缩的收缩期时，肌肉出现

17. 当连续刺激时，刺激间隔时间大于单收缩的时程时，肌肉出现

18. 肌肉受到一次有效刺激时出现

（19～22 题共用选项）

　　A. Na^+　　　　　B. K^+

　　C. Ca^{2+}　　　　D. Cl^-

　　E. Na^+和 K^+

19. 触发骨骼肌收缩的是

20. 触发神经末梢递质释放的是

21. 决定神经细胞静息电位的是

22. 在神经细胞动作电位产生过程中起重要作用的是

X 题型

1. 钠泵的生理功能为

　　A. 维持细胞内高钾

　　B. 维持细胞外高钠

　　C. 建立膜内外离子势能储备

　　D. 维持细胞的兴奋性

　　E. 维持细胞内外渗透压的平衡

2. 载体易化扩散的特点有

　　A. 结构的特异性　　B. 饱和现象

　　C. 竞争性抑制作用　D. 需要消耗 ATP

　　E. 逆浓度差转运

3. 兴奋在神经 - 肌肉接头处传递的特点是

　　A. 双向传递

　　B. 电 - 化学 - 电传递

　　C. 有时间延搁

　　D. 易受环境因素的影响

　　E. 有不应期

4. 关于局部电位的叙述正确的是

A．可以总和

B．去极化幅度小

C．电紧张性扩布

D．具有"全或无"现象

E．传导距离短

5．参与骨骼肌收缩的蛋白质有

A．肌凝蛋白　　　　B．肌钙蛋白

C．肌纤蛋白　　　　D．G 蛋白

E．原肌凝蛋白

6．关于神经 - 肌肉接头兴奋传递的叙述正确的是

A．兴奋由运动神经末梢传来

B．接头前膜释放的神经递质为乙酰胆碱

C．乙酰胆碱与后膜受体结合产生终板电位

D．筒箭毒能使肌肉麻痹

E．有机磷农药能使肌肉痉挛

7．Na^+ 通过细胞膜的方式有

A．易化扩散　　　　B．主动转运

C．单纯扩散　　　　D．出胞作用

E．入胞作用

8．神经细胞一次兴奋后兴奋性发生周期性变化的有

A．绝对不应期　　　　B．相对不应期

C．超常期　　　　D．低常期

E．复极期

9．关于神经细胞动作电位产生的叙述正确的是

A．上升支是 Na^+ 的内流所致

B．下降支是 K^+ 的外流所致

C．有 Na^+-K^+ 泵的参与

D．其幅度与刺激强度有关

E．阈下刺激不能引发

10．兴奋收缩偶联的主要步骤是

A．兴奋通道横管传入细胞深部

B．三联管结构处的信息传递

C．肌质网对 Ca^{2+} 的储存、释放和再利用

D．原肌凝蛋白转变为肌凝蛋白

E．肌钙蛋白转变为肌纤蛋白

四、简答题

1．试述被动转运和主动转运的区别。

2．何谓静息电位？简述其产生机制。

3．何谓动作电位？简述其产生机制。

4．何谓局部电位？局部电位与动作电位有什么不同？

5．试述神经 - 肌肉接头处兴奋传递的过程。

6．用滑行学说简述骨骼肌收缩和舒张的基本过程。

7．何谓兴奋收缩偶联？试述其主要过程。

8．什么是前负荷和后负荷？它们对肌肉收缩各有何影响？

第三章 血 液

学习要求

1. 掌握：血液的功能；血液的组成；血浆渗透压；红细胞和血小板生理；血液凝固；血量、血型和输血原则。
2. 熟悉：血液的理化特性；抗凝和促凝；纤维蛋白的溶解。
3. 了解：血浆的成分；红细胞的生成；白细胞生理。

第一节 血液的组成和理化特性

一、血液的组成

血液是由血浆和悬浮于其中的血细胞组成。血细胞包括红细胞、白细胞和血小板。血细胞在全血中所占的容积百分比，称为血细胞比容。血细胞比容可以反映血液中血细胞和血浆的相对含量关系。

二、血 量

血量是指人体内血液的总量。正常成人血量占体重的 7%～8%，血量分为循环血量和储存血量。

三、血液的理化特性

血液的颜色取决于红细胞内血红蛋白的颜色。动脉血含氧合血红蛋白较多，呈鲜红色；静脉血含还原血红蛋白较多，呈暗红色。全血的比重为 1.050～1.060，其大小与红细胞数量呈正变关系。全血的相对黏度为 4～5，主要取决于血细胞比容的高低，血液的黏度是形成血流阻力的重要因素之一。正常人血浆的 pH 为 7.35～7.45，当 pH 低于 7.35 时为酸中毒，高于 7.45 时为碱中毒。血浆酸碱度的相对稳定主要依靠血液中缓冲对的缓冲作用及肺、肾的排泄功能。血浆缓冲对中最重要的是 $NaHCO_3/H_2CO_3$。

第二节 血 浆

一、血浆的成分及其作用

血浆中水占 91%～92%，溶质占 8%～9%。溶质主要包括无机盐、血浆蛋白、非蛋白有机物。无机盐大多数以离子形式存在，这些离子在形成和维持血浆晶体渗透压、维持酸碱平衡和神经肌肉的兴奋性等方面起着重要作用；血浆蛋白分为白蛋白、球蛋白、纤维蛋白原（凝血因子Ⅰ）三类，其中白蛋白形成血浆胶体渗透压，球蛋白参与免疫反应，纤维蛋白原参与血液凝固。

二、血浆渗透压

血浆渗透压是血浆中溶质分子通过半透膜吸引水分子的能力。其大小与血浆中所含溶质颗粒的数目成正比，而与溶质的种类和颗粒大小无关。血浆中的小分子晶体物质形成的渗透压称为血浆晶体渗透压，其中 80% 来自 Na^+ 和 Cl^-。血浆中胶体物质血浆蛋白（主要是白蛋白）所形成的渗透压，称为血浆胶体渗透压。血浆渗透压主要由晶体渗透压构成。血浆晶体渗透压可维持红细胞内外水交换的动态平衡，从而保持红细胞的正常形态。血浆胶体渗透压对调节毛细血管内外水分的交换、维持正常血浆容量有重要作用。

第三节 血 细 胞

一、红 细 胞

红细胞（RBC）是血液中数量最多的血细胞。我国成年男性红细胞数量为 $(4.0\sim5.5)\times10^{12}/L$，女性为 $(3.5\sim5.0)\times10^{12}/L$，新生儿红细胞数量可达 $(6.0\sim7.0)\times10^{12}/L$。血红蛋白含量，成年男性为 $120\sim160g/L$，女性为 $110\sim150g/L$，新生儿可达 $170\sim200g/L$。红细胞的主要功能是运输氧气和二氧化碳，也具有一定的缓冲血液酸碱度的能力。

红细胞的主要生理特性有可塑变形性、渗透脆性和悬浮稳定性。

人在出生后，红骨髓是生成红细胞的唯一场所。生成的基本原料是铁和蛋白质，体内缺铁会引起缺铁性贫血。促进红细胞成熟的因子有叶酸和维生素 B_{12}，体内缺乏叶酸和维生素 B_{12} 会引起巨幼红细胞性贫血。调节红细胞生成的因素有促红细胞生成素和雄激素。

二、白 细 胞

白细胞（WBC）数量最少。正常成人白细胞总数为 $(4.0\sim10.0)\times10^9/L$。

根据胞质内是否有特殊颗粒，将白细胞分为有粒白细胞、无粒白细胞两大类。有粒白细胞由于颗粒嗜色不同又分为中性粒细胞、嗜酸粒细胞和嗜碱粒细胞，无粒白细胞分为单核细胞和淋巴细胞。白细胞的主要功能是通过吞噬作用和免疫反应，实现对机体的防御和保护。

三、血 小 板

正常成人血小板数量为 $(100\sim300)\times10^9/L$。血小板的生理特性有黏附、聚集、释放、收缩和吸附。血小板的主要功能是维持血管壁的完整性和参与生理性止血与凝血。

第四节 血液凝固与纤维蛋白溶解

一、血 液 凝 固

血液由流动的液体状态变为不能流动的凝胶状态称为血液凝固，简称凝血。它是一系列复杂的酶促反应过程，需要多种凝血因子的参与。目前已知的凝血因子主要有 14 种，其中按国际命名法依其发现的先后次序以罗马数字编号的有 12 种，即凝血因子 I～XII。凝血因子有以下特点：除因子 III 为组织细胞释放外，其余因子均存在于血浆中，且多数由肝脏合成；因子 II、VII、IX、X 的合成需要维生素 K 的参与；除因子 IV 是 Ca^{2+} 外，其余都是蛋白质；因子 II、VII、IX、X、XI、XII 都是以无活性的酶原形式存在的，需被激活后才有活性。

凝血的基本过程：第一步，凝血酶原激活物的形成；第二步，凝血酶的形成；第三步，纤维蛋白的形成。其中，第一步可通过内源性激活途径和外源性激活途径两条途径完成。

二、纤维蛋白溶解

纤维蛋白被分解液化的过程称为纤维蛋白溶解，简称纤溶。纤溶主要依赖于纤维蛋白溶解系统（简称纤溶系统）。纤溶系统由四部分组成：纤维蛋白溶解酶原（简称纤溶酶原）、纤维蛋白溶解酶（简称纤溶酶）、纤溶酶原激活物与纤溶抑制物。纤溶过程分为两个阶段，即纤溶酶原的激活和纤维蛋白的降解。

三、抗　　凝

血浆中最重要的抗凝物质是抗凝血酶Ⅲ和肝素。抗凝血酶Ⅲ能够封闭Ⅸa、Ⅹa、Ⅺa、Ⅻa的活性中心并能和凝血酶结合使其失活而起到抗凝血的作用，肝素主要是与抗凝血酶Ⅲ结合，增加抗凝作用。

第五节　血型与输血原则

一、血　　型

血型是指血细胞膜上特异性抗原（凝集原）的类型，通常指红细胞血型。与临床关系最密切的有 ABO 血型系统和 Rh 血型系统。

ABO 血型系统：根据红细胞膜上是否存在 A 抗原和 B 抗原可将血液分为以下四种血型。红细胞膜上只含 A 抗原者为 A 型；只含 B 抗原者为 B 型；含有 A 和 B 两种抗原者为 AB 型；A 和 B 两种抗原均无者为 O 型。不同血型的人的血清中含有不同的天然抗体，主要为 IgM，但不含与自身红细胞抗原相对应的抗体。

Rh 血型系统：根据红细胞膜上是否存在 D 抗原，分为 Rh 阳性和 Rh 阴性。我国大多数人为 Rh 阳性血型。血清中不存在抗 Rh 的天然抗体，只有当 Rh 阴性者接受 Rh 阳性的血液后，才会通过体液免疫产生抗 D 抗原的抗体。该抗体主要是 IgG，分子质量较小，能通过胎盘屏障。

二、输　血　原　则

输血前必须鉴定血型，并做交叉配血试验，遵守输血原则。输血的基本原则：保证供血者红细胞不被受血者血浆中抗体所凝集。根据配血结果，配血相合属同型血，可以进行输血；配血基本相合可见于将 O 型血输给其他血型的受血者或 AB 型受血者接受其他血型的血液，也可以输血，但一次输血量要小于 200ml。

 测 试 题

一、选择题

A 型题

1. 有关血液正常值的叙述正确的是

　　A. 成年男性血红蛋白含量为 120～160mg/L

　　B. 正常成人白细胞总数为（4.0～10.0）×10⁹/ml

　　C. 正常成人血小板数量为（10～30）×10⁹/L

　　D. 血浆 pH 为 7.4±0.5

　　E. 成年女性血红蛋白含量为 120～160mg/L

2. 构成血浆胶体渗透压的主要物质是

　　A. 球蛋白　　　　　　　B. 纤维蛋白原

C．白蛋白　　　　　D．血红蛋白

E．珠蛋白

3．形成血浆晶体渗透压的主要物质是

A．白蛋白　　　　　B．球蛋白

C．NaCl　　　　　　D．Hb

E．纤维蛋白原

4．下列蛋白中与凝血有关的是

A．白蛋白　　　　　B．球蛋白

C．纤维蛋白原　　　D．珠蛋白

E．血红蛋白

5．溶液渗透压的高低主要与_____有关。

A．溶质的性质　　　B．溶质的种类

C．溶质的分子质量　D．溶质颗粒大小

E．溶质颗粒数目

6．关于血红蛋白的说法错误的是

A．正常成年女性血红蛋白含量为120～160mg/L

B．血红蛋白有运输 O_2 与 CO_2 的功能

C．红细胞破坏后，血红蛋白就丧失功能

D．血红蛋白与CO结合后不易分离

E．血红蛋白可缓冲血液的酸碱变化

7．红细胞悬浮稳定性差易发生

A．溶血　　　　　　B．红细胞沉降率加快

C．凝固　　　　　　D．凝集

E．出血时间延长

8．小细胞低色素性贫血的原因是

A．缺乏铁　　　　　B．缺乏叶酸

C．缺乏内因子　　　D．严重肾疾病

E．骨髓破坏

9．巨幼红细胞性贫血是由于体内缺乏

A．铁　　　　　　　B．铁和蛋白质

C．维生素 B_{12} 和叶酸　D．促红细胞生成素

E．维生素 B_6

10．中性粒细胞的主要功能是

A．产生抗体　　　　B．参与生理性止血

C．引起过敏反应　　D．吞噬微生物

E．限制过敏反应

11．下列哪种凝血因子不存在于血浆中

A．V因子　　　　　B．Ⅲ因子

C．X因子　　　　　D．Ⅻ因子

E．Ⅶ因子

12．缺乏哪种维生素可致凝血时间延长

A．维生素A　　　　B．维生素 B_{12}

C．维生素C　　　　D．维生素 B_6

E．维生素K

13．未受明显创伤皮肤却经常出现大片青紫色瘀斑，可能是

A．红细胞减少　　　B．中性粒细胞减少

C．淋巴细胞减少　　D．血小板减少

E．凝血因子减少

14．子宫、甲状腺等手术后易渗血，主要是因为这些组织中含有较多的

A．纤溶抑制　　　　B．组织激活物

C．抗凝血酶　　　　D．纤溶酶

E．血管激活物

15．血浆与血清的主要区别是后者不含

A．白蛋白　　　　　B．纤维蛋白原

C．球蛋白　　　　　D．纤溶酶原

E．血小板

16．A型血红细胞膜上含有的抗原是

A．A抗原　　　　　B．B抗原

C．D抗原　　　　　D．A抗原和B抗原

E．无A抗原和B抗原

17．血型的分型依据是

A．红细胞膜上特异抗原的有无和种类

B．血清中抗体的有无和种类

C．交叉配血情况

D．抗原和抗体配合情况

E．红细胞膜上抗体的有无和类别

18．某人血清中无抗A、抗B抗体，红细胞膜无D抗原，其血型属于

A．AB型、Rh阴性　B．O型、Rh阳性

C．AB型、Rh阳性　D．O型、Rh阴性

E．以上都不对

19．下列哪种情况可能发生新生儿溶血

A．Rh阴性母亲孕育的Rh阴性婴儿

B．Rh阴性母亲孕育的Rh阳性婴儿

C．Rh阳性母亲孕育的Rh阴性婴儿

D．Rh阳性母亲孕育的Rh阳性婴儿

E. 以上都不对

20. 异型输血一般一次不超过

    A. 100ml   B. 200ml

    C. 300ml   D. 500ml

    E. 1000ml

B 型题

（1～3 题共用选项）

    A. 葡萄糖   B. 球蛋白

    C. 白蛋白   D. Na^+ 和 Cl^-

    E. 纤维蛋白原

1. 血浆胶体渗透压主要来源于

2. 血浆晶体渗透压主要来源于

3. 参与血液凝固过程的物质是

（4～7 题共用选项）

    A. 凝血因子Ⅲ   B. 凝血因子Ⅻ

    C. 抗凝血酶Ⅲ   D. 凝血因子Ⅷ

    E. 血小板

4. 内源性凝血途径的激活因子是

5. 外源性凝血途径的激活因子是

6. 具有抗凝血作用的物质是

7. 缺乏哪个凝血因子会引起甲型血友病

X 型题

1. 血浆中无机盐的生理作用包括

    A. 形成血浆晶体渗透压

    B. 形成血浆胶体渗透压

    C. 维持酸碱平衡

    D. 产生生物电

    E. 参与血液凝固

2. 关于红细胞的描述正确的是

    A. 是血液中数量最多的血细胞

    B. 正常成年男性的数量高于女性

    C. 主要功能是吞噬、杀菌、参与免疫反应

    D. 成熟红细胞内只含有血红蛋白

    E. 血液中红细胞数或血红蛋白含量低于正常

称为贫血

3. 关于血小板的描述正确是

    A. 由骨髓巨核细胞胞质裂解而成

    B. 具有维持血管壁完整性的作用

    C. 在凝血中起重要作用

    D. 在生理性止血中起重要作用

    E. 具有正常的细胞结构，只是体积比其他细胞小

4. 关于交叉配血试验的叙述正确的是

    A. 供血者红细胞与受血者血清混合为主侧

    B. 供血者血清与受血者红细胞混合为次侧

    C. 主侧与次侧均不发生凝集反应为同型血

    D. 主侧反应，次侧不反应不能输血

    E. 次侧反应，主侧不反应可少量缓慢输入

5. 正常人血液在血管内不发生凝固的原因有

    A. 血液流动快

    B. 血管内膜光滑完整

    C. 纤维蛋白溶解系统的作用

    D. 有抗凝物质存在

    E. 以上都不对

二、名词解释

1. 血细胞比容   2. 血量

3. 血浆   4. 血浆晶体渗透压

5. 血浆胶体渗透压   6. 等渗溶液

7. 血沉   8. 生理性止血

9. 血液凝固   10. 血清

11. 出血时间   12. 凝血时间

13. 血型

三、简答题

1. 简述血浆渗透压的概念、分类、作用。

2. 血液凝固的基本过程有哪些？简述内、外源性凝血途径有何区别。

3. 试述血液的生理功能。

4. 输血的基本原则是什么？

血液循环

学习要求

1. 掌握：心肌细胞的跨膜电位及其形成机制；心肌的电生理特性；心肌收缩的特点；心脏泵血的过程和机制；影响心排血量的因素；血压；动脉血压；微循环；组织液的生成；神经调节；体液调节。

2. 熟悉：体表心电图；心脏泵血功能的评定；心泵功能的储备；血流阻力；静脉血压和静脉回心血量；淋巴液的生成和回流；局部血流调节；动脉血压的短期调节和长期调节；冠状动脉循环；脑循环。

3. 了解：各类血管的功能特点；血流量和血流速度；动脉脉搏；肺循环。

循环系统（circulatory system）功能：运输功能，运输营养物质、代谢产物和内分泌激素等；维持内环境稳态；实现体液调节；防御功能。

血液循环是高等动物机体生存的最重要条件之一。血液循环停止4～6分钟，大脑皮质则发生不可恢复的损伤。

第一节　心脏的生物电活动

根据组织学和生理学特点（表4-1），心肌细胞分为：①普通心肌细胞（工作细胞）：包括心房肌细胞和心室肌细胞；②特殊传导系统的细胞：主要包括窦房结细胞和浦肯野细胞。

表 4-1　心肌细胞的生理特性

	自律性	兴奋性	传导性	收缩性
心房肌细胞		＋	＋	＋
心室肌细胞		＋	＋	＋
窦房结细胞	＋	＋	＋	
浦肯野细胞	＋	＋	＋	
结区细胞		＋	＋	

＋表示有。

一、心肌细胞的跨膜电位及其形成机制

（一）工作细胞的跨膜电位及其形成机制

1. 静息电位（RP）　为−90mV，主要是 K^+ 外流形成的。

2. 动作电位

（1）去极化过程

去极期（0期）：膜电位由−90mV 迅速上升到＋30mV。持续1～2毫秒。

在刺激的作用下首先引起部分电压门控 Na^+ 通道开放和少量 Na^+ 内流，导致细胞膜部分去极化。当去极化达到阈电位（约−70mV）时，Na^+ 通道开放概率明显增加，出现再生性 Na^+ 内流。膜内电位由原来的负电位向正电位转化至 Na^+ 平衡电位。

Na^+ 通道是快通道，它激活开放和失活关闭的速度都很快。当膜去极到0mV 左右时开始失

活。对河鲀毒素不敏感。

快反应细胞：在心脏电生理学中，将由快 Na^+ 通道开放引起快速去极化的心肌细胞称为快反应细胞，如心房肌细胞、心室肌细胞和浦肯野细胞。它们的动作电位称快反应电位。

（2）复极过程：历时 200～300ms。

1）1期（快速复极初期）：膜电位由 +30mV 迅速下降到 0，历时 1～2ms。在 1 期，快 Na^+ 通道失活。I_{to} 通道激活，K^+ 经 I_{to} 通道一过性外流。I_{to} 通道在膜去极化 -40mV 时激活，开放 5～10ms。

2）2期（平台期）：膜电位停滞于接近 0 的状态，历时 100～150ms。主要是 Ca^{2+} 内流（通过 L 型电压门控慢通道）和 K^+ 外流（通过 I_{K1} 和 I_K 通道）同时存在，Ca^{2+} 内流和 K^+ 外流的跨膜电荷量相当，因此膜电位稳定于 0 左右。随着时间的推移，Ca^{2+} 通道逐渐失活，K^+ 外流逐渐增加，平台期延续为复极 3 期。

Ca^{2+} 通道为 L 型电压门控慢通道，在膜去极化 -40mV 激活，可被 Mn^{2+} 和维拉帕米阻断。

3）3期（快速复极末期）：膜电位由 0 较快地下降到 -90mV，完成复极过程，历时 100～150ms。此期 Ca^{2+} 通道失活关闭，Ca^{2+} 内流终止，K^+ 迅速外流（I_K）。

4）4期（静息期）：膜电位稳定于 -90mV。通过 Na^+-K^+ 泵、Na^+-Ca^{2+} 交换体和 Ca^{2+} 泵恢复细胞内外 K^+、Na^+、Ca^{2+} 浓度差。

（二）自律细胞的跨膜电位及其形成机制

自律细胞与工作细胞最大的不同是：自律细胞 4 期不稳定，发生 4 期自动去极化。

1. 浦肯野细胞　是快反应自律细胞。除 4 期外，动作电位形态和机制同心室肌细胞。

4 期跨膜电流：

（1）随时间逐渐衰减的外向 K^+ 电流：I_K 通道 0 期开放，K^+ 电流平台期逐渐增强，3 期复极 -60mV 时 I_K 通道开始关闭，最大复极电位完全关闭。

（2）随时间逐渐增强的内向 I_f：I_f 为 Na^+ 电流，Ca^{2+} 可阻断。3 期复极 -60mV 时激活开放，激活程度随膜内负电位增加逐渐增加，至 -100mV 完全开放。4 期自动去极达 -50mV 关闭。

动作电位 3 期复极进行至一定程度时引起 I_f 的激活和发展，I_f 的产生和发展导致 4 期自动去极化，自动去极达阈电位产生一新的动作电位，并反过来终止 I_f。周而复始。

2. 窦房结细胞　动作电位特点：慢反应动作电位。①最大复极电位 -70mV，阈电位 -40mV。②0 期去极化幅值较小，约 70mV。时程较长，为 7ms。去极化速率较慢。③无 1、2 期。④4 期自动去极化速度（0.1V/s）快于浦肯野细胞（0.02V/s）。

（1）去极化过程：4 期自动去极化至 -40mV，L 型 Ca^{2+} 通道激活，引起 Ca^{2+} 内流，导致 0 期去极化。

慢反应细胞：由慢 Ca^{2+} 通道开放引起缓慢去极化的心肌细胞称为慢反应细胞，如窦房结细胞和房室交界区细胞。它们的电位称慢反应电位。

（2）复极化过程：0 期去极化达 0mV，L 型 Ca^{2+} 通道逐渐失活关闭，K^+ 外流（I_K）增加导致 3 期复极。

（3）4 期自动去极化：①时间依赖性 I_K 通道逐渐失活（I_K 通道在复极化接近最大复极电位时开始关闭），K^+ 外流逐渐减少，是 4 期自动去极化重要的离子基础；②进行性增强 I_f（主要

是 Na^+ 流）；③I_{Ca-T}：4 期自动去极达 $-50mV$ 时，T 型钙通道激活开放，Ca^{2+} 内流。T 型钙通道可被 Ni^{2+} 阻断。

二、心肌的电生理特性

（一）兴奋性

1．影响兴奋性的因素

（1）静息电位或最大复极电位水平：静息电位或最大复极电位绝对值增大，兴奋性降低；反之亦然。

（2）阈电位水平：阈电位水平上移，兴奋性降低；反之亦然。

（3）引起 0 期去极化的离子通道状态：产生 0 期去极的 Na^+ 通道和 Ca^{2+} 通道都有静息、激活和失活三个状态。Na^+ 通道处于静息状态是快反应心肌细胞具有兴奋性的前提。

2．兴奋性的周期性变化

（1）有效不应期：包括绝对不应期和局部反应期。

绝对不应期：0 期去极～3 期复极 $-55mV$，此段时间内，膜兴奋性完全丧失，对任何强度的刺激都不产生去极化反应。此期 Na^+ 通道完全失活。

局部反应期：3 期复极 -60～$-55mV$，此段时间内，如果给予一个足够强度的刺激，肌膜可产生局部的去极化反应，但不能产生新的动作电位。此期 Na^+ 通道刚刚开始复活，没有恢复到静息状态。

从 0 期开始到 3 期复极 $-60mV$ 止这段时间内，心肌不能产生新的动作电位，因此将这段时间称为有效不应期。

（2）相对不应期：3 期复极 -80～$-60mV$，此段时间内，若给心肌细胞一个阈刺激，不能产生新的动作电位；但如果给一个阈上刺激，则可能产生一次新的动作电位。此期有相当数量的 Na^+ 通道复活至静息状态，但未达到静息电位水平。

（3）超常期：3 期复极 -90～$-80mV$，此段时间内，给心肌细胞一个阈下刺激，就可能引起一个新的动作电位。表明心肌兴奋性高于正常。此期 Na^+ 通道已经复活至静息状态，膜电位绝对值小于静息电位。

3．兴奋性的周期性变化与收缩活动的关系

（1）不发生强直收缩。

（2）期前收缩和代偿间歇：如果在心室肌的有效不应期之后，下一次窦房结兴奋到达之前，心室受到一次外来刺激，则可产生一次提前出现的兴奋和收缩，分别称为期前兴奋和期前收缩。期前兴奋也有它自己的有效不应期。当紧接在期前兴奋之后的一次窦房结兴奋传到心室时，如果落在期前兴奋的有效不应期内，则不能引起心室的兴奋和收缩，形成一次兴奋和收缩的"脱失"，必须等到下一次窦房结的兴奋传来时才能引起兴奋和收缩。这样，在一次期前收缩之后往往会出现一段比较长的心室舒张期，称为代偿间歇。

（二）自动节律性

自动节律性：心肌能自动地发生节律性兴奋的能力。

1．心脏的起搏点　自动节律性兴奋的频率：窦房结（100 次/分）＞房室交界（50 次/分）＞房室束（40 次/分）＞末梢浦肯野细胞纤维网（25 次/分）。

窦房结为正常起搏点，由窦房结的自律兴奋所形成的心脏节律称为窦性节律。其他称为潜在起搏点。

窦房结对潜在起搏点的控制：

（1）抢先占领。

（2）超速驱动压抑：当自律细胞受到高于其固有频率的刺激时，就按外加刺激频率发生兴奋，称超速驱动。

超速驱动压抑：在外来的超速驱动刺激停止后，自律细胞不能立即呈现其固有的自律性活动，需经一段静止后才逐渐恢复其自律性的现象。

2. 影响自律性的因素

（1）最大复极电位与阈电位之间的差距：最大复极电位绝对值小或阈电位水平下移，自动兴奋的频率升高；反之亦然。

迷走神经递质乙酰胆碱（ACh）使窦房结自律细胞膜上 K^+ 通道开放概率增高，导致最大复极电位绝对值增大，自动兴奋的频率降低，心率减慢。

（2）4期自动去极化速度：4期自动去极速率快，自动兴奋的频率增高；4期自动去极速率慢，自动兴奋的频率降低。

交感神经兴奋、去甲肾上腺素和肾上腺素增强窦房结 I_f 和 I_{Ca-T}，加快4期自动去极速率，自动兴奋的频率增高，心率加快。

（三）传导性

1. 兴奋在心脏内传导的途径和特点

↗左心房（0.4m/s）

窦房结→优势传导通路（1～1.2m/s）→房室交界（0.02m/s）→房室束（希氏束）→左右束支→浦肯野纤维（4m/s）→心室（1m/s）

↘右心房（0.4m/s）

房室延搁：生理意义是避免房室收缩重叠，心室收缩在心房收缩之后，保证心室充分充盈。

2. 影响心肌传导的因素

（1）结构因素：直径大，速度快。直径小，速度慢。

（2）生理因素

1）0期去极速度和幅度：0期去极速度快，兴奋传导速度快。0期去极幅度大，兴奋传导速度快。

2）邻近未兴奋部位膜的兴奋性：邻近未兴奋部位膜的兴奋性低，兴奋传导速度慢。邻近未兴奋部位膜上决定0期去极的离子通道处于失活状态，兴奋传导阻滞。

三、体表心电图

方法：将测量电极放置在体表的一定部位。

记录：心脏兴奋过程中发生的电变化。

反映：心脏兴奋的产生、传导和恢复过程的生物电变化。

正常心电图各波和间期的意义见表4-2。

表 4-2　正常心电图各波和间期的意义

名称	意义	时间（秒）
P 波	两心房去极化过程	0.08～0.11
QRS 波	两心室去极化过程	0.06～0.10
T 波	两心室复极化过程	0.05～0.25
P—R 间期	从窦房结开始兴奋到心室开始兴奋的时间	0.12～0.20
PR 段	兴奋通过房室交界区	
Q—T 间期	心室肌开始去极化到复极化完成的时间	
ST 段	心室肌处于平台期	

第二节　心脏的泵血功能

兴奋触发的收缩和随后的舒张，并与瓣膜启闭配合，造成心房、心室压力和容积变化，推动血液在血管系统内流动。

一、心肌的收缩特点

1．对细胞外 Ca^{2+} 的依赖性高。

2．"全或无"式收缩。

二、心脏的泵血过程和机制

（一）心动周期

心房或心室每收缩和舒张一次称为一个心动周期。

心动周期持续时间与心率有关。如心率为 75 次 / 分，一个心动周期持续时间为 0.8 秒。

（二）心脏的泵血过程

1．心室收缩期

（1）等容收缩期：房室瓣关，动脉瓣关，心室肌收缩，心室容积不变，室内压急剧升高。持续约 0.05 秒。

（2）射血期

快速射血期：房室瓣关，主动脉瓣开，血流由心室射入主动脉，此期由心室射入主动脉的血量占总射血量的 2/3。血流速度快，心室容积迅速缩小，室内压高，达峰值。持续约 0.1 秒。

减慢射血期：心室收缩强度减弱，室内压开始下降，射血速度逐渐减慢，心室容积继续缩小。持续约 0.15 秒。

2．心室舒张期

（1）等容舒张期：心室舒张，房室瓣关，动脉瓣关，无血流，心室容积不变。室内压急剧下降。持续 0.06～0.08 秒。

（2）心室充盈期

快速充盈期：房室瓣开，动脉瓣关，心室抽吸作用，血流快速由心房到心室，心室容积迅速变大。此期由心房进入心室的血液为心舒期总充盈量的 2/3。

减慢充盈期：房室瓣开，动脉瓣关，血流由心房到心室，速度减慢，心室容积进一步变大。

（三）心房在心脏泵血活动中的作用

心室舒张后期，心房收缩，心室再增加一部分充盈量。

（四）心音的产生

心音：瓣膜启闭、血液撞击心血管壁引起的震动所致，可在胸壁一定的部位用听诊器听取。换能器转变震动成为电信号并记录即为心音图。

第一心音：调低，时长。发生在心缩期。标志着心室的收缩。

产生原因：房室瓣关闭震动，心室收缩时血流冲击房室瓣引起心室震动和心室射出的血液撞击动脉壁引起的震动。

听诊区：心尖搏动处（前胸壁第 5 肋间左锁骨中线上）。

第二心音：调高，时短。发生在心室舒张期。标志着心室舒张。

产生原因：主动脉和肺动脉瓣关闭引起的震动。

听诊区：胸骨右缘第 2 肋间。

三、心脏泵血功能的评定

（一）心脏的输出量

1. 每搏输出量（简称搏出量）和射血分数

每搏输出量：一次心搏中由一侧心室射入动脉的血量。成年人安静状态下，左心室舒张末期容积为 125ml，收缩末期容积为 55ml，每搏输出量为 70ml。

射血分数：每搏输出量占舒张末期容量的百分比。正常情况下射血分数为 60%。

2. 每分心排血量 一侧心室每分钟射入动脉的血量（心排血量）＝心率×每搏输出量。

安静状态：成年男性为 4.5～6L/min，女性低于男性 10%（同体重），青年＞老年；剧烈运动可高达 25～35L/min。

心指数：以单位体表面积计算的心排血量。安静、空腹状态下，中等身材成人体表面积为 $1.6～1.7m^2$，心排血量为 5～6L，静息心指数为 3～3.5L/（min·m²）。

（二）心脏做功量

左心室每搏功（J）＝每搏输出量（L）×（平均动脉压－左心房平均压）（mmHg）×13.6×9.807×（1/1000）。

每分功等于每搏功乘以心率。

四、影响心每搏输出量的因素

（一）前负荷

心室前负荷为心室舒张末期容积，心室舒张末期容积常用心室舒张末期压力或心房内压反映。

1895 年，Frank 在离体蛙心实验中观察到心室肌收缩力随心室舒张末期容积增加而增强。

1914 年，Starling 在犬的心肺标本上研究了静脉回流对心脏功能的影响，把心室舒张末容积的适当增大可增强心室收缩力的现象称为心的定律。

这种通过静脉回心血量来改变心室容积以影响心肌收缩力的方式，真正起调节作用的是心肌细胞初长度的改变。通过改变心肌细胞初长度而引起心肌收缩强度改变的调节，称为异长调节。

对心肌肌小节的初长度和收缩时产生主动张力之间的关系研究表明，在心室最适前负荷和最适初长度时，肌小节的初长度为 $2.0 \sim 2.2 \mu m$。此时粗细肌丝处于最佳重叠状态，收缩时可产生的张力最大。

心功能曲线不出现降支，是因心肌细胞外间质含有大量胶原纤维。当心肌处于最适初长度时，静息张力已很大，从而能对抗心肌细胞被进一步拉长。

前负荷（心室舒张末期充盈量）：心室舒张末期充盈量是回心血量和射血后余血量两者之和。

静脉回心血量：回心血量受心室充盈期的持续时间、静脉回流速度、心包内压及心室顺应性的影响。

（二）后负荷

后负荷（大动脉血压）：动脉血压升高（后负荷增加），心室等容收缩期室内压峰值必然增高，导致等容收缩期延长而射血期变短，心室肌缩短程度和速度都减小，每搏输出量减少。而每搏输出量减少时，射血后心室内剩余血量增加（如此时回心血量不变，前负荷必然增加），前负荷引起心脏收缩力增强，每搏输出量增加。

在完整的机体内，有更多机制参与调节。

（三）心肌收缩能力

心肌收缩能力：心肌不依赖前后负荷而改变其力学活动的特性。凡能影响心肌细胞兴奋收缩偶联过程各个环节的因素都能影响心肌收缩能力。

E、NE 激活 β 受体，通过 G 蛋白激活腺苷酸环化酶，导致 cAMP 增加，使 Ca^{2+} 通道开放增加，开放时间延长。Ca^{2+} 内流增加，增强 Ca^{2+} 触发 Ca^{2+} 释放，胞质内 Ca^{2+} 浓度升高，心肌收缩力增强。

（四）心率

成人安静时为 60～100 次 / 分。女性＞男性。安静、睡眠时慢，运动、激动时快。

心率在 60～160 次 / 分或 180 次 / 分范围内增加时，心排血量增加。

心率过高（＞160 次 / 分或＞180 次 / 分），心排血量降低。

心率过低（＜40 次 / 分），心排血量降低。

第三节　血管生理

一、各类血管的功能特点

根据不同血管的功能，分类如下：①主动脉和大动脉（弹性贮器血管）；②从弹性贮器血管以后到分支为小动脉前的动脉血管（分配血管）；③小动脉和微动脉（毛细血管前阻力血管）；④毛细血管前括约肌；⑤真毛细血管（交换血管）；⑥微静脉（毛细血管后阻力血管）；⑦静脉（容量血管）；⑧短路血管（小动脉与小静脉直接通路）。

二、血流量、血流阻力和血压

（一）血流量和血流速度

流体力学规律：$\qquad Q=\pi\,(P_1-P_2)\,r^4/8\eta L$

血流速度：血液中一个质点在血管内移动的线速度，称为血流速度。

（二）血流阻力

血液流动时发生摩擦，血流阻力主要由血管口径和血液黏滞度（blood viscosity）决定。

$$R=8L\eta/\pi r^4$$

血液黏滞度取决于：①血细胞比容；②血流的切率；③血管的口径；④温度。

（三）血压

血压是指血管内的血液对单位面积血管壁的侧压力。

单位：Pa，即牛顿／米^2（N/m^2）；1mmHg＝0.133kPa。

三、动脉血压和动脉脉搏动脉血压

1. 动脉血压的形成

前提：心血管系统内有一定量的血液充盈。体循环平均充盈压为7mmHg。

基本因素：①心脏射血；②外周阻力：主要是小动脉和微动脉；③大动脉作用：左心室每次射血，1/3进入毛细血管和静脉，2/3暂存在主动脉和大动脉内。

大动脉作用：使左心室间断射血变为动脉内连续血流。每心动周期中动脉血压的波动幅度小于左心室内压的波动幅度。

2. 动脉血压的正常值

动脉血压：指主动脉血压。以肱动脉压来表示。

健康青年人安静时：

收缩压：心室收缩时，主动脉压急剧升高，在收缩中期达到的最高值，即100～120mmHg。

舒张压：心室舒张时，主动脉压下降，在心舒张末期动脉血压的最低值，即60～80mmHg。

脉压：收缩压和舒张压的差值。

高血压：成年人收缩压≥160mmHg和（或）舒张压≥95mmHg。

3. 影响动脉血压的因素　见表4-3。

表4-3　影响动脉血压的因素

影响因素	收缩压	舒张压	脉压	影响因素	收缩压	舒张压	脉压
每搏输出量增大	↑↑	↑	↑	外阻力减小	↓	↓↓	↑
每搏输出量减少	↓↓	↓	↓	主动脉大动脉顺			
心率加快	↑	↑↑	↓	应性变小	↑	↓	↑
心率减慢	↓	↓↓	↑	循环血量／血管系			
外阻力加大	↑	↑↑	↓	统容量减小	↓	↓	—

↑表示升高；↑↑表示显著升高；↓表示降低；↓↓表示显著降低。

四、静脉血压和静脉回心血量

微静脉血压为15～20mmHg。右心房作为体循环终点，血压最低，接近0。

（一）静脉血压

中心静脉压：通常将右心房和胸腔内大静脉血压称为中心静脉压。中心静脉压大小取决于心脏射血能力和静脉回心血量之间的关系。如心功能不全、输液过速均能引致中心静脉压升高。

（二）重力对静脉压的影响

静脉壁薄，其充盈度受跨壁压的影响大。因此，重力对静脉压的影响比动脉压大（跨壁压增大，静脉充盈；反之易塌陷）。

当人体由平卧转为直立时，由于身体低垂部分静脉扩张，比卧位时多容纳400～600ml血液，导致回心血量减少，心排血量减少，动脉血压降低。此改变会发动神经体液调节使动脉血压很快恢复正常。

（三）静脉血流

1. 静脉对血流的阻力小，约为体循环总阻力的15%。

2. 静脉回心血量及其影响因素　单位时间内静脉回心血量取决于外周静脉压和中心静脉压的差值及静脉对血流的阻力。

（1）体循环平均充盈压：体循环平均充盈压升高，回心血量增加；反之亦然。

（2）心脏收缩力：心脏收缩力强，回心血量就增加；反之亦然。

（3）体位：当人体由平卧转为直立时，回心血量减少（高温时更明显）。长期卧床患者由平卧转为直立时，可因大量血液积滞在下肢，回心血量过少而发生昏厥。

（4）骨骼肌的挤压作用："肌肉泵"。

（5）呼吸：吸气时胸膜腔内负压增大，大静脉和心房更加扩张，回心血量增加。呼气时胸膜腔内负压值减小，回心血量相应减少。

五、微　循　环

微循环：微动脉和微静脉之间的血液循环。

（一）微循环组成

典型的微循环由微动脉、后微动脉、毛细血管前括约肌、真毛细血管网、通血毛细血管、动脉-静脉吻合支和微静脉组成。

1. 迂回通路

路径：血液由微动脉→后微动脉→毛细血管前括约肌→真毛细血管网→微静脉。

特点：真毛细血管壁薄且通透性好，血流速度慢，是物质交换的主要场所，又称营养性通路。

2. 直捷通路

路径：血液由微动脉→后微动脉→通血毛细血管→微静脉。

特点：经常开放、流速快、物质交换少，使部分血液迅速通过微循环。其多见骨骼肌中。

3. 动静脉短路　在人体某些部位皮肤和皮下组织，特别是手指、足趾和耳郭等部位，这类通路较多。

路径：微动脉→动脉 - 静脉吻合支→微静脉。

特点：管壁厚、血液流速快、无物质交换功能，意义在于参加体温调节。

（二）微循环的血流动力学

后微动脉和毛细血管前括约肌不停地发生每分钟 5～10 次的交替性收缩和舒张。

安静时骨骼肌 20%～35% 真毛细血管处于开放状态。通过代谢性自身调节，使微循环的血流量和组织代谢水平相适应。

（三）血液和组织液之间的物质交换

1. 扩散。
2. 滤过和重吸收　对组织液的生成有重要作用。
3. 吞饮。

六、组织液的生成

（一）组织液的生成

生成动力：有效滤过压＝（毛细血管血压＋组织液胶体渗透压）－（血浆胶体渗透压＋组织液静水压）。

动脉端：有效滤过压＝10mmHg，组织液生成。

静脉端：有效滤过压＝－8mmHg，组织液回流。滤出液 90% 回血液，10% 入淋巴。

（二）影响组织液生成的因素

1. 毛细血管血压　毛细血管血压升高，引起水肿。
2. 血浆胶体渗透压　血浆胶体渗透压降低，如某些肾脏疾病，大量血浆蛋白随尿排出，使血浆胶体渗透压降低，有效滤过压增大，产生水肿。
3. 淋巴回流受阻（如丝虫病）　组织液积聚在受阻淋巴管以前部位的组织间隙中，产生水肿。
4. 毛细血管壁的通透性　当毛细血管壁的通透性异常增大时（如过敏、烧伤等），部分血浆蛋白渗出毛细血管，使病变部位组织液胶体渗透压升高，有效滤过压增大，产生局部水肿。

七、淋巴液的生成和回流

（一）淋巴液的生成

生成动力：组织液和淋巴管中淋巴液之间的压力差。

（二）淋巴液回流影响因素

淋巴管泵、周围组织对淋巴管的压迫促进淋巴液回流。

功能：①回收蛋白质；②清除组织中红细胞和细菌等；③运输脂肪和其他物质。

第四节　心血管活动的调节

一、神　经　调　节

（一）心脏和血管的神经支配

1. 心脏的神经及作用

（1）心交感神经及其作用

1）来源：节前神经元位于 T_1～T_5 中间外侧柱，节前纤维释放 ACh 能激活星状神经节、颈交感神经节神经元膜上 N 受体。节后神经元发出节后纤维支配心脏全部。

2）作用：节后纤维兴奋时释放 NE，与心肌细胞膜上 β 受体结合，产生正性变时、变力和变传导。

3）机制

正性变力：NE→β 受体→激活腺苷酸环化酶→cAMP↑→激活胞内蛋白激酶和胞内磷酸化过程→Ca^{2+} 通道开放概率↑→平台期 Ca^{2+} 的内流↑、肌浆网 Ca^{2+} 释放↑→心肌收缩力↑。

NE→促使肌钙蛋白对 Ca^{2+} 的释放、加速肌浆网对 Ca^{2+} 的回收→加速心肌舒张。

正性变时：NE→自律细胞→4 期 I_f↑→自动去极化速率↑→窦房结自律性↑→心率↑。

正性变传导：NE→房室交界→Ca^{2+} 通道开放概率↑和 Ca^{2+} 内流↑→慢反应细胞 0 期去极化速度和幅度↑→房室传导时间缩短。

（2）心迷走神经及其作用

1）来源：节前神经元胞体位于延髓心迷走神经背核和疑核，节前纤维走行在迷走神经中，与交感神经伴行并与心内神经节细胞发生突触联系。节后纤维支配心脏全部（心室纤维末梢少）。

2）作用：节后纤维释放 ACh，与心肌细胞膜 M 受体结合，产生负性变时、变力和变传导。

3）机制

负性变力（心房）：ACh→M 受体→抑制腺苷酸环化酶→cAMP↓→肌浆网释放 Ca^{2+}↓→收缩力↓。

负性变时：在窦房结细胞，ACh→M 受体→G_K 蛋白激酶→激活 I_{Kach}→K^+ 外流→最大复极电位变得更负→窦房结自律性↓→心率↓。此外，ACh 能抑制 4 期 I_f，也导致心率减慢。

负性变传导：ACh 抑制钙通道→减少 Ca^{2+} 内流→房室交界慢反应细胞动作电位 0 期上升幅度↓、速度↓→房室传导速度↓。

2. 血管的神经支配

（1）缩血管神经纤维：均为交感神经纤维。

节前神经元位于脊髓胸腰段中间外侧柱，在椎旁、椎前神经节换神经元，节后纤维释放 NE。血管平滑肌细胞有 α 和 β 两类肾上腺素能受体。NE 与 α 受体结合，可致血管平滑肌收缩；与 β 受体结合，可致血管平滑肌舒张。

交感缩血管神经紧张：安静状态下，交感缩血管神经持续发放 1～3 次/秒低频冲动，使血管平滑肌保持一定程度的收缩状态。在不同的生理状况下，交感缩血管纤维放电频率变化范围为 1 次/秒至 8～10 次/秒。这一变化范围足以使血管口径在很大范围内发生变化，从而调节不同器官的血流阻力和血流量。

（2）舒血管神经纤维

1）交感舒血管神经纤维：在犬和猫骨骼肌微动脉，有交感舒血管神经纤维支配，舒血管神经纤维末梢释放 ACh，与 M 受体结合使骨骼肌血管舒张，血流量增多（情绪激动、防御反应时起作用）。人体也可能有交感舒血管神经纤维。

2）副交感舒血管神经纤维：在脑膜、唾液腺、胃肠道外分泌腺和外生殖器等器官存在，副交感舒血管神经纤维末梢释放 ACh，与血管平滑肌的 M 受体结合，引起血管舒张，调节器官局部血流量。

（二）心血管中枢

1. 延髓心血管中枢　基本心血管中枢。

实验依据：①延髓上缘横断脑干，动物血压无明显变化。②横断水平逐步移向延髓尾端，动脉血压逐渐降低。③横断水平下移至延髓闩部时，血压降低至 40mmHg。

延髓心血管神经元：延髓内的心迷走神经元、心交感神经元、交感缩血管神经元平时均有紧张性活动。

（1）缩血管区：引起交感缩血管紧张性活动的延髓心血管神经元胞体所在部位，位于延髓头端腹外侧部。轴突下行到脊髓中间外侧柱。心交感紧张也源于此区的神经元。

（2）舒血管区：位于延髓尾端腹外侧部，该区神经元兴奋时抑制缩血管区神经元活动，导致交感缩血管紧张性降低，血管舒张。

（3）传入神经接替站：孤束核。孤束核接受由颈动脉窦、主动脉弓和心脏感受器经第Ⅸ、Ⅹ脑神经传入的信息，然后发出纤维至延髓及中枢神经系统其他部位神经元，调节心血管活动。

（4）抑制区：迷走神经背核和疑核。

2. 延髓以上心血管中枢　延髓以上脑干、大脑和小脑存在与心血管活动有关的神经元，起整合作用。

下丘脑：在体温调节、摄食和水平衡等反应中起重要作用，而这些反应均包含相应心血管活动变化。

大脑新皮质运动区兴奋时除引起相应骨骼肌收缩外，还能引起该骨骼肌血管舒张。

（三）心血管反射

1. 颈动脉窦和主动脉弓压力感受性反射（减压反射）

（1）动脉压力感受器：是位于颈动脉窦和主动脉弓血管壁外膜下的感觉神经末梢。感受血液对动脉壁的机械牵张刺激。

（2）传入神经和中枢联系。

（3）反射效应。

血压↑→压力感受器兴奋→窦神经和迷走神经上传冲动↑→导致延髓

```
┌ 心交感中枢抑制  →心交感神经传出冲动↓→┐心率↓→心排血量↓ ┐
┤ 心迷走中枢兴奋  →心迷走神经冲动↑    →┘心肌收缩力↓→外周阻力↓ ┝血压↓
└ 交感缩血管中枢抑制→交感缩血管神经冲动↓→血管舒张
```

加压效应：血压↓→反射↓→血压↑。

特点：窦内压在 100mmHg 范围内变化时，反射最敏感。

（4）压力感受性反射的生理意义：对动脉血压进行快速调节。

正常犬 24 小时动脉血压变动范围一般在平均动脉压水平（100mmHg）上下 10～15mmHg。切除双侧缓冲神经，变动范围可超过平均动脉压上下 50mmHg。

对动脉血压的长期调节不起主要作用。

2．心肺感受器引起的心血管反射

感受器：在心房、心室和肺循环大血管壁中。

压力↑或血容量↑→心脏或血管壁受牵张→感受器兴奋
PG、缓激肽等→感受器兴奋 ｝迷走神经上传至中枢→

交感紧张↓、心迷走神经紧张↑→心率↓、心排血量↓和外周阻力↓→血压↓。

调节中，肾交感活动抑制特别明显并有 ADH 释放抑制，导致肾脏钠、水排出增加。

3．颈动脉体和主动脉体化学感受性反射　在动脉血 PO_2 降低、PCO_2 或 [H^+] 升高时，刺激颈动脉体和主动脉体化学感受器（chemoreceptor）兴奋，颈动脉体和主动脉体化学感受器兴奋分别经窦神经和迷走神经上传到呼吸中枢，使呼吸中枢兴奋，从而引起呼吸加深加快。

人为维持呼吸频率和幅度不变，化学传入冲动对心血管活动的直接效应是心率下降、心排血量减少、冠状动脉舒张以及骨骼肌和内脏血管收缩。由于外周阻力增大作用超过心排血量的减少作用，结果为血压升高。

在自然呼吸情况下，化学感受器受刺激时引起呼吸加深加快，可间接引起心率加快、心排血量增加、外周阻力增大、血压升高。

特点：只在低氧、窒息、失血、血压过低和酸中毒时发挥作用。

二、体 液 调 节

（一）肾素 - 血管紧张素系统

（二）肾上腺素和去甲肾上腺素

肾上腺髓质分泌肾上腺素和去甲肾上腺素，肾上腺素占 80%，去甲肾上腺素占 20%。

肾上腺素和去甲肾上腺素对心脏的作用基本相同，主要引起正性变力（心肌收缩力增强）、正性变时（心率加快，但在完整的机体内，由于注射去甲肾上腺素使血压明显升高，通过减压反射掩盖了去甲肾上腺素对心脏的直接作用，导致心率减慢）和正性变传导（房室传导速度加快）。

肾上腺素和去甲肾上腺素对血管的作用较为复杂。

肾上腺素使以 α 受体数量占优势的皮肤、肾脏和胃肠血管收缩，引起以 $β_2$ 受体数量占优势的骨骼肌和肝血管舒张。小剂量时以 $β_2$ 受体作用为主，使外周总阻力减小。大剂量引起体内大多数血管收缩，外周总阻力增大。

去甲肾上腺素主要激活 α 和 $β_1$ 受体，与 $β_2$ 受体结合力很弱，静脉注射去甲肾上腺素可使全身血管广泛收缩，使血压明显升高。

（三）血管升压素

来源：视上核和室旁核。

作用：主要调节尿量。在失水和失血等情况下，血浆中浓度明显高于正常时才引起血压升高。

（四）血管内皮生成的血管活性物质

1. 舒血管物质　PGI_2 和内皮舒张因子。
2. 缩血管物质　内皮素。

（五）激肽释放酶 – 激肽系统

组织激肽释放酶来源于肾、唾液腺、胰、汗腺和胃肠黏膜等组织。

作用：缓激肽和血管舒张素舒张血管，参与局部组织血流的调节。

（六）心房钠尿肽

血容量增多时，心房壁受牵拉，使心房肌释放心房钠尿肽引起血管舒张，外周阻力降低；心率减慢，心排血量减少；心房钠尿肽主要作用于肾，具有很强的排钠和利尿作用。

第五节　器 官 循 环

一、冠 脉 循 环

（一）冠状动脉循环的解剖特点

1. 小分支常垂直心脏表面方向穿入心肌，冠状动脉血管易在心肌收缩时受到压迫。
2. 毛细血管网丰富，毛细血管数与心肌纤维之比为 1：1。
3. 吻合支细小，突然阻塞易致心肌梗死。

（二）冠状动脉血流量特点

左心室等容收缩期左冠状动脉血流量急剧减少，快速射血期主动脉压升高，冠状动脉血流量增加。减慢射血期血流量又下降。等容舒张期，冠状动脉血流量突然增加，在舒张早期达高峰。左心室在收缩期血流量仅有舒张期的20%～30%。

舒张压高低和舒张期长短是影响冠状动脉血流量的重要因素。

（三）冠状动脉血流量调节

1. 心肌代谢水平　腺苷最重要。H^+、CO_2 和乳酸较弱。

2. 神经调节　迷走神经的直接作用是使冠状动脉舒张。但迷走神经使心脏活动减弱，导致局部代谢产物减少而抵消迷走神经使冠状动脉舒张的作用。

交感神经使冠状动脉收缩。但交感神经使心脏活动增强，导致代谢产物增多从而抵消交感神经使冠状动脉收缩的作用而致冠状动脉舒张。

3. 激素调节　E、NE 和甲状腺素使心肌代谢水平增强，冠状动脉舒张。

血管紧张素 Ⅱ 和大剂量 ADH 使冠状动脉收缩。

二、肺 循 环

肺循环特点：①血流阻力小，压力低；②血容量变动范围大。

三、脑 循 环

脑循环特点：①脑血管舒缩受颅腔限制，血流量变化小；②存在血 - 脑脊液屏障和血 - 脑屏障。

 测 试 题

一、选择题

A 型题

1. 区分心肌快、慢反应细胞的主要依据是
   A. 静息电位的大小
   B. 0 期去极化的速度
   C. 平台期的长短
   D. 动作电位复极化的速度
   E. 4 期有无自动去极化

2. 形成心室肌动作电位平台期的离子流包括
   A. Na^+ 内流，K^+ 内流
   B. Ca^{2+} 内流，K^+ 外流
   C. K^+ 内流，Ca^{2+} 外流
   D. Ca^{2+}、Na^+ 内流，K^+ 外流
   E. Ca^{2+} 外流，Na^+ 内流

3. 心室肌细胞与浦肯野细胞动作电位的主要区别是
   A. 0 期去极化的速度和幅度

B. 1 期复极化的速度
C. 平台期形成的机制
D. 3 期复极化的机制
E. 4 期自动去极化的有无

4. 关于心室肌细胞 Ca^{2+} 通道的描述错误的是
   A. 是电压依从性的
   B. 选择性高，只允许 Ca^{2+} 通透
   C. 激活、失活以及再复活所需时间均比 Na^+ 通道长
   D. 激活的阈电位水平约为 −40mV
   E. 可被维拉帕米所阻断

5. 下面关于浦肯野细胞起搏电流 I_f 的叙述错误的是
   A. 主要离子成分为 K^+
   B. 充分激活的膜电位为 −100mV
   C. 激活较慢
   D. 表现出时间依从性

E. 可被 Ca^{2+} 选择性阻断

6. 快反应自律细胞 4 期自动去极化主要是由于
A. I_f 通道开放使 Na^+ 内流逐渐增强
B. 钙通道的激活和 Ca^{2+} 内流
C. 持续的 K^+ 内流
D. K^+ 外流减少
E. Cl^- 外流

7. 下面关于窦房结细胞动作电位的描述正确的是
A. 最大复极电位为 $-80mV$
B. 阈电位为 $-60mV$
C. 无明显的复极 1 期和 2 期
D. 4 期自动去极化速度慢于浦肯野细胞
E. 0 期去极化幅度较大，时程较短，去极化的速率较快

8. 心室肌动作电位与骨骼肌动作电位的主要区别是
A. 前者去极化速度快
B. 前者有较大的幅度
C. 前者复极化时间短暂
D. 前者动作电位有平台期
E. 前者有超射现象

9. 心室肌细胞 0 期去极速度快的原因是 Na^+ 通道
A. 数量多
B. 阈值低
C. 激活快
D. 复极快
E. 失活慢

10. 窦房结细胞 0 期去极速度慢的原因是 Ca^{2+} 通道
A. 数量少
B. 阈值高
C. 激活慢
D. 复活慢
E. 失活快

11. 快反应自律细胞是
A. 心房肌细胞
B. 心室肌细胞
C. 浦肯野细胞
D. 窦房结细胞
E. 房室结细胞

12. 慢反应自律细胞是
A. 心房肌细胞
B. 心室肌细胞
C. 浦肯野细胞
D. 窦房结细胞
E. 心肌膜细胞

13. 心室肌细胞 0 期去极膜电位达下列哪项水平 Na^+ 通道就迅速失活
A. $-70mV$
B. $-50mV$

C. $-30mV$
D. 0
E. 0 期去极结束后

14. 窦房结能成为心脏正常起搏点的原因是
A. 静息电位仅为 $-65 \sim -60mV$
B. 阈电位为 $-50mV$
C. 0 期去极速度快
D. 动作电位没有明显的平台期
E. 4 期去极速率快

15. 下述关于超速驱动压抑的描述不正确的是
A. 频率差别越大，抑制效应越强
B. 高频起搏点驱使低频起搏点进行低频率搏动
C. 窦房结停搏后，首先由受压抑程度较小的房室交界起搏
D. 窦房结对心室的控制中断后，可出现一段时间的心室停搏
E. 需暂时中断人工起搏器时应逐步减慢其驱动频率

16. 兴奋在心脏中传导时，传导速度最慢的部位是
A. 心房
B. 房室交界
C. 左、右束支
D. 浦肯野纤维
E. 心室

17. 心脏中传导速度最快的组织是
A. 窦房结
B. 心房优势传导通路
C. 房室交界
D. 心室肌
E. 末梢浦肯野纤维

18. 房室延搁的生理意义是
A. 使心室肌动作电位幅度增加
B. 使心肌有效不应期延长
C. 使心室肌不会产生完全强直收缩
D. 增强心室肌收缩能力
E. 使心房和心室不会同时收缩

19. 下述关于心肌传导性的描述错误的是
A. 心肌细胞直径细小，传导速度慢
B. 动作电位幅度大，传导速度快
C. 动作电位 0 期去极速率慢，传导速度慢
D. 邻近细胞静息电位水平下移，传导速度快
E. 邻近细胞静息电位水平下移，传导速度慢

20. 衡量传导性高低的指标是
A. 动作电位产生的速度

B．0 期去极速度

C．兴奋的传播速度

D．平台期时程

E．4 期自动去极速度

21．兴奋在心室内传导组织传导速度快的意义是

A．使心室肌不产生强直收缩

B．避免心房、心室收缩重叠

C．有利于心室肌几乎同步收缩

D．使心室肌有效不应期缩短

E．使心室肌动作电位幅度增加

22．窦房结兴奋迅速传播到房室交界，主要依靠

A．前结间束　　　B．后结间束

C．中结间束　　　D．浦肯野纤维网

E．优势传导通路

23．房室延搁一般发生于兴奋

A．由心房肌传至房室交界时

B．由房室交界传至心房肌时

C．由房室交界传至房室束时

D．在房室交界内传导时

E．由浦肯野细胞传至心室肌时

24．心室肌的有效不应期较长，一直持续到

A．收缩早期结束　　B．收缩期末

C．舒张早期结束　　D．舒张中期末

E．舒张期结束

25．心室肌有效不应期的长短主要取决于

A．动作电位 0 期去极的速度

B．动作电位 2 期的长短

C．动作电位 3 期的长短

D．阈电位水平的高低

E．钠 - 钾泵功能

26．心肌细胞超常期内兴奋性高于正常，所以

A．兴奋传导速度高于正常

B．动作电位幅度大于正常

C．动作电位 0 期去极速率快于正常

D．刺激阈值低于正常

E．自动节律性高于正常

27．室性期前收缩之后出现代偿间期的原因是

A．窦房结的节律性兴奋延迟发放

B．窦房结的节律性兴奋少发放一次

C．窦房结的节律性兴奋传出速度大大减慢

D．室性期前收缩的有效不应期特别长

E．窦房结的一次节律性兴奋落在室性期前收缩的有效不应期内

28．心肌不产生强直收缩的原因是

A．心脏是功能上的合胞体

B．心肌肌浆网不发达，Ca^{2+} 储存少

C．心肌有自律性

D．心肌呈"全或无"收缩

E．心肌的有效不应期长

29．乙酰胆碱通过增加心肌 K^+ 通道的开放，影响心肌细胞的电活动，以下哪一项是不存在的

A．静息电位绝对值增大

B．阈电位绝对值增大

C．窦房结最大复极电位也增大

D．窦房结 4 期自动去极化时间增加

E．动作电位时程缩短

30．当窦房结停止跳动时，首先由哪一部位代替其搏动

A．心房肌

B．心室肌

C．心房内优势传导通路

D．房室交界

E．浦肯野细胞

31．下列哪种细胞为非自律细胞

A．窦房结细胞　　B．房室交界细胞

C．末梢浦肯野细胞　D．房室束细胞

E．心室肌细胞

32．心室肌细胞是否具有兴奋性的前提是 Na^+ 通道是否处于

A．备用状态　　　B．激活状态

C．启动状态　　　D．失活状态

E．以上均不是

33．心室肌细胞绝对不应期的产生是由于

A．Na^+ 通道处于激活状态

B．Na^+ 通道处于失活状态

C．Ca^{2+} 通道处于激活状态

D．Ca^{2+} 通道处于失活状态

E．K^+ 通道处于失活状态

34. 衡量心肌自律性高低的指标是
    A. 动作电位幅值　　　B. 阈电位水平
    C. 0 期去极速率　　　D. 最大复极电位水平
    E. 自动兴奋的频率

35. 在特殊传导系统中，自律性最高的部位在
    A. 心室末梢浦肯野纤维网
    B. 心房肌
    C. 房室交界区
    D. 窦房结
    E. 房室束

36. 下列哪项可致心肌细胞自律性降低
    A. 4 期自动去极速率增大
    B. 阈电位绝对值增大
    C. 最大复极电位绝对值增大
    D. 部分 Na^+ 通道处于失活状态
    E. 细胞直径增粗

37. 关于心电图的描述错误的是
    A. 心电图反映心脏兴奋的产生、传导和恢复
       过程中的生物电变化
    B. 心电图与心脏的机械收缩活动无直接关系
    C. 心肌细胞的生物电变化是心电图的来源
    D. 电极放置的位置不同，记录出来的心电图
       曲线基本相同
    E. 心电图曲线与单个心肌细胞的生物电变化
       曲线有明显的区别

38. 心室肌细胞动作电位的平台期在时间上大约相
    当于心电图的
    A. P 波　　　　　B. QRS 波群
    C. T 波　　　　　D. ST 段
    E. Q—T 间期

39. 可反映左右心房去极化过程的是心电图的
    A. P 波　　　　　B. QRS 波群
    C. T 波　　　　　D. P—R 间期
    E. ST 段

40. 可反映左右心室去极化过程的是心电图的
    A. P 波　　　　　B. QRS 波群
    C. T 波　　　　　D. P—R 间期
    E. ST 段

41. 房室交界区传导减慢可致心电图

A. P 波增宽　　　　　B. QRS 波群增宽
C. T 波增宽　　　　　D. P—R 间期延长
E. 以上都不是

42. 以下关于心动周期的论述错误的是
    A. 心房开始收缩，作为一个心动周期的开始
    B. 通常心动周期是指心室的活动周期
    C. 舒张期大于收缩期
    D. 房室有共同收缩的时期
    E. 心动周期持续的时间与心率有关

43. 在心动周期中占时间最长的是
    A. 心房收缩期　　　B. 等容收缩期
    C. 等容舒张期　　　D. 快速射血期
    E. 充盈期

44. 心动周期中，心室的血液充盈主要取决于
    A. 胸内负压促进静脉血回心
    B. 心房收缩的挤压作用
    C. 心室舒张时的"抽吸"作用
    D. 骨骼肌的挤压作用促进静脉血回心
    E. 血液的重力作用

45. 在一次心动周期中，心室内压升高速度最快的是
    A. 心房收缩期　　　B. 等容收缩期
    C. 快速射血期　　　D. 减慢射血期
    E. 等容舒张期

46. 主动脉瓣关闭发生在
    A. 等容收缩期开始时
    B. 快速射血期开始时
    C. 等容舒张期开始时
    D. 快速充盈期开始时
    E. 减慢充盈期开始时

47. 房室瓣开放发生在
    A. 等容收缩期末　　　B. 心室射血期初
    C. 等容舒张期初　　　D. 等容收缩期初
    E. 等容舒张期末

48. 从动脉瓣关闭开始到下次动脉瓣开放的时间相
    当于心动周期的
    A. 等容收缩期
    B. 心室收缩期
    C. 心室舒张期
    D. 等容收缩期+心室射血期

E．心室舒张期＋等容收缩期

49．在心动周期中，房室瓣关闭至房室瓣开放的时程相当于

A．心房收缩期

B．心室收缩期

C．心室舒张期

D．心室舒张期＋等容收缩期

E．心室收缩期＋等容舒张期

50．正常人心率超过 180 次 / 分时，引起心排血量减少的主要原因是

A．等容收缩期缩短　　B．快速射血期缩短

C．减慢射血期缩短　　D．等容舒张期缩短

E．心室充盈期缩短

51．第一心音的产生主要是由于

A．半月瓣开放　　　B．半月瓣关闭

C．房室瓣开放　　　D．房室瓣关闭

E．心室射血入大动脉，引起动脉管壁振动

52．第二心音的产生主要是由于

A．半月瓣开放　　　B．半月瓣关闭

C．房室瓣开放　　　D．房室瓣关闭

E．心房收缩

53．第二心音的特点为

A．音调高，持续时间较长

B．音调高，持续时间较短

C．音调低，持续时间较长

D．音调低，持续时间较短

E．在心尖搏动处听得最清楚

54．主动脉瓣开始开放的时间在

A．等容收缩期末　　B．等容舒张期初

C．等容收缩期初　　D．快速射血期初

E．减慢射血期

55．心率增快时

A．收缩期短，舒张期不变

B．收缩期不变，舒张期缩短

C．收缩期和舒张期都缩短，但收缩期缩短的比例较大

D．收缩期和舒张期都缩短，但舒张期缩短的比例较大

E．收缩期和舒张期缩短的程度相同

56．在刚刚停跳的心脏，给其左心室一次阈强度的电刺激，会引起

A．局部的心肌收缩

B．左心室收缩

C．左心室和左心房收缩

D．左心室和右心室收缩

E．整个心脏收缩

57．心排血量指

A．每分钟由左、右心室射出的血量之和

B．每分钟由一侧心房射出的血量

C．每分钟由一侧心室射出的血量

D．一次心跳一侧心室射出的血量

E．一次心跳两侧心室同时射出的血量

58．射血分数的概念与下列哪个因素有关

A．回心血量　　　　B．心排血量

C．等容舒张期容积　D．心室收缩末期容积

E．心室舒张末期容积

59．健康成年男性静息状态下，心排血量为

A．3.5～4.0L/min　　B．4.5～6.0L/min

C．7.0～8.0L/min　　D．9.0～10L/min

E．11～12L/min

60．心指数等于

A．每搏输出量 × 体表面积

B．每搏输出量 / 体表面积

C．心排血量 × 体表面积

D．每搏输出量 × 心率 × 体表面积

E．每搏输出量 × 心率 / 体表面积

61．安静状态下，收缩末期容积与余血量之差即为

A．舒张期储备　　　B．收缩期储备

C．每搏输出量储备　D．泵功能储备

E．心率储备

62．心室肌的前负荷可以用下列哪项来间接表示

A．收缩末期容积或压力

B．舒张末期容积或压力

C．等容收缩期容积或压力

D．等容舒张期容积或压力

E．舒张末期动脉压

63．关于 Frank-Starling 机制的叙述错误的是

A．对每搏输出量的微小变化进行精细的调节

B. 每搏输出量取决于心室舒张末期充盈的血液量

C. 通过改变心肌兴奋收缩偶联的过程来调节心脏泵血功能

D. 使心室的射血量与静脉回心血量之间保持平衡

E. 可以使心室舒张末期压力和容积保持在正常范围内

64. 正常心室功能曲线不出现降支的原因是

A. 心肌的静息张力较小

B. 心肌收缩的潜在能力较大

C. 心肌的伸展性较小

D. 心肌的伸展性较大

E. 肌小节过长时并不影响心肌功能

65. 心室功能曲线反映下述哪两者之间的关系

A. 心室舒张末期容积与心肌收缩力

B. 心室收缩末期容积与心肌收缩力

C. 心房收缩末期容积与心肌收缩力

D. 每搏功和心率

E. 心排血量和每搏功

66. 在心肌的前负荷和收缩能力不变的情况下，增加后负荷可使

A. 等容收缩期延长　B. 射血期延长

C. 等容舒张期延长　D. 心室充盈期延长

E. 每搏输出量不变

67. 心室肌的后负荷指

A. 心房压力

B. 快速射血期心室内压

C. 减慢射血期心室内压

D. 大动脉血压

E. 等容收缩期初心室内压

68. 心肌的等长调节是通过改变下列哪个因素来调节心脏的泵血功能

A. 心肌初长度　　　B. 肌小节的初长度

C. 前负荷　　　　　D. 心肌收缩能力

E. 后负荷

69. 下列哪项可致心肌收缩能力降低

A. 胞质内 H^+ 浓度降低

B. 肌钙蛋白对 Ca^{2+} 亲和力降低

C. 横桥 ATP 酶活性增加

D. 胞质内 Ca^{2+} 浓度升高

E. 以上都不是

70. 下列哪项可引起心率减慢

A. 肾上腺素　　　　B. 交感神经活动增强

C. 阿托品　　　　　D. 体温升高

E. 迷走神经活动增强

71. 下列关于各类血管特点的叙述正确的是

A. 微动脉上的交感缩血管纤维的分布极少

B. 短路血管多见于皮肤和皮下组织

C. 微静脉口径不变时，微动脉舒张有利于组织液进入血液

D. 静脉的舒缩活动是促使静脉血回流入心脏的主要动力

E. 毛细血管分支多，总的截面积大，称为容量血管

72. 外周阻力主要来源于

A. 弹性贮器血管　　B. 微动脉

C. 毛细血管　　　　D. 微静脉

E. 容量血管

73. 安静状态下，60%～70% 的循环血量容纳于

A. 弹性贮器血管　　B. 微动脉

C. 静脉　　　　　　D. 毛细血管

E. 心脏

74. 影响外周阻力的主要因素是

A. 血液黏滞度　　　B. 小动脉口径

C. 血管长度　　　　D. 大动脉弹性

E. 红细胞数目

75. 关于血流阻力的叙述错误的是

A. 一般不能直接测量，而需通过计算得出

B. 与血管的长度成正比

C. 与血液的黏滞度成正比

D. 与血管半径的平方成反比

E. 在湍流的情况下，血流阻力较大

76. 当血流通过下列哪一部位时血压降落最大

A. 主动脉和大动脉　B. 微动脉

C. 微静脉　　　　　D. 小静脉

E. 大静脉和腔静脉

77. 关于心室射血和动脉血压的叙述错误的是

A．动脉血压的形成与心室射血和外周阻力两
个因素都有关

B．心室肌收缩时可释放两部分能量，即动能
和势能

C．在每个心动周期中，左心室内压与主动脉
压的变化幅度相同

D．一般情况下，左心室每次收缩时向主动脉
内射出 60～80ml 血液

E．左心室的射血是间断性的，而动脉血流是
连续的

78．关于动脉血压的叙述正确的是

A．心室开始收缩时，血液对动脉管壁的侧压
力称为收缩压

B．平均动脉压是收缩压和舒张压之和的平均值

C．在减慢充盈期末动脉血压达最低值

D．其他因素不变时，心率加快使脉压加大

E．其他因素不变时，每搏输出量增加使脉压
加大

79．主动脉在缓冲脉压中起重要作用，主要是由于
主动脉

A．口径大

B．管壁厚

C．管壁有可扩张性和弹性

D．血流速度快

E．对血流的摩擦阻力小

80．老年人的动脉管壁组织发生硬化可引起

A．大动脉弹性贮器作用增强

B．收缩压和舒张压变化都不大

C．收缩压降低，舒张压升高

D．脉压增大

E．脉压减小

81．下列影响动脉血压的因素中，哪一项是错误的

A．外周阻力增加，舒张压升高

B．心率加快，脉压减小

C．大动脉硬化，脉压减小

D．每搏输出量增加，脉压增大

E．回心血量增加，脉压增大

82．在外周阻力减小时，动脉血压的变化是

A．收缩压升高，舒张压降低

B．收缩压降低，舒张压升高

C．收缩压轻度升高，舒张压明显升高

D．收缩压轻度降低，舒张压明显降低

E．以上都不是

83．当大动脉管壁硬化时，下列叙述错误的是

A．动脉收缩压升高

B．动脉舒张压降低

C．大动脉容量减少

D．脉搏波传播速度加快

E．动脉脉压减小

84．下列数据主要反映外周阻力大小的是

A．收缩压   B．舒张压

C．脉压   D．中心静脉压

E．体循环平均充盈压

85．体循环平均充盈压的高低取决于

A．动脉血压和外周阻力之间的相对关系

B．心排血量和外周阻力之间的相互关系

C．循环血量和循环系统容量之间的相对关系

D．心排血量和动脉血压之间的相对关系

E．回心血量和心脏射血能力之间的相对关系

86．下列关于中心静脉压的叙述错误的是

A．是指胸腔大静脉和右心房的血压

B．是反映心血管功能状态的一个指标

C．心脏射血能力减弱时，中心静脉压较高

D．心脏射血能力减弱时，中心静脉压较低

E．全身静脉广泛收缩时中心静脉压升高

87．心脏收缩力增强时，静脉回心血量增加，这是
因为

A．动脉血压升高   B．血流速度加快

C．心排血量增加   D．心舒期室内压低

E．静脉压增高

88．下肢肌肉运动时节律性地挤压下肢静脉

A．可驱使静脉内的血液向心脏和毛细血管两
个方向流动

B．是人在立位时下肢静脉血回流的唯一动力

C．可减少动脉和静脉之间的压力差

D．可增加下肢组织液的生成

E．加速了静脉回流，减少了组织液的生成

89．真毛细血管不具有的特点是

A. 管壁薄，通透性大

B. 血流缓慢，一般为层流

C. 在不同器官组织中的分布密度差异很大

D. 是血液和组织液进行物质交换的场所

E. 安静时，骨骼肌中大约有 80% 的真毛细血管处于开放状态

90. 微循环最重要的生理意义是

A. 维持循环血量的相对恒定

B. 促进散热

C. 提供血液回流通路

D. 物质交换

E. 储存能量

91. 生成组织液的有效滤过压等于

A.（毛细血管压＋组织液胶体渗透压）－（血浆胶体渗透压＋组织液静水压）

B.（毛细血管压＋血浆胶体渗透压）－（组织液胶体渗透压＋组织液静水压）

C.（毛细血管压＋组织液静水压）－（血浆胶体渗透压＋组织液胶体渗透压）

D. 毛细血管压＋组织液胶体渗透压－血浆胶体渗透压＋组织液静水压

E. 毛细血管压－组织液胶体渗透压＋血浆胶体渗透压－组织液静水压

92. 下列情况下，能使组织液生成减少的是

A. 大量血浆蛋白丢失

B. 毛细血管前阻力减小

C. 毛细血管后阻力加大

D. 右心衰竭，静脉回流受阻

E. 血浆胶体渗透压升高

93. 血液与组织液之间进行物质交换最主要的方式是

A. 扩散　　　B. 吞饮

C. 吞噬　　　D. 滤过

E. 重吸收

94. 右心衰竭时，组织液生成增多导致水肿的主要原因是

A. 血浆胶体渗透压降低

B. 组织液静水压降低

C. 组织液胶体渗透压升高

D. 毛细血管血压升高

E. 淋巴回流受阻

95. 长期蛋白尿患者出现组织水肿的原因是

A. 淋巴回流受阻

B. 静脉回流受阻

C. 组织液胶体渗透压降低

D. 血浆胶体渗透压降低

E. 毛细血管通透性增加

96. 淋巴回流最重要的生理意义是

A. 运输脂溶性营养物质

B. 回收蛋白

C. 调节血浆与组织液之间的液体平衡

D. 清除组织中的细胞

E. 清除组织中的大分子物质

97. 在下列器官的血管中，缩血管神经纤维分布密度最大的是

A. 骨骼肌　　　B. 心脏

C. 脑　　　　　D. 皮肤

E. 肾

98. 关于人体内多数血管的神经支配，下述正确的是

A. 只接受交感舒血管神经纤维的单一支配

B. 只接受交感缩血管神经纤维的单一支配

C. 既有缩血管纤维支配，也有舒血管纤维支配

D. 只接受副交感舒血管纤维支配

E. 只接受血管活性肠肽神经元的支配

99. 迷走神经末梢释放的乙酰胆碱可引起心率减慢是由于

A. 窦房结细胞对 K^+ 通透性降低

B. 窦房结细胞对 K^+ 通透性增加

C. 窦房结细胞对 Ca^{2+} 通透性增加

D. 窦房结细胞对 Na^+ 通透性增加

E. 窦房结细胞对 Cl^- 通透性增加

100. 动物实验时，暂时夹闭一侧颈总动脉可使

A. 窦神经传入冲动增多

B. 颈动脉体受刺激增多

C. 心迷走紧张增强

D. 心交感和交感缩血管紧张减弱

E. 血压升高

101. 关于减压反射的叙述错误的是
    A. 随着动脉血压的波动而发生相应的变化
    B. 在动脉血压的长期调节中并不重要
    C. 是一种负反馈调节机制
    D. 在平时安静状态下不起作用
    E. 当动脉血压突然升高时，反射活动加强，导致血压下降

102. 迷走神经对心脏的作用是
    A. 心率加快，传导加速，不应期缩短
    B. 心率加快，传导减慢，不应期延长
    C. 心率减慢，传导加快，不应期缩短
    D. 心率减慢，传导减慢，不应期延长
    E. 心率减慢，传导减慢，不应期缩短

103. 最基本的心血管中枢在
    A. 脊髓　　　　B. 延髓
    C. 脑桥　　　　D. 中脑
    E. 大脑皮质

104. 牵拉兔颈总动脉管壁可引起
    A. 心率加快
    B. 心肌收缩力加强
    C. 心迷走神经活动减弱
    D. 外周血管收缩
    E. 动脉血压降低

105. 关于颈动脉体、主动脉体化学感受器反射的叙述错误的是
    A. 可引起动脉血压升高
    B. 在平时对心血管的活动不起明显的调节作用
    C. 感受缺氧、酸中毒，发挥作用
    D. 对感受动脉血低氧十分重要
    E. 可引起呼吸减慢

106. 减压反射的生理意义是
    A. 减弱心血管的活动
    B. 降低动脉血压
    C. 是动脉血压的正反馈调节
    D. 是动脉血压的自身调节
    E. 维持动脉血压相对稳定

107. 对动脉血压变化较敏感的感受器位于
    A. 脑桥　　　　B. 主动脉体

    C. 颈动脉窦　　　D. 颈动脉体
    E. 延髓

108. 下列物质中不能引起血管平滑肌舒张的是
    A. 局部代谢产物　　B. 缓激肽
    C. 血管活性肠肽　　D. 血管紧张素 Ⅱ
    E. 前列腺素 I_2

109. 冠状动脉血流量主要取决于
    A. 肾素的作用
    B. 心肌的活动
    C. 神经对冠状血管的支配作用
    D. 血液黏滞度大小
    E. 主动脉收缩压高低

110. 心肌缺氧时冠状动脉舒张，主要是通过下列哪一因素引起的
    A. H^+　　　　B. 组胺
    C. 腺苷　　　　D. 前列腺素
    E. 乳酸

B 型题
（1～4 题共用选项）
    A. 等容舒张期　　B. 快速充盈期
    C. 减慢射血期　　D. 快速射血期
    E. 等容收缩期

1. 室内压最低的是在
2. 室内压升高速率最快的是在
3. 室内压降低速率最快的是在
4. 心室血液充盈主要是在
（5～8 题共用选项）
    A. 窦房结　　　　B. 心房肌
    C. 心室肌　　　　D. 房室交界
    E. 浦肯野纤维网

5. 兴奋在心脏内传导最快的部位是
6. 兴奋在心脏内传导最慢的部位是
7. 自律性最高的是
8. 收缩力最强的是
（9～12 题共用选项）
    A. 因 K^+ 外流而产生
    B. 因 Ca^{2+} 内流而产生
    C. I_f 电流的增强
    D. 因 Cl^- 内流而产生

E．因 Na^+、Ca^{2+} 内流和 K^+ 的外流处于平衡状态而产生

9．心室肌细胞动作电位 3 期复极化

10．浦肯野细胞 4 期自动去极化

11．窦房结细胞动作电位 0 期去极化

12．心室肌细胞动作电位 2 期平台

（13～15 题共用选项）

　　A．外周阻力　　　　B．心率

　　C．大动脉管壁弹性　D．每搏输出量

　　E．循环血量 / 血管容量比例

13．一般情况下，收缩压的高低主要反映

14．一般情况下，舒张压的高低主要反映

15．一般情况下，脉压的高低主要反映

（16～20 题共用选项）

　　A．主动脉　　　　　B．微动脉

　　C．毛细血管　　　　D．微静脉

　　E．静脉

16．血流速度最快的是

17．血流速度最慢的是

18．起弹性贮器作用的血管是

19．血压降落幅度最大的血管是

20．称为容量血管的是

（21～23 题共用选项）

　　A．物质交换

　　B．保证一部分血液迅速经过微循环回心

　　C．调节体温

　　D．降低血压

　　E．减少淋巴液的生成

21．迂回通路的主要作用是

22．动静脉短路的作用是

23．直捷通路的主要作用是

（24～25 题共用选项）

　　A．淋巴回流受阻

　　B．血浆胶体渗透压降低

　　C．组织液胶体渗透压升高

　　D．毛细血管压升高

　　E．组织液静水压降低

24．慢性肾病引起组织水肿的原因是

25．右心衰竭引起组织水肿的原因是

X 型题

1．心肌细胞膜的快 Na^+ 通道

　　A．激活快、失活快

　　B．通道激活的阈电位为 -70mV

　　C．可被河鲀毒素阻断

　　D．电压依从性

　　E．形成快反应细胞的 0 期

2．与骨骼肌相比，心室肌细胞动作电位的特征是

　　A．动作电位时程长

　　B．存在明显的平台期

　　C．有效不应期长

　　D．0 期不能被河鲀毒素阻断

　　E．参与活动的离子种类多

3．心室肌动作电位平台期的长短决定

　　A．绝对不应期的长短

　　B．有效不应期的长短

　　C．相对不应期的长短

　　D．超常期的长短

　　E．动作电位时程的长短

4．心室肌收缩活动的特点为

　　A．不受意识控制

　　B．为"全或无"式收缩

　　C．常为节律性收缩

　　D．不发生完全强直收缩

　　E．易受细胞外液 Ca^{2+} 浓度变化的影响

5．窦房结细胞膜慢 Ca^{2+} 通道的特征为

　　A．激活、失活、复活都较慢

　　B．对 Ca^{2+} 的通透性高

　　C．电压依从性

　　D．可被河鲀毒素阻断

　　E．可被维拉帕米阻断

6．决定和影响心室肌兴奋性的因素有

　　A．静息电位水平

　　B．最大复极电位水平

　　C．阈电位水平

　　D．Na^+ 通道的性状

　　E．Ca^{2+} 通道的性状

7．心肌的工作细胞具有

　　A．兴奋性　　　　　B．传导性

C. 收缩性　　　　D. 自律性

E. 收缩时有"全或无"现象

8. 浦肯野细胞与窦房结细胞相比较，其特点是

A. 自律性高　　　　B. 0 期去极速度快

C. 传导性高　　　　D. 0 期去极幅度高

E. 收缩性强

9. 心室肌对外来刺激不发生反应的时相为

A. 心室收缩期　　　B. 心房收缩期

C. 心室舒张早期　　D. 心室舒张中期

E. 心室舒张后期

10. 决定和影响自律性的因素为

A. 静息电位水平　　B. 最大复极电位水平

C. 阈电位水平　　　D. 4 期自动去极速度

E. 0 期去极速度

11. 关于心肌自动节律性的叙述正确的是

A. 组织细胞在外来刺激的条件下，发生节律性兴奋的特性称自动节律性

B. 窦房结细胞自律性最高

C. 房室交界自律性最低

D. 心脏特殊传导组织内某些细胞才具有自律性

E. 末梢浦肯野细胞纤维网的自律性最低

12. 决定和影响心肌传导性的因素为

A. 动作电位 0 期去极的速度和幅度

B. 动作电位 4 期自动除极的速度

C. 邻近未兴奋部位的兴奋性

D. 细胞直径的大小

E. 静息电位和阈电位的距离

13. 在一个心动周期中，房室瓣和半月瓣均处于关闭状态的时相是

A. 充盈期　　　　　B. 射血期

C. 全心舒张期　　　D. 等容收缩期

E. 等容舒张期

14. 在正常心动周期中

A. 心房收缩处在心室舒张期内

B. 心房舒张只处在心室收缩期内

C. 心室收缩处在心房舒张期内

D. 室舒张只处在心房收缩期内

E. 全心舒张是指心房、心室均舒张

15. 等容收缩期的特点是

A. 导致第一心音产生

B. 心室内压下降速度最快

C. 房室瓣和半月瓣都关闭

D. 心室内压高于动脉压

E. 心室容积最大，保持不变

16. 心室泵血时

A. 瓣膜的活动可控制血流的方向

B. 瓣膜的活动与室内压的变化无关

C. 压力梯度是推动血液在腔室之间流动的主要动力

D. 室壁心肌的收缩与舒张是造成室内压力变化的原因

E. 在一个心动周期中，左心室内压变化的幅度比右心室大得多

17. 心动周期中，室内压急剧变化发生在

A. 等容收缩期　　　B. 快速射血期

C. 等容舒张期　　　D. 快速充盈期

E. 心房收缩期

18. 等容舒张期的特点是

A. 心室内压迅速下降

B. 心室内压高于心房压

C. 半月瓣关闭

D. 房室瓣开放

E. 房室瓣关闭

19. 有关第二心音的描述正确的是

A. 频率较高

B. 持续时间较长

C. 频率较低

D. 是与房室瓣关闭有关的振动

E. 可作为心室舒张期开始的标志

20. 评价心脏泵血功能的指标有

A. 心电图　　　　　B. 心指数

C. 每搏功　　　　　D. 射血分数

E. 平均动脉压

21. 运动时心排血量增加的原因有

A. 心率增快　　　　B. 心肌收缩能力增强

C. 回心血量增加　　D. 前负荷增加

E. 后负荷增加

22. 心室每搏输出量的多少取决于

A．心室容积缩小的程度

B．心肌纤维缩短的速度

C．心肌收缩产生张力的速度

D．后负荷的大小

E．静脉回心血量的多少

23．在心室收缩能力和前负荷不变的条件下，增加心肌的后负荷，可使

A．等容收缩期延长

B．等容收缩期室内压峰值增高

C．每搏输出量减少

D．射血速度减慢

E．心室余血量减少

24．影响动脉血压的因素有

A．每搏输出量

B．心率

C．外周阻力

D．主动脉和大动脉的顺应性

E．循环血量和血管系统容量的比例

25．可引起中心静脉压升高的因素包括

A．心脏射血能力减弱

B．输血或输液过多

C．单纯右心衰竭

D．微动脉舒张使外周静脉压升高

E．单纯左心衰竭

26．右心衰竭时可出现

A．颈静脉怒张   B．肝肿大

C．下肢水肿   D．肺水肿

E．中心静脉压升高

27．影响静脉回流的主要因素包括

A．体循环平均充盈压   B．心肌收缩力

C．骨骼肌的挤压作用   D．体位改变

E．呼吸运动

28．关于微循环通路的叙述正确的是

A．直捷通路的主要功能是使一部分血液迅速进入静脉

B．动静脉短路在体温调节中发挥作用

C．在中毒性休克时，动 - 静脉吻合支大量开放可加重组织的缺氧状况

D．环境温度升高时，动 - 静脉吻合支开放

E．真毛细血管的启闭主要受局部体液因素调节

29．影响组织液生成的因素中

A．肌肉持续收缩时毛细血管压升高，组织液生成增多

B．右心衰竭时毛细血管压降低，组织液生成减少

C．丝虫病使淋巴回流受阻，组织液增多

D．烧伤、过敏反应时，组织液胶体渗透压升高，组织液生成增多

E．慢性肾病，血浆蛋白丢失，血浆胶体渗透压下降，组织液生成增多

30．影响组织液生成的因素有

A．毛细血管血压

B．血浆胶体渗透压

C．淋巴回流

D．毛细血管壁的通透性

E．组织液静水压

31．心交感神经兴奋时，其末梢释放的递质

A．是乙酰胆碱

B．是去甲肾上腺素

C．可与心肌细胞膜上的 β 型肾上腺素能受体结合

D．可与心肌细胞膜上的胆碱能 M 受体结合

E．可使心肌细胞内 cAMP 升高

32．心迷走神经兴奋可导致

A．心率减慢   B．心房肌收缩力减弱

C．心房肌不应期延长   D．房室传导速度减慢

E．心室肌收缩减弱

33．心迷走神经节后纤维支配

A．窦房结   B．房室交界

C．心房肌   D．房室束

E．心室肌中也有少量分布

34．心血管中枢

A．广泛分布于中枢神经系统内

B．基本中枢在延髓

C．下丘脑是重要的整合部位

D．是通过反射实现调节的

E．大脑皮质及边缘系统也影响心血管活动

35．能使家兔动脉血压降低的实验有

A．牵拉颈总动脉

B．电刺激减压神经传入端

C．夹闭颈总动脉

D．电刺激迷走神经传出端

E．注射乙酰胆碱

36．颈动脉窦压力感受器的特点为

A．感受的刺激是动脉血压本身

B．传入冲动增多时，可引起心率加快

C．传入冲动增多时，可使心交感神经活动减弱

D．传入冲动增多时，可使心迷走神经活动加强

E．传入冲动增多时，可引起外周阻力下降

37．关于减压反射特点的叙述正确的是

A．是一种正反馈调节机制

B．在动脉血压的长期调节中不起重要作用

C．当动脉血压下降时，压力感受器传入冲动增多

D．切断缓冲神经，反射中断

E．它的生理意义在于使动脉血压保持相对稳定

38．参与心血管活动调节的体液因素有

A．血管紧张素Ⅱ

B．肾上腺素和去甲肾上腺素

C．血管升压素

D．前列环素

E．心房钠尿肽

39．肾上腺素的作用为

A．心率加快　　B．心肌收缩力增强

C．支气管平滑肌舒张D．骨骼肌血管舒张

E．内脏和皮肤血管收缩

40．引起血管舒张的物质有

A．内皮舒张因子　B．内皮素

C．前列环素　　D．血管紧张素Ⅱ

E．乳酸

二、名词解释

1．期前收缩　　2．代偿性间歇

3．正常起搏点　　4．房室延搁

5．心动周期　　6．等容收缩期

7．等容舒张期　　8．射血分数

9．每搏输出量　　10．心排血量

11．心指数　　12．心率

13．心泵功能储备　　14．异长调节

15．等长调节　　16．血压

17．收缩压　　18．平均动脉压

19．中心静脉压　　20．微循环

三、简答题

1．简要说明浦肯野细胞自律性的形成机制。

2．简述窦房结细胞的动作电位特点。

3．什么是期前收缩？期前收缩之后为什么会出现较长时间的舒张期？

4．简述房‐室延搁及其生理意义。

5．简述决定和影响心肌传导性的因素。

6．简述心肌收缩的特点。

7．简述影响心排血量的因素。

8．动脉血压增高如何影响心脏的泵血功能？

9．简述影响动脉血压的因素。

10．何谓中心静脉压？正常值是多少？它的高低取决于哪些因素？

11．简述影响静脉回心血量的因素。

12．简述心交感神经对心脏功能的影响。

13．简述心迷走神经对心脏功能的影响。

四、论述题

1．试述心室肌细胞动作电位的产生机制。

2．心肌兴奋后其兴奋性周期变化、特点及生理意义如何？

3．试述心脏内兴奋的传播途径及决定和影响其传导性的因素。

4．以左心为例，试述心脏泵血的全过程。

5．什么是心排血量，影响心排血量的因素有哪些？

6．试述动脉血压形成的机制及其影响因素。

7．何谓微循环，试述微循环的组成、特点及功能。

8．试述心血管活动的神经调节。

9．在实验中切断家兔迷走神经，分别用电刺激其中枢端与外周端，动脉血压有何变化，机制如何？

10．动脉血压是怎样保持相对稳定的？

11．在实验中分别电刺激家兔完整的减压神经及其中枢端与外周端，动脉血压有何改变？机制如何？

12．持续牵拉颈总动脉5～10秒及用动脉夹夹闭颈总动脉5～10秒后，血压各有何变化，为什么？

13．试述心血管活动的体液调节。

呼　吸

学习要求

1. 掌握：呼吸的三个连续环节，肺通气的原动力和直接动力，胸膜腔负压的概念、生理意义。肺活量的概念、正常值及意义。氧气和二氧化碳在血液中运输的主要形式。

2. 熟悉：肺通气功能的指标；呼吸中枢与呼吸节律的形成。

3. 了解：肺换气和组织换气的基本原理；呼吸肌本体感受性反射和防御性呼吸反射。

呼吸（respiration）：机体与外界环境的气体交换。

$$
三个环节 \begin{cases} 外呼吸 \begin{cases} 肺通气：肺与外界环境之间的气体交换 \\ 肺换气：肺泡与肺毛细血管血液间的气体交换 \end{cases} \\ 气体运输：气体在血液中的运输 \\ 内呼吸 \begin{cases} 组织换气：血液与组织细胞间的气体交换 \\ 细胞内氧化代谢 \end{cases} \end{cases}
$$

第一节　肺　通　气

一、肺通气原理

（一）肺通气的动力

肺通气（pulmonary ventilation）：肺与外界环境之间进行的气体交换过程。

直接动力：肺内压与大气压之差。

原动力：呼吸运动。

1. 呼吸运动

（1）过程

吸气（inspiration）：膈肌收缩→膈顶下移→胸廓上、下径扩大→胸廓扩大→肺随之扩张→肺内压＜大气压→气体入肺。

肋间外肌收缩→肋骨、胸骨上举→胸廓前后、左右径扩大→胸廓扩大→肺随之扩张→肺内压＜大气压→气体入肺。

呼气（expiration）：膈肌、肋间外肌舒张时，肺依靠其回缩力而回位，胸廓随之缩小。

（2）呼吸运动的形式

以膈肌运动为主——腹式呼吸。

以肋间外肌运动为主——胸式呼吸。

2. 肺内压　①吸气时：肺内压＜大气压；②吸气末：肺内压＝大气压；③呼气时：肺内压＞大气压；④呼气末：肺内压＝大气压。

3．胸膜腔内压

胸膜腔：肺和胸廓之间的潜在密闭的腔隙。内含少量浆液，作用在于：①润滑脏、壁胸膜；②其分子内聚力使两层胸膜相互黏附。

胸膜腔内压＝肺内压－肺弹性回缩力＝大气压－肺弹性回缩力＝－肺弹性回缩力

意义：利于肺的扩张；促进静脉和淋巴回流。

（二）肺通气的阻力

1．弹性阻力和顺应性　肺通气的弹性阻力包括肺的弹性阻力和胸廓的弹性阻力。

顺应性：单位跨壁压下弹性组织的容积变化，与弹性阻力呈反变关系。

（1）肺的弹性阻力和顺应性：

$$肺顺应性（C_L）＝\frac{肺容积变化（\triangle V）}{跨肺压变化（\triangle P）}\ L/cmH_2O$$

1）肺静态顺应性曲线特点：①压力-容积曲线；②曲线斜率越大，顺应性越大，肺弹性阻力越小；③平静呼吸时曲线斜率最大，顺应性最大，呼吸省力；④吸气和呼气时的曲线不重叠——滞后现象。

2）比顺应性＝平静呼吸测得的肺顺应性/功能残气量。

3）肺弹性阻力的来源

主要方面（2/3）：肺泡表面液体层形成的表面张力（对抗物质：肺泡表面活性物质）。

次要方面（1/3）：肺弹性纤维的弹性回缩力。

肺表面活性物质：主要成分为二软脂酰卵磷脂（DPPC）和表面活性物质结合蛋白（SP），由肺Ⅱ型上皮细胞释放。

作用特点：其密度随肺泡的张缩而改变——在小肺泡内密度大，作用也大；在大肺泡则作用小。

作用：①降低肺泡表面张力，减小吸气阻力；②减少表面张力对肺泡间液的"抽吸"作用，维持肺泡相对干燥，防止肺水肿；③平衡表面张力作用导致的大小肺泡内气体分布的不均匀，维持大小肺泡稳定。

（2）胸廓的弹性阻力和顺应性：弹性阻力来自于胸廓的弹性成分。特点：向内牵引胸廓，超过其自然位置时，弹性阻力可成为吸气的动力；反之，则成为吸气的阻力。

$$胸廓顺应性（C_{chw}）＝\frac{胸腔容积变化（\triangle V）}{跨胸壁压变化（\triangle P）}L/cmH_2O$$

肺与胸廓总弹性阻力和顺应性：$R_总＝1/C_L＋1/C_{chw}$

2．非弹性阻力　包括气道阻力（主要）、惯性阻力和黏滞阻力。气道阻力影响因素：

（1）气流流速：与气道阻力呈正变关系。

（2）气流形式：层流阻力小，湍流阻力大。

（3）管径大小：①跨壁压：即呼吸道内外压差。压力大，管径大，阻力小。②肺实质对气道壁的牵引，维持气道扩张。③自主神经系统调节：副交感神经使气道平滑肌收缩，管径缩小；交感神经作用与之相反。④化学因素：如儿茶酚胺、PGE_2使气道平滑肌舒张，$PGF_{2\alpha}$使之收缩。

二、肺通气功能的指标

（一）肺容积和肺容量

1. 肺容积

（1）潮气量（tidal volume，TV）：每次呼吸时吸入或呼出气体的量。正常为 400～600ml。

（2）补吸气量（inspiratory reserve volume，IRV）：平静吸气末，再尽力吸入气体的量。正常为 1500～2000ml。

（3）补呼气量（expiratory reserve volume，ERV）：平静呼气末，再尽力呼出气体的量。正常为 900～1200ml。

（4）残气量（residual volume，RV）：最大呼气末尚存留于肺内的气量。正常为 1000～1500ml。

2. 肺容量

（1）深吸气量（inspiratory capacity，IC）：等于潮气量与补吸气量之和。其反映最大通气潜能。

（2）功能残气量（functional residual capacity，FRC）：平静呼气末尚存留于肺内的气量。正常约为 2500ml。意义：缓冲呼吸过程中肺泡气氧和二氧化碳分压的过度变化。

（3）肺活量（vital capacity，VC）、用力肺活量（forced vital capacity，FVC）和用力呼气量（forced expiratory volume，FEV）。

肺活量：尽力吸气后，从肺内所呼出的最大气量。正常男性平均约为 3500ml，女性约为 2500ml。意义：反映了肺一次通气的最大能力。

用力肺活量：尽力吸气后，尽力尽快从肺内所呼出的最大气量。正常略低于肺活量。

用力呼气量：尽力吸气后，再尽力尽快呼出气体，单位时间内，呼出的气量占肺活量的百分数。正常时，第一秒 FEV 约占 80%，第二秒约占 96%，第三秒约占 99%。

（4）肺总量（total lung capacity，TLC）：肺所能容纳的最大气体量。正常男性为 5000ml，女性为 3500ml。

（二）肺通气量和肺泡通气量

1. 肺通气量　每分钟吸入或呼出的气体总量。

$$每分通气量＝潮气量×呼吸频率$$

最大随意通气量：尽力做深快呼吸时，每分钟吸入和呼出的最大气量。

$$通气储量百分比＝（最大通气量－每分平静通气量）/最大通气量$$

2. 无效腔和肺泡通气量

生理无效腔：包括解剖无效腔和肺泡无效腔。

肺泡通气量：真正进入肺泡并进行气体交换的气量。

$$肺泡通气量＝（潮气量－无效腔气量）×呼吸频率$$

（三）呼吸功

在一次呼吸过程中呼吸肌为实现肺通气所做的功。

第二节　肺换气和组织换气

一、肺换气和组织换气的基本原理

（一）气体扩散

气体交换以扩散的形式进行。

影响扩散的因素：气体的分压差（ΔP）、气体的分子质量（MW）、气体溶解度（S）、扩散面积（A）、扩散距离（d）和温度（T）。

$$扩散速率（D）\propto \frac{\Delta P \cdot T \cdot A \cdot S}{d \cdot \sqrt{MW}}$$

（二）人体不同部位气体分压

PO_2：肺泡气＞动脉血＞静脉血＞组织。

PCO_2：组织＞静脉血＞动脉血＞肺泡气。

二、肺　换　气

（一）肺换气过程

气体顺着分压差扩散：

O_2：肺泡→肺毛细血管。

CO_2：肺毛细血管→肺泡。

（二）影响肺换气的因素

1. 呼吸膜的厚度　即扩散距离。呼吸膜厚度↑→肺换气↓。

呼吸膜组成：肺泡内侧液体层、肺泡上皮细胞层、上皮基膜、肺泡与肺毛细血管间的间隙、毛细血管基膜和毛细血管内皮细胞。

2. 呼吸膜的面积　即扩散面积（A）。A↓→肺换气↓。

3. 通气 / 血流值　每分钟肺泡通气量和每分钟肺血流量之间的比值（V_A/Q）。均值：0.84；正常肺内不均匀分布。

V_A/Q↑：通气过剩，血流相对不足，肺泡无效腔↑。

V_A/Q↓：通气不足，血流相对过剩，相当于功能性动静脉短路。

影响：妨碍气体交换，导致缺 O_2（为主）及 CO_2 潴留。

（三）肺扩散容量

概念：气体在 1mmHg 分压差作用下，每分钟通过呼吸膜扩散的气体的毫升数。

意义：测定呼吸气通过呼吸膜的一种指标。

三、组　织　换　气

过程：气体顺着分压差扩散。① O_2：毛细血管→组织液、细胞；② CO_2：细胞、组织液→毛细血管。

第三节　气体在血液中的运输

一、氧和二氧化碳在血液中存在的形式

O_2 { 物理溶解（1.5%）：形成氧分压。

化学结合（98.5%）：形成氧合血红蛋白。

CO_2 { 物理溶解（5%）：形成 CO_2 分压。

化学结合（95%）：形成 HCO_3^-（88%）和氨基甲酰血红蛋白（7%）。

二、氧　的　运　输

（一）Hb 与 O_2 结合的特征

1. 反应迅速、可逆、非酶促反应、受 PO_2 影响。

2. Fe^{2+} 与 O_2 结合是氧合反应，不是氧化反应。

3. 1 分子 Hb 可以结合 4 分子 O_2。

相关概念：

氧容量：100ml 血液中 Hb 所能结合的最大 O_2 量。

氧含量：100ml 血液中 Hb 实际结合的 O_2 量。

氧饱和度：Hb 氧含量与氧容量的百分比。

4. Hb 与 O_2 结合或解离曲线呈 "S" 形，与 Hb 变构效应有关。原理：去氧 Hb 为紧密型（T型），易解离；氧合 Hb 为疏松型（R 型），易结合。四个亚单位间存在协同效应。

（二）氧解离曲线

概念：表示 PO_2 与 Hb 氧饱和度关系的曲线。

各段特点及意义：

上段：60～100mmHg；平坦，PO_2 的变化对 Hb 氧饱和度影响不大；代表 O_2 与 Hb 的结合。

中段：40～60mmHg；较陡，反映氧合 Hb 释放 O_2。

下段：15～40mmHg；反映氧合 Hb 释放 O_2 及血液中 O_2 的储备。

（三）影响氧解离曲线的因素

P_{50}：使 Hb 氧饱和度达 50% 时的 PO_2；P_{50} 增大，表示 Hb 与 O_2 的亲和力下降，导致曲线右移。

1. pH 和 PCO_2 的影响　PCO_2 和 H^+ 浓度↑→O_2 与 Hb 亲和力下降→曲线右移。

波尔效应：酸度对 Hb 氧亲和力的影响称波尔效应。

机制：pH 升高→促进 Hb 盐键形成→Hb 构型由 R 型转变为 T 型→促进 O_2 的释放→曲线右移。

意义：H^+ 浓度、PCO_2 高时，O_2 释放增加。

2. 温度的影响　温度↑→曲线右移。

机制：温度升高可增加 H^+ 的浓度。

意义：组织代谢增强时，局部温度升高，H^+ 浓度、PCO_2 增高，O_2 释放增加。

3. 2，3-二磷酸甘油酸（2，3-DPG，糖酵解产物）　2，3-DPG↑→曲线右移。

机制：①2，3-DPG 与 Hb 形成盐键，使 Hb 由 R 型变成 T 型；②提高 H^+ 浓度→波尔效应。

意义：组织缺氧，糖酵解增强，2，3-DPG 产生增多，O_2 释放增加。

4. 其他　Hb 自身性质的影响：CO 与 Hb 结合，阻碍 O_2 的解离。

三、二氧化碳的运输

（一）CO_2 的运输形式

1. 碳酸氢盐　CO_2 进入红细胞，在碳酸酐酶作用下

$$CO_2 + H_2O \rightleftharpoons H_2CO_3 \rightleftharpoons HCO_3^- + H^+$$

2. 氨基甲酰血红蛋白

$$HbNH_2O_2 + CO_2 + H^+ \rightleftharpoons HHbNHCOOH + O_2$$

特点：①快、可逆、不需酶促。②当 PCO_2 和 H^+ 浓度增高（在组织）时，反应向右进行；当 PO_2 增高（在肺）时，反应向左进行。

（二）CO_2 解离曲线

特点：①血中 CO_2 结合量随 PCO_2 升高而增加；②呈线性、无饱和现象；③受氧分压的影响。

（三）O_2 与 Hb 的结合对 CO_2 运输的影响

何尔登效应：O_2 与 Hb 结合促进 CO_2 解离，而去氧 Hb 则易与 CO_2 结合。

第四节　呼吸运动的调节

一、呼吸中枢与呼吸节律的形成

1. 脊髓　不产生呼吸节律，只是中继站和整合的初级中枢。

2. 低位脑干　三级呼吸中枢假说：①脑桥：上部有呼吸调整中枢（抑制吸气）。中下部有长吸中枢。②延髓：呼吸节律的基本中枢。

3. 高位脑　大脑皮质控制随意呼吸。

二、呼吸的反射性调节

（一）化学因素对呼吸的调节

1. 化学感受器（chemoreceptor）

（1）外周化学感受器：颈动脉体、主动脉体。

适宜刺激：PO_2↓、PCO_2↑、$[H^+]$↑。

（2）中枢化学感受器：延髓腹外侧部。

适宜刺激：脑脊液中的 $[H^+]$↑、PCO_2↑。

2. CO_2、$[H^+]$ 和 O_2 对呼吸的影响

（1）PCO_2↑：可刺激外周化学感受器和中枢化学感受器，使呼吸加深、加快。超过一定限度，则引起抑制和麻醉效应。

特点：中枢化学感受器起主要作用，但起效慢（在脑脊液中形成碳酸，再水解出 H^+ 起作用）。

外周化学感受器起次要作用，但起效快。体内 CO_2 快速升高或中枢化学感受器失去敏感性时，起重要作用。

（2）$[H^+]$↑：可刺激外周化学感受器和中枢化学感受器，使呼吸加深、加快。H^+难以通过血 - 脑屏障，外周血 H^+主要刺激外周化学感受器。

（3）PO_2↓：仅刺激外周化学感受器。严重缺氧可抑制呼吸中枢。对正常呼吸影响小。长期 CO_2 潴留导致中枢化学感受器对其失去敏感性时，PO_2↓成为驱动呼吸的主要刺激因素。

3. PCO_2、$[H^+]$ 和 PO_2 在影响呼吸中的相互作用　在只改变一种因素的情况下，三者引起的通气量改变较一致。

自然呼吸时：

PCO_2↑：较单独作用强；因同时伴有 $[H^+]$↑，两者效应可发生总和。

$[H^+]$↑：较单独作用弱；因反射性呼出 CO_2，削弱其效应。

（二）肺牵张反射

1. 肺扩张反射（pulmonary inflation reflex）

概念：肺充气或肺扩张时抑制吸气的反射。

过程：肺扩张→气管、细支气管牵张感受器受刺激→迷走神经传入→呼吸中枢→吸气停止，转入呼气。

2. 肺萎缩反射　肺萎缩时引起吸气活动的反射。

测 试 题

一、填空题

1. 人体的呼吸过程由外呼吸、_____和_____组成。

2. 外呼吸包括_____和_____两个方面。

3. 肺通气的直接动力是_____，原动力是_____。

4. 参与平静呼吸的呼吸肌有_____和_____。

5. 平静呼吸时，_____是主动的，_____是被动的。

6. 胸式呼吸以_____舒缩为主，腹式呼吸以_____舒缩为主。

7. 在吸气过程中，肺内压_____大气压；胸膜腔内压_____大气压。

8. 肺泡表面活性物质是由_____分泌的，其主要成分是_____。

9. 肺泡表面活性物质能_____肺泡表面张力，减少时，肺回缩力_____。

10. 当肺泡表面活性物质减少时，肺弹性阻力_____，肺顺应性_____。

11. 安静状态时，每分通气量等于_____和_____的乘积。

12. 肺通气的阻力可分为_____和_____。

13. 功能残气量是_____与_____之和。

14. 决定每分钟肺泡通气量的因素有潮气量_____和_____。

15. 正常人静息时，通气 / 血流值为_____，比值增大，说明换气效率_____。

16. 如果毛细血管中去氧 Hb 含量超过_____，黏膜、甲床或皮肤将呈紫蓝色，称为_____。

17. 氧气在血液中的主要运输形式是_____，二氧化碳在血液中的主要运输形式是_____。

18. 调节呼吸运动的外周化学感受器是指_____和_____。

19. 当动脉血中二氧化碳浓度_____，氧分压_____时，呼吸运动加强。

20. 呼吸运动的基本中枢在_____，调整中枢在

_____。

二、选择题

A 型题

1. 广义的呼吸指
   A. 呼气和吸气之和
   B. 气体进出肺的过程
   C. 肺泡与血液间的气体交换过程
   D. 机体与环境之间的气体交换过程
   E. 血液与组织之间的气体交换过程

2. 肺通气指
   A. 肺与血液之间的气体交换
   B. 外界环境与气道间的气体交换
   C. 肺与外环境之间的气体交换
   D. 外界 O_2 进入肺的过程
   E. 肺泡中 CO_2 排至外环境的过程

3. 实现肺通气的结构是
   A. 呼吸道   B. 肺泡
   C. 胸廓   D. 呼吸道和肺泡
   E. 呼吸道、肺泡和胸廓

4. 肺通气的直接动力是
   A. 呼吸运动
   B. 胸膜腔内压的变化
   C. 胸膜腔内压与肺内压之差
   D. 肋间内肌与外肌的收缩程度
   E. 肺泡与外界环境之间的压力差

5. 参与平静呼吸的肌肉是
   A. 膈肌与腹壁肌
   B. 肋间外肌与肋间内肌
   C. 肋间外肌与膈肌
   D. 肋间内肌与膈肌
   E. 肋间外肌与腹壁肌

6. 有关平静呼吸的叙述错误的是
   A. 吸气时肋间外肌收缩
   B. 吸气时膈肌收缩
   C. 呼气时肋间内肌收缩
   D. 呼气时胸廓自然回位
   E. 吸气是主动的过程

7. 人工呼吸的原理是人为地造成
   A. 肺内压与胸膜腔内压的压力差
   B. 肺内压与大气压的压力差
   C. 腹内压与大气压的压力差
   D. 胸膜腔内压与大气压的压力差
   E. 肺内压与腹内压的压力差

8. 有关胸膜腔内压的叙述正确的是
   A. 胸膜腔内存有少量气体
   B. 有利于胸腔内静脉血回流
   C. 在呼吸过程中胸膜腔内压无变化
   D. 胸膜腔内压大于肺回缩力
   E. 气胸时胸膜腔内压为负压

9. 胸膜腔负压形成的主要原因是
   A. 肺回缩力   B. 肺泡表面张力
   C. 气道阻力   D. 吸气肌收缩
   E. 无效腔的存在

10. 维持胸膜腔负压的必要条件是
    A. 吸气肌收缩   B. 呼气肌收缩
    C. 胸膜腔密闭   D. 肺内压高于大气压
    E. 肺内压低于大气压

11. 平静呼吸过程中，胸膜腔负压最大值（绝对值）出现在
    A. 呼气中   B. 呼气末
    C. 吸气中   D. 吸气末
    E. 吸气初

12. 平静呼气末胸膜腔内压
    A. 高于大气压
    B. 等于大气压
    C. 低于大气压
    D. 比吸气中期负压绝对值大
    E. 比吸气末期负压绝对值大

13. 肺通气所遇到的弹性阻力来自
    A. 胸廓   B. 肺的弹性纤维
    C. 肺组织和胸廓   D. 肺泡表面张力
    E. 气道

14. 下列关于肺泡表面活性物质的叙述错误的是
    A. 由肺泡 II 型细胞合成和分泌
    B. 有助于维持肺泡的稳定性
    C. 减少时可引起肺不张
    D. 增加时可引起肺弹性阻力增大
    E. 可阻止血管内水分进入肺泡

15. 关于肺顺应性的叙述错误的是
 A. 表示在外力作用下肺的可扩展性
 B. 容易扩张的肺顺应性大
 C. 可用单位压力引起的容积变化来衡量
 D. 与弹性阻力呈反变关系
 E. 与非弹性阻力呈正变关系

16. 下列情况能使肺的静态顺应性增加的是
 A. 气道阻力减小
 B. 气道阻力增加
 C. 肺弹性阻力减小
 D. 肺弹性阻力增加
 E. 肺表面活性物质减少

17. 肺弹性阻力减小可见于
 A. 肺充血
 B. 肺组织纤维化
 C. 肺表面活性物质减少
 D. 肺水肿
 E. 肺气肿

18. 用于比较不同大小个体肺组织弹性阻力的指标为
 A. 肺泡通气量　　　B. 肺顺应性
 C. 比顺应性　　　　D. 潮气量
 E. 最大通气量

19. 新生儿肺表面活性物质缺乏常引起
 A. 肺栓塞　　　　　B. 休克肺
 C. 肺炎　　　　　　D. 呼吸窘迫综合征
 E. 肺泡蛋白质沉积症

20. 非弹性阻力主要来源于
 A. 气道阻力　　　　B. 肺泡表面张力
 C. 组织黏滞阻力　　D. 肺回缩力
 E. 惯性阻力

21. 下列情况中能使呼吸道口径增大的是
 A. 交感神经兴奋　　B. 副交感神经兴奋
 C. 组胺释放　　　　D. 内皮素释放
 E. 前列腺素 $F_{2\alpha}$ 释放

22. 能使气道平滑肌舒张的化学因素是
 A. 乙酰胆碱　　　　B. 内皮素
 C. 组胺　　　　　　D. 前列腺素 E_2
 E. 慢反应物质

23. 正常情况下对肺泡气分压起缓冲作用的肺容量是
 A. 补吸气量　　　　B. 补呼气量
 C. 深吸气量　　　　D. 残气量
 E. 功能残气量

24. 下列有关肺总量的叙述错误的是
 A. 其大小因年龄和性别而异
 B. 其大小与体型、运动锻炼情况有关
 C. 是指肺所能容纳的最大气量
 D. 其大小因体位变化而异
 E. 是肺活量与功能残气量之和

25. 某人的最大通气量为70L/min，安静时肺通气量为6L/min，其通气储量百分比为
 A. 100%　　　　　B. 120%
 C. 91%　　　　　　D. 64%
 E. 30%

26. 肺活量等于
 A. 补吸气量+潮气量　B. 补呼气量+潮气量
 C. 深吸气量+残气量　D. 补吸气量+残气量
 E. 深吸气量+补呼气量

27. 能较好评价肺通气功能的指标是
 A. 潮气量　　　　　B. 功能残气量
 C. 肺活量　　　　　D. 补呼气量
 E. 时间肺活量

28. 若呼吸频率从12次/分增加到24次/分，潮气量从500ml减少到250ml，则
 A. 肺泡通气量减少　B. 肺通气量减少
 C. 肺泡通气量不变　D. 肺泡通气量增加
 E. 肺通气量增加

29. 单纯气道狭窄的患者，其
 A. 肺活量和时间肺活量都减少
 B. 肺活量和时间肺活量都增大
 C. 肺活量减少而时间肺活量正常
 D. 肺活量正常而时间肺活量减少
 E. 肺活量和时间肺活量均不变

30. 生理无效腔等于
 A. 解剖无效腔+功能残气量
 B. 解剖无效腔+肺泡无效腔
 C. 肺泡无效腔+残气量

D. 肺泡无效腔＋气管与支气管容量

E. 肺泡无效腔＋鼻咽容量

31. 潮气量为 600ml，呼吸频率为 15 次/分，无效腔气量为 150ml，则肺泡通气量为每分钟

A. 9.0L B. 42.0L

C. 24.0L D. 6.8L

E. 5.0L

32. 下列部位中，PO_2 最高的部位是

A. 动脉血 B. 静脉血

C. 组织细胞 D. 毛细血管

E. 肺泡气

33. PCO_2 从低到高的顺序一般为

A. 呼出气＜组织细胞＜静脉血＜肺泡气

B. 呼出气＜肺泡气＜静脉血＜组织细胞

C. 呼出气＜肺泡气＜组织细胞＜静脉血

D. 静脉血＜呼出气＜肺泡气＜组织细胞

E. 肺泡气＜呼出气＜组织细胞＜静脉血

34. 下列各项中，PO_2 最低的是

A. 呼出气 B. 吸入气

C. 肺泡气 D. 动脉血

E. 组织细胞

35. 决定肺部气体交换方向的主要因素是

A. 气体的溶解度

B. 气体与血红蛋白的亲和力

C. 气体的相对分子质量

D. 气体的分压差

E. 肺泡膜的通透性

36. 气体在 1mmHg 分压差作用下，每分钟通过呼吸膜扩散的气体毫升数称为

A. 肺泡通气量 B. 潮气量

C. 肺扩散容量 D. 最大通气量

E. 通气/血流值

37. 关于影响肺换气因素的叙述错误的是

A. 气体扩散速率与呼吸膜厚度成反比

B. 气体扩散速率与呼吸膜面积成正比

C. 通气/血流值增大有利于肺换气

D. 通气/血流值减小不利于肺换气

E. 气体扩散速率与温度成正比

38. 设某人潮气量为 500ml，无效腔容量为

150ml，呼吸频率为 12 次/分，心排血量为 5L/min，其通气/血流值为

A. 1.2 B. 0.6

C. 0.84 D. 1.8

E. 3.0

39. 有关通气/血流值的描述正确的是

A. 通气/血流值减少，意味着无效腔增大

B. 通气/血流值增大，意味着功能性动静脉短路

C. 安静时正常值约为 1.0

D. 肺尖部的通气/血流值可比肺底部更低

E. 肺底部的通气/血流值可低于全肺正常值

40. 造成肺换气效率下降的可能原因不包括

A. 肺泡融合

B. 肺纤维化

C. 通气/血流值小于 0.84

D. 通气/血流值大于 0.84

E. 呼吸膜非常薄

41. 关于气体在血液中运输的叙述错误的是

A. O_2 和 CO_2 都以物理溶解和化学结合两种形式存在于血液中

B. O_2 的结合形式是氧合血红蛋白

C. O_2 与血红蛋白结合快、可逆、需要酶催化

D. CO_2 主要以碳酸氢盐形式运输

E. CO_2 和血红蛋白的氨基结合不需要酶的催化

42. 下列有关发绀的叙述错误的是

A. 1L 血液中去氧血红蛋白量达 50g 以上时，可出现发绀

B. CO 中毒时不出现发绀

C. 贫血时一定出现发绀

D. 高原性红细胞增多症可出现发绀

E. 肺源性心脏病时可出现发绀

43. 当血氧含量等于血氧容量，则血氧饱和度为

A. 20% B. 40%

C. 50% D. 80%

E. 100%

44. 可使氧解离曲线右移的是

A. 体温升高 B. 血液 pH 升高

C. 血液 PCO_2 降低 D. 2，3-DPG 减少

E. H^+ 浓度下降

45. Hb 氧饱和度主要决定于
    A. PO_2　　　　　　　B. PCO_2
    C. pH　　　　　　　D. 2, 3-DPG 含量
    E. Hb 浓度

46. 肺换气障碍时将不会引起
    A. 动脉血 PO_2 降低　B. 血氧含量降低
    C. 血氧饱和度降低　D. 血氧容量降低
    E. 发绀

47. 可致血氧饱和度增大的是
    A. PO_2 降低　　　　B. 血液 pH 增高
    C. 温度升高　　　　D. PCO_2 升高
    E. 红细胞内 2, 3-DPG 增多

48. 关于氧解离曲线的叙述错误的是
    A. 呈 "S" 形
    B. 上段较平坦表明 PO_2 变化对 Hb 氧饱和度影响不大
    C. 中段较陡表明此时 PO_2 稍降，HbO_2 将明显减少
    D. 下段可反映血液中 O_2 的储备
    E. P_{50} 增大表明 Hb 对 O_2 的亲和力增加

49. 100ml 血液所能携带氧的最大量取决于血液中的
    A. PO_2　　　　　　　B. PCO_2
    C. pH　　　　　　　D. 2, 3-DPG 含量
    E. 血红蛋白浓度

50. 可致动脉血 PO_2 和 PCO_2 降低的是
    A. 初到高原　　　　B. 贫血
    C. 主动过度换气　D. CO 中毒
    E. 换气障碍

51. 关于 P_{50} 的叙述错误的是
    A. P_{50} 表示 Hb 对 O_2 的亲和力
    B. P_{50} 是使 Hb 氧饱和度达 50% 时的 PO_2
    C. P_{50} 增大，曲线右移，表明 Hb 对 O_2 的亲和力降低
    D. P_{50} 增大，曲线左移，表明 Hb 对 O_2 的亲和力增加
    E. P_{50} 减小，曲线左移，表明 Hb 对 O_2 的亲和力增加

52. 波尔效应指

A. pH 降低或 PCO_2 升高，Hb 对 O_2 的亲和力降低
B. pH 降低或 PCO_2 降低，Hb 对 O_2 的亲和力降低
C. pH 增高或 PCO_2 升高，Hb 对 O_2 的亲和力增高
D. pH 降低或 PCO_2 升高，Hb 对 O_2 的亲和力增高
E. pH 降低或 PCO_2 升高，Hb 对 O_2 的亲和力增高

53. 关于 CO_2 解离曲线的叙述正确的是
    A. 表示 Hb 上 CO_2 结合的量与 PCO_2 的关系
    B. 呈 "S" 形
    C. 表示血液中 CO_2 含量与 PCO_2 的关系
    D. 不受 PO_2 变化的影响
    E. 具有饱和点

54. 何尔登效应指
    A. pH 对 Hb 氧亲和力的影响
    B. PCO_2 对 Hb 氧亲和力的影响
    C. O_2 与 Hb 结合促使 CO_2 释放
    D. CO_2 与 Hb 结合生成氨基甲酰血红蛋白
    E. CO_2 与 H_2O 结合生成碳酸的过程

55. 基本的呼吸节律产生于
    A. 脊髓　　　　　　　B. 延髓
    C. 脑桥　　　　　　　D. 中脑
    E. 大脑

56. 呼吸调整中枢位于
    A. 脊髓　　　　　　　B. 延髓
    C. 脑桥　　　　　　　D. 中脑
    E. 间脑

57. 横断后仍能保持正常呼吸节律的平面是
    A. 脊髓与延髓之间
    B. 延髓与脑桥之间
    C. 脑桥中、下部之间
    D. 脑桥上、中部之间
    E. 脑桥与中脑之间

58. 脑桥呼吸调节中枢（PBKF 核群）的主要功能是
    A. 限制吸气，促使吸气向呼气转换
    B. 激活延髓长吸中枢

C. 作为肺牵张反射的中枢

D. 形成基本的呼吸节律

E. 接收由迷走神经传入的信息

59. 在脑桥和延髓之间切断脑干，对呼吸的影响是

　　A. 对呼吸无影响　　B. 呼吸停止

　　C. 出现长吸式呼吸　D. 出现喘息样呼吸

　　E. 出现急快呼吸

60. 在脑桥的上、中部之间切断脑干，对呼吸的影响是

　　A. 对呼吸无影响　　B. 呼吸停止

　　C. 出现深慢呼吸　　D. 出现喘息样呼吸

　　E. 出现急快呼吸

61. 贫血患者 Hb 浓度降低，但一般并不出现呼吸加强，这是因为

　　A. 颈动脉体血流量代偿性增加

　　B. 动脉血氧容量正常

　　C. 动脉血氧含量正常

　　D. 动脉血 PO_2 正常

　　E. 颈动脉体化学感受器发生适应

62. 生理情况下，血液中调节呼吸的最重要因素是

　　A. CO_2　　　　　　B. H^+

　　C. O_2　　　　　　D. OH^-

　　E. $NaHCO_3$

63. 慢性肺源性心脏病患者若吸入纯 O_2 可致呼吸暂停，是因为其呼吸中枢兴奋性的维持主要靠

　　A. 高 CO_2 刺激外周化学感受器

　　B. 高 CO_2 刺激中枢化学感受器

　　C. 缺 O_2 刺激中枢化学感受器

　　D. 缺 O_2 刺激外周化学感受器

　　E. 缺 O_2 直接刺激呼吸中枢

64. 实验中，切断家兔的双侧迷走神经，呼吸运动表现为

　　A. 幅度加大，频率减慢

　　B. 幅度加大，频率加快

　　C. 幅度减小，频率减慢

　　D. 幅度减小，频率加快

　　E. 幅度和频率均无明显变化

65. CO 中毒时，可携带氧的血红蛋白减少，但一般不出现呼吸加强，这是因为

　　A. 颈动脉体血流量正常

　　B. 动脉血氧容量正常

　　C. 动脉血氧含量正常

　　D. 动脉血氧分压正常

　　E. 颈动脉体化学感受器发生适应

66. 下列反射中，与肺顺应性降低时呼吸浅快密切相关的是

　　A. 肺扩张反射　　　B. 肺萎陷反射

　　C. 减压反射　　　　D. 化学感受性反射

　　E. 呼吸肌本体感受性反射

67. 中枢化学感受器

　　A. 存在于脑桥呼吸中枢

　　B. 对脑脊液中氧分压变化敏感

　　C. 对血液中 H^+ 浓度变化敏感

　　D. 可直接感受 CO_2 的变化

　　E. 可直接感受脑脊液中 H^+ 浓度变化

68. $PaCO_2$ 缓慢增高对呼吸的兴奋主要通过

　　A. 直接刺激呼吸中枢

　　B. 刺激中枢化学感受器

　　C. 刺激颈动脉体、主动脉体化学感受器

　　D. 刺激颈动脉窦、主动脉弓压力感受器

　　E. 直接兴奋呼吸肌

69. 动脉血中 H^+ 浓度兴奋呼吸的作用主要是通过

　　A. 直接刺激呼吸中枢

　　B. 刺激中枢化学感受器

　　C. 刺激颈动脉体、主动脉体化学感受器

　　D. 刺激颈动脉窦、主动脉弓压力感受器

　　E. 刺激肺血管化学感受器

70. 人过度通气后可发生呼吸暂停，其主要原因是

　　A. 呼吸肌过度疲劳　B. 血中 PO_2 升高

　　C. 血中 PCO_2 降低　D. 血液 pH 过低

　　E. 血中 PO_2 降低

B 型题

（1～2 题共用选项）

　　A. 肺与外界环境之间的气体交换过程

　　B. 肺泡与肺毛细血管血液之间的气体交换过程

　　C. 组织毛细血管血液与组织细胞之间的气体交换过程

　　D. 机体与外界环境之间的气体交换过程

E. 气道与外界环境之间的气体交换过程

1. 肺换气指

2. 组织换气指

（3～4 题共用选项）

　　A. 呼吸肌的舒缩活动

　　B. 胸膜腔负压的抽吸作用

　　C. 外界环境与肺泡气之间的压力差

　　D. 外界环境与血液之间的气体分压差

　　E. 肺泡气与肺毛细血管血液间的气体分压差

3. 肺换气的动力是

4. 肺通气的原动力是

（5～6 题共用选项）

　　A. 吸气初和呼气初

　　B. 吸气末和呼气初

　　C. 呼气初和呼气末

　　D. 吸气初和吸气末

　　E. 吸气末和呼气末

5. 肺内压等于大气压的时相是

6. 胸膜腔负压值最大的时相是

（7～8 题共用选项）

　　A. 气道口径增大，肺内压先下降后逐渐升高，胸膜腔内压负值增大

　　B. 气道口径增大，肺内压先升高后逐渐下降，胸膜腔内压负值减小

　　C. 气道口径变小，肺内压先下降后逐渐升高，胸膜腔内压负值增大

　　D. 气道口径变小，肺内压先升高后逐渐下降，胸膜腔内压负值减小

　　E. 气道口径增大，肺内压先下降后逐渐升高，胸膜腔内压负值减小

7. 吸气过程中

8. 呼气过程中

（9～10 题共用选项）

　　A. 肺的弹性阻力增加，顺应性降低，表现为吸气困难

　　B. 肺的弹性阻力减小，顺应性增大，表现为吸气困难

　　C. 肺的弹性阻力增加，顺应性降低，表现为呼气困难

　　D. 肺的弹性阻力和顺应性均增大，表现为呼气困难

　　E. 肺的弹性阻力减小，顺应性增大，表现为呼气困难

9. 肺组织纤维化时

10. 肺气肿时

（11～12 题共用选项）

　　A. 补呼气量　　　　　　B. 深吸气量

　　C. 时间肺活量　　　　　D. 肺泡通气量

　　E. 功能残气量

11. 能衡量肺最大通气潜力的指标是

12. 肺的有效通气量是

（13～15 题共用选项）

　　A. 100ml 血液中 O_2 溶解在血浆中的量

　　B. 100ml 血液中 Hb 所能结合的最大 O_2 量

　　C. Hb 氧含量与氧容量的百分比

　　D. 100ml 血液中 O_2 的扩散总量

　　E. 100ml 血液中 Hb 实际结合的 O_2 量

13. Hb 的氧含量

14. Hb 的氧容量

15. Hb 的氧饱和度

（16～18 题共用选项）

　　A. 血液 PO_2 和 PCO_2 正常

　　B. 血液 PO_2 和 PCO_2 均升高

　　C. 血液 PO_2 降低，PCO_2 升高

　　D. 血液 PO_2 升高，PCO_2 降低

　　E. 血液 PO_2 和 PCO_2 均降低

16. 初到高原时

17. 无效腔增大时

18. 贫血时

（19～20 题共用选项）

　　A. 氧解离曲线右移，Hb 对 O_2 的亲和力降低，P_{50} 减小

　　B. 氧解离曲线右移，Hb 对 O_2 的亲和力增加，P_{50} 减小

　　C. 氧解离曲线左移，Hb 对 O_2 的亲和力降低，P_{50} 增大

　　D. 氧解离曲线左移，Hb 对 O_2 的亲和力增加，P_{50} 减小

E. 氧解离曲线右移，Hb 对 O_2 的亲和力降低，P_{50} 增大

19. PCO_2 升高时

20. 温度降低时

（21～22 题共用选项）

A. 呼出气、肺泡气、静脉血、组织细胞

B. 静脉血、呼出气、肺泡气、组织细胞

C. 肺泡气、静脉血、组织细胞、呼出气

D. 组织细胞、静脉血、肺泡气、呼出气

E. 呼出气、组织细胞、静脉血、肺泡气

21. PCO_2 由高至低的顺序通常是

22. PO_2 由高至低的顺序通常是

X 型题

1. 在平静呼吸过程中，肺内压等于大气压的时相有

A. 呼气初 B. 吸气初

C. 呼气过程中 D. 呼气末

E. 吸气末

2. 膈肌收缩时可引起

A. 肺内压升高 B. 胸腔的上下径增大

C. 胸腔容积增大 D. 肺容积增大

E. 腹腔容积增大

3. 一侧开放性气胸的患者可出现

A. 吸气困难 B. 呼气困难

C. 回心血量减少 D. 淋巴回流减少

E. 吸气时纵隔移向健侧

4. 有关肺内压的描述正确的是

A. 指肺泡内的压力

B. 肺内压的变化与呼吸的深浅和气道是否通畅有关

C. 平静呼吸时肺内压总是低于大气压

D. 呼气受阻时肺内压可升高

E. 用力吸气时肺内压变化极小

5. 吸气时

A. 胸膜腔内压变得更负

B. 肺内压不变

C. 气道口径变小

D. 静脉回流量增加

E. 淋巴回流量增加

6. 通气的阻力有

A. 肺弹性阻力 B. 惯性阻力

C. 气道阻力 D. 黏滞阻力

E. 胸廓的弹性阻力

7. 肺泡表面活性物质减少时

A. 肺回缩力增大 B. 肺弹性阻力增加

C. 肺顺应性降低 D. 肺泡表面张力增大

E. 肺泡内易生成组织液

8. 关于气道阻力的叙述正确的是

A. 主要发生于直径 2mm 以下的细支气管

B. 气流速度越快，阻力越大

C. 气流为湍流时，阻力增大

D. 气道口径越小，阻力越小

E. 一般吸气时阻力小于呼气时

9. 能使呼吸道口径增大的是

A. 交感神经兴奋

B. 跨气道壁压变小

C. 胸膜腔负压绝对值增大

D. 乙酰胆碱

E. 呼气时

10. 肺表面活性物质的作用主要有

A. 降低肺顺应性 B. 降低肺泡表面张力

C. 减少吸气阻力 D. 减少肺通气量

E. 防止肺泡毛细血管中液体渗入肺泡

11. 若潮气量从 600ml 降至 300ml，呼吸频率从 12 次 / 分增加到 24 次 / 分，则

A. 肺泡通气量减少 B. 肺通气量减少

C. 肺通气量不变 D. 肺泡通气量不变

E. 无效腔气量减少

12. 使肺换气量增加的因素有

A. 肺泡与肺毛细血管血液间气体分压差增大

B. 呼吸膜有效面积增大

C. 无效腔增大

D. 通气 / 血流值大于 0.84

E. 肺残气量增多

13. 能使气体扩散速率增加的是

A. 通气 / 血流值减少 B. 气体分压差增加

C. 肺水肿 D. 体温升高

E. 肺血流减少

14. Hb 与 O_2 结合的特征有

A. 反应快，可逆，不需要酶的催化

B. Fe^{2+} 与 O_2 的结合是氧合，不是氧化

C. 受 PO_2 的影响

D. 1 分子 Hb 可结合 4 分子 O_2

E. Hb 与 O_2 的结合或解离曲线呈 "S" 形，与 Hb 的变构效应有关

15. 可使氧解离曲线右移的因素是血液的

A. pH 降低　　　　B. PCO_2 升高

C. 温度升高　　　　D. 2，3-DPG 增多

E. H^+ 浓度升高

16. CO 中毒时，主要影响动脉血中的

A. 氧含量　　　　B. 氧饱和度

C. 携氧能力　　　　D. PO_2

E. PCO_2

17. 可引起血液中氧含量增加的因素有

A. 血液 PO_2 增高

B. 血液 PCO_2 增高

C. 血液 pH 增高

D. 红细胞 2，3-DPG 浓度增高

E. 体温降低

18. 贫血患者可致

A. 动脉血 PO_2 降低　　B. 血氧容量降低

C. 血氧含量降低　　D. 血氧饱和度降低

E. 发绀

19. 下列因素中，有助于组织获得更多 O_2 的是

A. 组织 PO_2 降低

B. 组织 pH 升高

C. 组织 PCO_2 升高

D. 红细胞 2，3-DPG 含量降低

E. 组织温度升高

20. 肺扩张反射的生理作用是

A. 抑制吸气

B. 兴奋吸气过程

C. 增快呼吸频率

D. 加快吸气向呼气转化

E. 防止肺不张

三、名词解释

1. 肺通气（pulmonary ventilation）

2. 肺内压（intrapulmonary pressure）

3. 潮气量（tidal volume）

4. 肺活量（vital capacity）

5. 时间肺活量（timed vital capacity）

6. 肺通气量（pulmonary ventilation）

7. 肺泡通气量（alveolar ventilation）

8. 通气 / 血流值（ventilation-perfusion ratio）

9. 血液氧容量（oxygen capacity in blood）

10. 血液氧含量（oxygen content in blood）

11. 血液氧饱和度（oxygen saturation in blood）

12. 氧解离曲线（oxygen dissociation curve）

四、简答题

1. 简述呼吸的全过程及生理意义。

2. 简述胸膜腔负压的形成及意义。

3. 在平静呼吸过程中，肺内压和胸膜腔内压是如何变化的？

4. 简述肺表面活性物质的来源、成分及生理作用。

5. 某人潮气量为 500ml，呼吸频率为 14 次 / 分，心率为 75 次 / 分，无效腔气量为 50ml，计算肺通气量和肺泡通气量。

6. 简述影响肺部气体交换的因素及效应。

7. 肺泡气氧分压降至 60mmHg 时，机体是否会发生明显的低氧血症？为什么？

8. 简述氧解离曲线的影响因素。

9. 过度肺通气后呼吸运动有何变化？为什么？

10. 切断家兔双侧迷走神经后对呼吸有何影响？为什么？

五、论述题

1. 试述氧解离曲线的特点及其生理意义。

2. 分别叙述动脉血中 CO_2 轻度增多、H^+ 浓度轻度增高和 PO_2 轻度降低对呼吸运动的影响及其机制。

3. 在动物实验中，接一根长橡皮管于气管插管中，动物通过橡皮管进行呼吸，其呼吸运动有何变化？为什么？

4. 何谓人工呼吸？其原理如何？

5. 为什么慢性阻塞性肺疾病患者不能吸高浓度氧？

第六章

消化与吸收

学习要求

1. 掌握：消化和吸收的概念；胃液的成分及其作用；胃液分泌的调节；胃黏液 - 碳酸氢盐屏障；胰液、胆汁的成分、作用；吸收的主要部位；糖类、脂肪和蛋白质吸收的形式、机制和过程。

2. 熟悉：消化道平滑肌的生理特性；消化腺的分泌功能；机械性消化和化学性消化的概念；唾液的成分、作用；胃的运动及其控制；小肠液的成分和作用；小肠的运动。小肠对其他物质的吸收机制；消化道的神经支配。

3. 了解：消化器官活动的激素调节——胃肠激素；唾液分泌的调节；咀嚼与吞咽；大肠液的分泌；大肠的运动及排便反射；大肠的吸收功能。

第一节 概　　述

1. 消化（digestion）　食物在消化道内被分解为可吸收的小分子物质的过程。

2. 吸收（absorption）　消化后的小分子物质以及维生素、无机盐和水透过消化道黏膜进入血液或淋巴循环的过程。

3. 消化方式

（1）机械性消化（mechanical digestion）：是指通过消化管肌肉舒缩运动，将食物磨碎，并与消化液充分混合，同时向消化道远端推送的过程。

（2）化学性消化（chemical digestion）：是指通过消化液中消化酶将大分子物质分解为小分子物质的过程。

一、消化道平滑肌的生理特性

（一）一般生理特性

1. 自动节律性。

2. 富有伸展性。

3. 紧张性。

4. 兴奋性低，收缩缓慢。

5. 对不同理化刺激敏感性不同　对化学、温度和机械牵张敏感，对电刺激不敏感。

（二）电生理特性

1. 静息电位　$-60 \sim -50$mV，产生机制主要是 K^+ 外流及生电性钠泵。

2. 慢波电位（基本电节律）　在静息电位基础上自动产生的周期性的低振幅去极化和复极化。去极化达到阈电位水平，可引起动作电位。

3. 动作电位　去极相由慢钙通道开放，Ca^{2+} 内流造成；复极相由 K^+ 外流造成。

二、消化腺的分泌功能

（一）成分

成分包括水、无机物、有机物（消化酶等）。

（二）消化液的主要功能

①水解大分子营养物质，有利于吸收；②为各种消化酶提供适宜的 pH 环境；③稀释食物，使消化道内容物的渗透压与血浆渗透压接近，有利于营养物质的吸收；④保护消化道黏膜，免受各种理化因素的损伤。

第二节 消 化

一、口腔内消化

（一）唾液

1. 唾液的性质和成分　无色、无味、近于中性的低渗液体，正常成人每日分泌量为 1.0～1.5L。成分：水（99%）、无机物（Na^+、K^+、Ca^{2+}、Cl^-、HCO^-_3 等）、有机物（唾液淀粉酶、溶菌酶、黏蛋白、黏多糖、免疫球蛋白等）。

2. 作用　①湿润口腔、溶解食物，利于吞咽和说话，引起味觉。②清洁和保护口腔，唾液可冲洗和清除口腔中的食物残渣，减少细菌繁殖。溶菌酶和免疫球蛋白有杀灭细菌和病毒的作用。③分解淀粉，唾液淀粉酶可将淀粉分解为麦芽糖，故淀粉类食物在口腔内被细嚼时会感到甜味。

3. 唾液分泌的调节　完全由神经反射完成。

（1）神经调节

非条件反射：食物对口腔黏膜的直接刺激引起的唾液分泌。

条件反射：食物的性状与进食有关的环境刺激及对食物的联想等引起的唾液分泌，如"望梅止渴"。

（2）神经中枢：初级中枢在延髓，高级中枢在下丘脑和大脑皮质。

（3）传出神经：副交感神经和交感神经。

（二）咀嚼和吞咽

1. 咀嚼　作用：①带动牙齿将大块的食物切碎、研磨、搅拌，使之与食物混合形成食团，便于吞咽；②使食物与唾液淀粉酶充分接触有利于化学性消化；③加强食物对口腔内各种感受器的刺激，反射性地引起胃、胰、肝、胆囊等活动加强，为食物的进一步消化做好准备。

2. 吞咽　食物从口腔进入胃内的一系列反射动作。

分期：第一期：口腔→咽（可随意控制）。

第二期：咽→食管上端。

第三期：食管→胃。

二、胃内消化

（一）胃液的分泌

外分泌腺　贲门腺：分泌黏液　泌酸腺　壁细胞：分泌盐酸、内因子　主细胞：分泌胃蛋白酶原　颈黏液细胞：分泌黏液　幽门腺黏液细胞：分泌胃蛋白酶原、碱性黏液

$$内分泌腺\begin{cases} G\ 细胞：分泌促胃液素 \\ D\ 细胞：分泌生长抑素 \\ 肠嗜铬样细胞：分泌组胺 \end{cases}$$

1. 胃液的性质、成分和作用

性质：无色酸性，pH 0.9～1.5，成人每日分泌量为 1.5～2.5L。

成分和作用：

（1）盐酸

分泌：壁细胞。

作用：①激活胃蛋白酶原，提供酶作用的 pH 环境；②使蛋白变性，易于消化；③杀菌；④有利于小肠对铁和钙的吸收；⑤促进胰腺、小肠液和胆汁的分泌。

分泌机制：

H^+：壁细胞内碳酸酐酶催化 CO_2 与 H_2O 结合为碳酸，后者水解出 H^+ 和 HCO_3^-，H^+ 经顶端膜质子泵主动分泌至小管腔，K^+ 则进入细胞内。

Cl^-：细胞间隙的 Cl^- 经基膜 HCO_3^--Cl^- 逆向转运体进入细胞，再经分泌小管的氯通道分泌至小管腔。同时 HCO_3^- 进入细胞间隙，再进入血液（餐后碱潮）。

（2）胃蛋白酶原：主细胞、黏液细胞分泌酶原。胃蛋白酶原由胃腔内的 HCl 激活为胃蛋白酶。

作用：水解蛋白质为䏡、胨及少量多肽。

（3）内因子：由壁细胞分泌。可与维生素 B_{12} 结合，促进吸收。

（4）黏液和 HCO_3^-

主要成分：由胃黏膜分泌的黏液及碳酸氢盐附着在胃黏膜表面，构成黏液 - 碳酸氢盐屏障。

性质：碱性、较高的黏滞性和形成凝胶。

作用：减少食物摩擦损伤；中和及阻隔胃酸或胃蛋白酶对黏膜的侵害。

2. 消化期胃液分泌的调节

（1）头期胃液分泌：由进食引起，感受器在头部。

```
┌─────────────────────────────┐
│ 条件反射（食物性状、进食相关环境、 │
│ 对食物的联想）              │
│ 非条件反射（咀嚼、吞咽时食物的  │
│ 刺激）                     │
└─────────────────────────────┘
              ↓
中枢→迷走神经→乙酰胆碱→壁细胞→胃液分泌↑
              ↓              ↑
┌─────────────────────────────┐
│ G 细胞→促胃液素肠嗜铬样细胞→ │
│ 组胺                       │
└─────────────────────────────┘
```

特点：分泌量 30%、酸度高、消化力强。

（2）胃期胃液分泌

1）食物扩张胃底、胃体、幽门感受器

迷走 - 迷走神经反射→壁细胞→胃液分泌↑

促胃液素

2）食物扩张幽门

局部神经丛→G细胞→促胃液素→壁细胞→胃液分泌↑

3）食物消化产物（化学成分）

G细胞→促胃液素→壁细胞→胃液分泌↑

特点：分泌量60%、酸度高、消化力稍弱。

（3）肠期胃液分泌

食物机械扩张、消化产物

十二指肠黏膜→肠泌酸素、促胃液素→胃液分泌↑

特点：分泌量10%，以体液调节为主。

（二）胃的运动

1. **胃的运动形式**

（1）**容受性舒张**

概念：当咀嚼和吞咽时，食物对咽、食管等处感受器的刺激，可通过迷走神经反射性地引起胃底和胃体上端平滑肌的舒张，称为容受性舒张。

意义：容纳和暂存食物。

（2）**紧张性收缩**

概念：胃壁平滑肌经常处于一种缓慢、微弱而持续的收缩状态，称为紧张性收缩。

意义：保持胃的正常形态和位置，维持一定的胃内压，有助于胃液渗入食物内，促进化学性消化。

（3）**蠕动**

概念：食物入胃后5分钟，胃便开始蠕动。蠕动起始于胃体的中部，有节律地向幽门方向推进，其频率为3次/分，一个蠕动波约需1分钟到达幽门，所以通常是一波未平，一波又起。

意义：搅拌、混合及推进食糜。

2. **胃的排空及其控制**

概念：食糜由胃排入十二指肠的过程称为胃的排空。

胃排空的动力：胃收缩运动产生的胃内压与十二指肠内压压差。

食糜排空速度：小颗粒＞大颗粒；液体＞固体；等张溶液＞高张、低张溶液；糖类＞蛋白质＞脂类。

影响胃排空的因素

（1）胃内容物促排空

胃内容物扩张胃：经壁内神经丛反射和迷走 - 迷走神经反射刺激胃排空。

胃内容物成分：主要是蛋白质，刺激促胃液素分泌，促进胃体、胃窦和幽门括约肌收缩，总体作用是延缓排空。

（2）十二指肠因素抑制排空：盐酸、脂肪、蛋白质消化产物、高渗溶液和机械扩张刺激等，通过肠 - 胃反射及胃肠激素［如缩胆囊素、抑胃肽（糖依赖性胰岛素释放肽）、促胃液素、促胰液素等］抑制胃排空。

三、小肠内消化

（一）胰液的性质、成分和作用

性质：无色透明的碱性液体，pH 为 7.8～8.4，正常成人每日分泌胰液量为 1～2L。腺泡细胞分泌胰酶；导管细胞分泌 H_2O、HCO_3^-。

HCO_3^-：中和胃酸，为小肠内各种消化酶提供适宜 pH。

消化酶：含分解三大营养物质的各种酶。

（1）蛋白水解酶：胰蛋白酶、糜蛋白酶、弹性蛋白酶、羧基肽酶等，以酶原形式释放；胰蛋白酶原被肠激酶及胰蛋白酶自身激活；胰蛋白酶还可激活其他蛋白酶。

作用：胰蛋白酶和糜蛋白酶分解蛋白质为多肽和氨基酸；弹性蛋白酶和羧基肽酶可进一步水解多肽。

（2）胰脂肪酶：胰脂酶、胆固醇酯水解酶、磷脂酶 A_2。

作用：胰脂酶分解中性脂肪为甘油、甘油一酯和脂肪酸；胆固醇酯水解酶、磷脂酶 A_2 分别水解胆固醇和磷脂。

（3）胰淀粉酶：分解淀粉、糖原等糖类为二糖及少量三糖。

（二）胆汁的性质、成分和作用

性质：肝胆汁 pH 为 7.8～8.6；胆囊胆汁 pH 为 7.0～7.4。

成分：①无机物：水、钠、钾、碳酸氢盐。②有机物：胆盐、胆色素、胆固醇、脂肪酸、卵磷脂和黏蛋白。特点：无消化酶。

作用：①胆盐、胆固醇和卵磷脂等都可作为乳化剂，使脂肪乳化成微滴，增加了胰脂肪酶的作用面积，促进脂肪的消化；②胆盐可与脂肪的分解产物，如脂肪酸、甘油一酯等形成水溶性复合物（混合微胶粒），促进脂肪的吸收；③胆盐与脂溶性维生素（A、D、E、K）结合，促进脂溶性维生素的吸收。

（三）小肠液的性质、成分和作用

1. 性质　pH 7.6，每日分泌 1～3L。

2. 成分　水、电解质、黏蛋白、肠激酶。

3. 作用　肠激酶激活胰蛋白酶原，有利于消化。

（四）小肠的运动

1. 小肠的运动形式

（1）紧张性收缩：是指小肠平滑肌经常处于一种持续微弱的收缩状态，空腹和进食时均存在，且进食后显著增强。

意义：保持小肠的形状和位置，维持肠腔压力。

（2）分节运动：是一种以肠壁环形肌为主的节律性收缩和舒张运动，是小肠特有的运动形式。食糜所在的一段肠管，环形肌在许多部位同时收缩，把食糜分割成许多节段，随后，原来收缩处舒张，而原先舒张处收缩，将原先的食糜分成两半，而相邻的两半则合成为一个新的节段，如此反复交替进行，使食糜不断分开又不断混合。

意义：充分混合食糜；使食糜与肠壁紧密接触，促进吸收。

（3）蠕动：以环形肌、纵行肌同时收缩或舒张，把食糜向大肠方向推进的运动。

意义：推进食糜。

蠕动冲：肠黏膜受到强烈刺激时引发的快速蠕动。

意义：迅速消除刺激。

2. 回盲括约肌的功能

（1）防止回肠内容物过快进入大肠，有利于充分消化和吸收。

（2）防止大肠内容物反流至回肠。

四、大肠的功能

（一）大肠液

成分：黏液和碳酸氢盐，pH 为 8.3～8.4。作用：保护黏膜，润滑粪便。

（二）大肠内细菌的作用

1. 食物残渣进行分解。
2. 合成维生素 B 复合物和维生素 K。

（三）大肠的运动形式和排便

1. 大肠的运动形式

（1）袋状往返运动：由环形肌无规律地收缩引起，它使结肠袋中内容物向两个方向做短距离的位移，但并不向前推进。这种运动有助于水的吸收。

（2）分节或多袋推进运动：指环形肌有规则地收缩，将一个结肠袋的内容物推移到下一邻近肠段的运动，收缩结束后，肠内容物不返回原处。如果一段结肠上同时发生多个结肠袋状收缩，并将其内容物向下推移，称为多袋推进运动。

（3）蠕动：大肠的蠕动是由一些稳定向前的收缩波所组成的。蠕动速度较慢，有利于大肠吸收水分和储存粪便。此外，在大肠还有一种进行快速、推进距离很远的蠕动，称集团蠕动。

2. 排便　食物残渣在大肠内一般停留 10 小时以上。绝大部分水、无机盐和维生素被大肠黏膜吸收，其余部分形成粪便。排便是一种反射活动。受意识控制的脊髓反射，引起肛门内、外括约肌舒张，结肠和直肠收缩。

第三节 吸 收

一、吸收的部位、途径及机制

（一）吸收的部位（表6-1）

小肠利于吸收的特点：①吸收面积大。人的小肠长4～5m，它的黏膜具有环形皱褶，皱褶上有大量的绒毛，肠绒毛上又有微绒毛，最终使小肠的吸收面积达到200～250m²。②食物在小肠内停留的时间较长，一般为3～8小时。③食物在小肠内已被消化成可吸收的小分子物质。④小肠绒毛的特殊结构和运动，绒毛内有丰富的毛细血管、淋巴管、平滑肌和神经纤维网等结构，有利于吸收。

表6-1 胃肠道各部位的吸收功能

部位	可吸收物质
口腔	无
胃	乙醇和水
十二指肠、空肠	三大营养物质、水和无机盐
回肠	胆盐、维生素 B_{12}
大肠	水、盐

（二）吸收途径与机制

1. 吸收途径 ①跨细胞途径；②旁细胞途径。
2. 吸收机制 主动转运、被动转运、出胞、入胞。

二、主要营养物质的吸收

（一）糖的吸收

吸收形式：葡萄糖、半乳糖、果糖等单糖及少量二糖。

葡萄糖的吸收：主动转运，与 Na^+ 吸收偶联（顶端膜 Na^+- 单糖同向转运体）。

（二）蛋白质的吸收

主动转运，与 Na^+ 吸收偶联（顶端膜 Na^+- 肽同向转运体）。

吸收形式：氨基酸、二肽、三肽。

（三）脂类的吸收

形式：脂类消化产物通过胆盐进入细胞→再度酯化→形成甘油三酯、胆固醇酯、卵磷脂→形成乳糜微粒→进入乳糜管。

机制：在胆盐帮助下通过小肠黏膜表面的非流动水层。

（四）水的吸收

水以渗透方式吸收。

（五）无机盐的吸收

1. 钠的吸收 主动转运。涉及小肠绒毛上皮细胞基底侧膜的 Na^+-K^+泵，以及顶端膜的转运载体。

四种方式：① Na^+- 有机溶质(氨基酸、单糖)同向转运；② Na^+-Cl^-同向转运；③ Na^+-K^+、Na^+-H^+逆向交换；④水向通道：被动转运。

2．铁的吸收　以亚铁的形式吸收，维生素 C 和胃酸可以促进铁的吸收。

3．钙的吸收　以水溶性的离子状态主动吸收，维生素 D 及酸性环境促进吸收；脂肪及碱性环境等抑制吸收。

（六）维生素的吸收

水溶性维生素：与 Na^+ 同向转运吸收。

维生素 B_{12} 需内因子参与。

脂溶性维生素：与脂类消化产物的吸收相同。

第四节　消化器官活动的调节

一、消化道的神经支配

（一）交感神经和副交感神经

1．交感神经

（1）支配：肠神经系统胆碱能神经元、胃肠道平滑肌、血管平滑肌和胃肠道腺体。

（2）递质：去甲肾上腺素。

（3）作用：抑制胃肠道运动和腺体分泌；引起括约肌收缩。

2．副交感神经

（1）支配：肠神经系统神经元、胃肠道平滑肌、血管平滑肌和胃肠道腺体。

（2）递质：主要是乙酰胆碱。

（3）作用：促进胃肠道运动和腺体分泌。

（二）壁内神经丛

1．组成和作用

（1）肌间神经丛：调控消化道运动。

（2）黏膜下神经丛：调控消化道腺体及内分泌细胞分泌、物质吸收和局部血流。

2．特点　可独立调节，但受外来神经调控。

二、消化道的内分泌功能

1．概念　由消化道内分泌细胞合成和释放的激素，统称为胃肠激素。

2．作用　调节消化腺的分泌和消化道的运动。

3．主要胃肠激素　促胃液素、缩胆囊素、促胰液素、抑胃肽。

4．脑 - 肠肽　在胃肠道和中枢神经系统内双重分布的肽。

 测 试 题

一、选择题

A 型题

1. 有关消化道平滑肌生理特性的叙述错误的是

　　A．经常保持一定的紧张性

B．富有伸展性

C．兴奋性低，收缩缓慢

D．对化学及牵拉刺激较敏感

E．具有快而规则的自动节律性

2. 胃肠平滑肌基本电节律的产生主要由于

　　A. Ca^{2+} 的跨膜扩散　　B. K^+ 的跨膜扩散

　　C. Cl^- 的跨膜扩散　　D. Na^+ 的跨膜扩散

　　E. 生电性钠泵的周期性变化

3. 关于消化道平滑肌的基本电节律的叙述错误的是

　　A. 在胃肠不收缩的情况下，也可记录到基本电节律

　　B. 其频率随消化道部位而异

　　C. 起源于纵行肌与环形肌之间

　　D. 其产生是肌源性的

　　E. 与动作电位的产生无关

4. 消化道平滑肌细胞的动作电位产生的离子基础主要是

　　A. K^+ 内流　　　　　　B. Na^+ 内流

　　C. Ca^{2+} 内流　　　　　D. Ca^{2+} 与 K^+ 内流

　　E. Na^+ 与 K^+ 内流

5. 有关消化道平滑肌电生理特性的叙述错误的是

　　A. 动作电位的形成与 Na^+ 内流有关

　　B. 静息电位水平不稳定

　　C. 基本电节律的发生属于肌源性的

　　D. 静息电位幅度较骨骼肌低

　　E. 静息电位值决定于 K^+ 外流

6. 胃肠道平滑肌的紧张性和自动节律性主要依赖于

　　A. 食物消化产物的刺激作用

　　B. 平滑肌本身的特性

　　C. 壁内神经丛的作用

　　D. 交感神经的支配

　　E. 副交感神经的支配

7. 关于唾液生理作用的叙述错误的是

　　A. 可湿润与溶解食物，使食物便于吞咽，并引起味觉

　　B. 可清除口腔中的食物残渣

　　C. 可冲淡、中和、清除进入口腔的有害物质

　　D. 可使蛋白质初步分解

　　E. 可使淀粉分解为麦芽糖

8. 泌酸腺壁细胞可分泌

　　A. 内因子　　　　　　B. 缩胆囊素

　　C. 胃蛋白酶　　　　　D. 促胃液素

　　E. 抑胃肽

9. 胃蛋白酶原转变为胃蛋白酶的激活物是

　　A. HCl　　　　　　　B. Cl^-

　　C. Na^+　　　　　　　D. K^+

　　E. 内因子

10. 纯净的胃液是一种

　　A. 无色酸性液体，其 pH 为 6.7～7.0

　　B. 淡绿色酸性液体，其 pH 为 0.9～1.5

　　C. 无色碱性液体，其 pH 为 7.4～8.0

　　D. 淡绿色碱性液体，其 pH 为 7.4～8.0

　　E. 无色酸性液体，其 pH 为 0.9～1.5

11. 有关胃蛋白酶的叙述错误的是

　　A. 最适 pH 约为 2

　　B. 能水解蛋白质为氨基酸

　　C. 由主细胞分泌时呈酶原状态

　　D. 可由黏液细胞分泌

　　E. 是由胃蛋白酶原被盐酸激活后形成的

12. 黏液 - 碳酸氢盐屏障

　　A. 主要由 G 细胞合成

　　B. 使胃酸分泌减少

　　C. 可激活胃蛋白酶原

　　D. 阻止胃黏膜细胞与胃蛋白酶及胃酸直接接触

　　E. 阻碍消化和吸收

13. 关于胃酸生理作用的叙述错误的是

　　A. 能激活胃蛋白酶原，供给胃蛋白酶所需的酸性环境

　　B. 可使食物中的蛋白质变性易于分解

　　C. 可杀死随食物进入胃内的细菌

　　D. 可促进维生素 B_{12} 的吸收

　　E. 盐酸进入小肠后，可促进胆汁、胰液、小肠液的分泌

14. 头期胃液分泌

　　A. 是纯神经反射性的　　B. 是体液性的

　　C. 分泌量最少　　　　　D. 酸度不高

　　E. 胃蛋白酶含量很高

15. 胃期胃液分泌

　　A. 量较头期为少

　　B. 消化力最强

　　C. 由神经和体液因素共同调节

D. 仅体液因素参与

E. 无迷走神经参与

16. 关于胃液分泌的描述错误的是

　　A. 黏液有保护胃黏膜的作用

　　B. 胃蛋白酶原可消化蛋白质

　　C. 胃内盐酸分泌缺乏会影响蛋白质消化

　　D. 黏液 - 碳酸氢盐屏障能阻止胃酸和胃蛋白酶对黏膜的侵蚀

　　E. 壁细胞大量减少会出现贫血

17. 下列不属于胃液作用的是

　　A. 杀菌

　　B. 激活胃蛋白酶原

　　C. 水解蛋白质

　　D. 对淀粉进行初步消化

　　E. 促进维生素 B_{12} 的吸收

18. 关于胃液分泌的叙述错误的是

　　A. 壁细胞分泌盐酸

　　B. 幽门腺分泌黏液

　　C. 主细胞分泌促胃液素

　　D. 壁细胞分泌内因子

　　E. 黏液细胞分泌糖蛋白

19. 关于头期胃液分泌的叙述正确的是

　　A. 只有食物直接刺激口腔才能引起

　　B. 是纯神经调节

　　C. 不包括条件反射

　　D. 传出神经是迷走神经

　　E. 酸度低、消化力弱

20. 关于胃液分泌的描述错误的是

　　A. 主细胞分泌胃蛋白酶原

　　B. 主细胞分泌内因子

　　C. 壁细胞分泌盐酸

　　D. 幽门腺和贲门腺分泌黏液

　　E. 黏液细胞分泌黏液

21. 胃推进食物的运动方式是

　　A. 蠕动　　　　　　B. 紧张性收缩

　　C. 容受性舒张　　　D. 强直收缩

　　E. 分节运动

22. 胃的容受性舒张是通过下列哪种途径实现的

　　A. 交感神经　　　　B. 迷走神经

C. G 细胞分泌促胃液素

D. 壁内神经释放的生长抑素

E. 肠 - 胃反射

23. 关于胃的蠕动，下列叙述正确的是

　　A. 空腹时发生

　　B. 起始于胃底部

　　C. 蠕动波向胃底和幽门两个方向传播

　　D. 发生频率约为 12 次 / 分

　　E. 一个蠕动还未消失，另一个蠕动已产生

24. 胃特有的运动形式是

　　A. 蠕动　　　　　　B. 紧张性收缩

　　C. 容受性舒张　　　D. 分节运动

　　E. 袋状往返运动

25. 胃的运动形式是

　　A. 分节运动＋蠕动

　　B. 袋状往返运动＋紧张性收缩

　　C. 分节或多袋推进运动＋蠕动＋紧张性收缩

　　D. 集团蠕动＋分节运动＋蠕动

　　E. 蠕动＋紧张性收缩＋容受性舒张

26. 胃头区的主要运动形式是

　　A. 蠕动　　　　　　B. 分节运动

　　C. 容受性舒张　　　D. 强直收缩

　　E. 集团运动

27. 关于影响胃排空因素的叙述正确的是

　　A. 胃内容物含量和排空速度无关

　　B. 胃内大颗粒食物较小颗粒排空快

　　C. 情绪对胃的排空无影响

　　D. 低张盐溶液较等张及高张盐溶液排空快

　　E. 胃内食物对胃壁的机械刺激促进排空

28. 抑制胃排空的因素为

　　A. 胃内的消化产物

　　B. 十二指肠内容物的机械刺激

　　C. 十二指肠酸性食糜被中和

　　D. 胃内容物的机械刺激

　　E. 胃酸

29. 关于胃排空的叙述不正确的是

　　A. 胃的蠕动是胃排空的动力

　　B. 混合性食物在进餐后 4～6 小时完全排空

　　C. 液体食物排空速度快于固体食物

D. 糖类食物排空最快，蛋白质最慢

E. 迷走神经兴奋促进胃排空

30. 下列哪一种因素可抑制胃排空

    A. 食物对胃的扩张刺激

    B. 迷走神经兴奋释放乙酰胆碱

    C. 胃内的氨基酸和肽浓度升高

    D. G 细胞释放促胃液素

    E. 十二指肠内容物引起的肠 - 胃反射增强

31. 胃排空速度最慢的物质是

    A. 糖类

    B. 蛋白质

    C. 脂肪

    D. 糖类与蛋白质的混合物

    E. 糖类、蛋白质和脂肪的混合物

32. 食物在胃中排空的速度由快至慢的顺序是

    A. 糖类、脂肪、蛋白质

    B. 脂肪、糖类、蛋白质

    C. 蛋白质、脂肪、糖类

    D. 糖类、蛋白质、脂肪

    E. 蛋白质、糖类、脂肪

33. 肠胃反射可

    A. 促进胃的排空，促进胃酸分泌

    B. 抑制胃的排空，抑制胃酸分泌

    C. 促进胃的排空，抑制胃酸分泌

    D. 抑制胃的排空，促进胃酸分泌

    E. 对胃排空无影响

34. 活化胰蛋白酶原最重要的物质是

    A. 糜蛋白酶   B. 弹性蛋白酶

    C. 肠激酶   D. 盐酸

    E. HCO_3^-

35. 对蛋白质、脂肪、糖均有消化作用的消化液是

    A. 唾液   B. 胃液

    C. 胰液   D. 小肠液

    E. 胆汁

36. 胰液中不含

    A. HCO_3^- B. 胰蛋白酶原

    C. 糜蛋白酶原   D. 淀粉酶和脂肪酶

    E. 肠激酶

37. 促胰液素能促进胰腺分泌

    A. 大量的水分，而碳酸氢盐和酶的含量很少

    B. 少量的水分和碳酸氢盐，而酶的含量很少

    C. 大量的水分和碳酸氢盐，而酶的含量很少

    D. 少量的水分和碳酸氢盐，而酶的含量很丰富

    E. 大量的碳酸氢盐、水分和酶

38. 下列关于胆汁的描述正确的是

    A. 非消化期无胆汁分泌

    B. 消化期时只有胆囊胆汁排入小肠

    C. 胆汁中含有脂肪消化酶

    D. 胆汁中与消化有关的成分是胆盐

    E. 胆盐可促进蛋白的消化和吸收

39. 胆汁的生理作用不包括

    A. 中和一部分胃酸

    B. 乳化脂肪

    C. 促进蛋白质的吸收

    D. 促进脂肪酸的吸收

    E. 促进维生素 A、维生素 D、维生素 E、维生素 K 的吸收

40. 下列食物引起胆汁排放最多的是

    A. 淀粉   B. 肉类

    C. 蔬菜   D. 水果

    E. 糖

41. 关于胆汁生理作用的叙述错误的是

    A. 胆盐、卵磷脂都可乳化脂肪

    B. 胆汁可与脂肪酸结合，促进脂肪酸的吸收

    C. 胆汁可促进脂溶性维生素的吸收

    D. 胆汁的消化酶可促进脂肪的消化

    E. 胆汁在十二指肠中可中和一部分胃酸

42. 胆盐可协助下列哪一种酶消化食物

    A. 胰蛋白酶   B. 糜蛋白酶

    C. 胰脂肪酶   D. 胰淀粉酶

    E. 肠激酶

43. 胆盐对脂肪消化和吸收的作用与下列因素有关的是

    A. 直接使脂肪溶解在消化液中

    B. 含有消化脂肪的酶

    C. 通过形成混合微胶粒起作用

    D. 直接将脂肪酸转运至淋巴管中

    E. 不参与脂溶性维生素的吸收

44. 胆汁中与消化有关的最重要的物质是
    A. 消化酶　　　　B. 胆盐
    C. 卵磷脂　　　　D. 胆色素
    E. 脂肪酸

45. 关于分节运动的叙述错误的是
    A. 是一种以环形肌为主的节律性舒缩活动
    B. 是小肠所特有的运动形式
    C. 明显推进食糜
    D. 有助于消化和吸收
    E. 食糜对肠黏膜的刺激使分节运动增多

46. 下列关于大肠功能的叙述错误的是
    A. 储存食物残渣，形成粪便
    B. 大肠液有保护黏膜、润滑粪便的作用
    C. 大肠内的细菌可合成 B 族维生素和维生素 K
    D. 大肠液中的消化酶对消化起重要作用
    E. 大肠的主要功能是吸收水分

47. 胃吸收的物质为
    A. 氨基酸　　　　B. 脂肪酸
    C. 水和乙醇　　　D. 葡萄糖
    E. 胆盐

48. 关于小肠利于吸收条件的叙述错误的是
    A. 吸收面积大
    B. 食物停留时间长
    C. 在小肠内，食物已消化为可吸收物质
    D. 绒毛的特殊结构
    E. 食糜推进速度快

49. 营养物质的吸收主要发生于
    A. 食管　　　　　B. 胃
    C. 小肠　　　　　D. 结肠
    E. 小肠和结肠

50. 糖类主要吸收形式是
    A. 淀粉　　　　　B. 多糖
    C. 寡糖　　　　　D. 麦芽糖
    E. 单糖

51. 蛋白质的主要吸收形式是
    A. 蛋白质　　　　B. 多肽
    C. 寡肽　　　　　D. 胨

    E. 氨基酸

52. 肠黏膜吸收葡萄糖时，同时转运的离子是
    A. Na^+　　　　　B. Cl^-
    C. K^+　　　　　D. Ca^{2+}
    E. Mg^{2+}

53. 与维生素 B_{12} 吸收有关的物质是
    A. Na^+　　　　　B. 内因子
    C. Cl^-　　　　　D. 胃蛋白酶
    E. HCl

B 型题

（1～3 题共用选项）
    A. 壁细胞　　　　B. 主细胞
    C. 黏液细胞　　　D. 胃幽门黏膜 G 细胞
    E. 胃黏膜表面上皮细胞

1. 分泌盐酸和内因子的是

2. 分泌胃蛋白酶原的是

3. 分泌 HCO_3^- 的是

（4～5 题共用选项）
    A. 胃液的酸度较高，而酶含量较低
    B. 胃液的酸度低，酶含量也低
    C. 胃液的酸度和酶含量均高
    D. 胃液的酸度高，酶含量比头期少
    E. 胃液的酸度低，酶含量较高

4. 头期胃液的特点为

5. 胃期胃液的特点为

（6～7 题共用选项）
    A. 蠕动　　　　　B. 蠕动冲
    C. 集团蠕动　　　D. 分节运动
    E. 容受性舒张

6. 消化道共有的运动形式是

7. 小肠中以环形肌为主的节律性舒缩活动是

（8～11 题共用选项）
    A. 胃蛋白酶　　　B. 淀粉酶
    C. 胰脂肪酶　　　D. 辅酯酶
    E. 胰蛋白酶

8. 分解淀粉为麦芽糖的是

9. 分解蛋白质为脒和胨的是

10. 激活糜蛋白酶原的是

11. 分解脂肪为甘油一酯和脂肪酸的是

（12～13 题共用选项）

   A. 口腔   B. 胃

   C. 十二指肠   D. 空肠

   E. 回肠

12. 胆盐的吸收部位为

13. 维生素 B_{12} 的吸收部位为

X 型题

1. 消化道平滑肌的敏感刺激是

   A. 机械牵张   B. 电刺激

   C. 温度改变   D. 酸性物质

   E. 碱性物质

2. 消化道平滑肌的一般生理特性为

   A. 兴奋性较低，收缩缓慢

   B. 对化学、温度和机械牵张刺激敏感

   C. 经常保持一定的紧张性收缩

   D. 富有伸展性

   E. 受中枢神经系统的控制，可随意运动

3. 唾液中除了含有大量的水分和唾液淀粉酶以外，还含有

   A. 溶菌酶   B. 无机盐

   C. 黏蛋白   D. 免疫球蛋白

   E. 蛋白酶

4. 盐酸具有多种功能，其中包括

   A. 促进胃蛋白酶原的激活

   B. 有利于唾液淀粉酶继续发挥作用

   C. 为胃蛋白酶提供适宜的酸性环境

   D. 有利于脂肪分解

   E. 有利于小肠对铁的吸收

5. 下列各项中，不是盐酸作用的有

   A. 激活胃蛋白酶原 B. 激活胰蛋白酶原

   C. 杀菌   D. 促进脂肪的吸收

   E. 促进维生素 B_{12} 的吸收

6. 关于胃"黏液-碳酸氢盐屏障"的叙述正确的是

   A. 由黏液及胃黏膜分泌的 HCO_3^- 组成

   B. 它使胃黏膜表面接近中性状态

   C. 可防止胃酸及胃蛋白酶对黏膜的侵蚀

   D. 促进胃蛋白酶原的激活和胃蛋白酶的作用

   E. 促进胃排空

7. 胃运动的功能为

   A. 使食物与胃液充分混合

   B. 促进唾液淀粉酶对淀粉的消化

   C. 将食物研磨成食糜

   D. 连续将食糜排入小肠

   E. 有利于胃液的分泌

8. 胃运动的基本形式为

   A. 容受性舒张   B. 蠕动

   C. 袋状往返运动 D. 紧张性收缩

   E. 分节运动

9. 在消化道内，与蛋白质消化有关的酶是

   A. 胰蛋白酶   B. 淀粉酶

   C. 糜蛋白酶   D. 羧基肽酶

   E. 胰脂肪酶

10. 向十二指肠注入大量盐酸可引起

   A. 肠液分泌   B. 胃液分泌

   C. 胰液大量分泌 D. 胆汁大量分泌

   E. 胃运动增强

11. 关于促胰液素的叙述正确的是

   A. 是由小肠 S 细胞产生的

   B. 糖类刺激，分泌量增加

   C. 在 HCl 的刺激下，分泌量明显增加

   D. 引起富含碳酸氢盐的胰液分泌

   E. 主要使胰液中酶含量增加

12. 引起胰液分泌的体液因素有

   A. 缩胆囊素   B. 促胃液素

   C. 促胰液素   D. 抑胃肽

   E. 肾上腺素

13. 胆汁中含有

   A. 胆色素   B. 水、碳酸氢盐等

   C. 胆盐   D. 淀粉酶

   E. 脂肪酶

14. 小肠分节运动的作用是

   A. 使食糜与消化液充分混合，有利于消化

   B. 有利于胰液的分泌

   C. 使食糜与肠壁黏膜紧密接触，有利于吸收

   D. 挤压肠壁，有利于血液和淋巴的回流

E. 使食糜较快地向下推进

15. 小肠内吸收营养物质的有利条件是

A. 吸收面积大

B. 消化产物分子大

C. 食糜在小肠内停留时间长

D. 小肠腔内胃肠激素种类多

E. 丰富的毛细血管和淋巴管结构

二、名词解释

1. 消化（digestion）

2. 吸收（absorption）

3. 化学性消化（chemical digestion）

4. 机械性消化（mechanical digestion）

5. 慢波（slow wave）

6. 脑 - 肠肽（brain-gut peptides）

7. 黏液 - 碳酸氢盐屏障（mucus bicarbonate barrier）

8. 容受性舒张（receptive relaxation）

9. 胃排空（gastric emptying）

三、简答题

1. 消化道平滑肌有哪些生理特性？

2. 为什么胃酸分泌缺乏的患者往往伴有贫血？

3. 简述胃酸的生理作用。

4. 头期、胃期和肠期分泌的胃液各有何特点？

5. 简述胆汁的主要作用。

6. 简述糖、蛋白质和脂肪的吸收途径和形式。

7. 简述胃肠激素的生理作用。

8. 为什么说小肠是吸收的主要部位？

四、论述题

1. 胃液的主要成分及作用。

2. 胰液的主要成分及作用。

第七章　能量代谢与体温

1. 掌握：基础代谢；体温；体温调节。
2. 熟悉：影响能量代谢的主要因素；机体的产热与散热。
3. 了解：食物的能量转化；能量代谢的测定。

第一节　能　量　代　谢

能量代谢（energy metabolism）的概念：是体内伴随物质代谢过程而发生的能量储存、释放、转移和利用的过程。

一、食物的能量转化

（一）ATP 的合成与分解是能量转化和利用的关键

机体能量的来源：食物，其中以糖为主。

机体内储存能量和直接供给能量的物质：ATP。

（二）营养物质的能量转化

营养物质的能量转化见表 7-1。

表 7-1　三种营养物质在体内的主要作用

物质	提供能量	作用特点
糖类	60%～70%	是机体能量的主要来源
脂肪	30%～40%	是体内能源储存的主要形式
蛋白质	少	主要用于合成细胞成分等

二、能 量 代 谢 的 测 定

（一）与能量代谢测定有关的几个基本概念

食物卡价：1g 食物被氧化时所释放出来的热量。

氧热价：某种营养物质被氧化时，每消耗 1L 氧所产生的热量。

呼吸商：各种营养物质在体内氧化时，在同一时间内 CO_2 的产量和氧耗量的比值。

（二）能量代谢的测定原理和方法

1. 能量代谢测定的原理　根据能量守恒定律，测定单位时间内机体在不做外功时所散发的热量，就能反映该时间内机体能量代谢的水平。

2. 测定能量代谢的方法
$$\begin{cases} 直接法 \\ 间接法 \end{cases}$$

以间接测热法为常用。

间接测热法步骤：① 测出机体在一定时间内的氧耗量、CO_2 产生量和尿氮排出量；② 根据尿氮含量算出蛋白质的氧化量和蛋白质食物的产热量并求出非蛋白呼吸商；③ 查表计算出上项非蛋白呼吸商所对应的氧热价和非蛋白食物的产热量；④ 将蛋白质食物的产热量和非蛋白食物的产热量相加，算出总产热量。

三、影响能量代谢的主要因素

影响能量代谢的主要因素及机制见表 7-2。

表 7-2　影响能量代谢的主要因素及机制

影响因素	能量代谢率变化	机制
肌肉活动	↑	肌肉活动↑、产热↑
精神活动	↑	肌紧张，刺激代谢的激素分泌↑
食物特殊动力效应	↑	机制不清
环境温度		
<20℃	产热↑	肌肉紧张，寒战产热
20～30℃	稳定	产热与散热容易达到平衡
>30℃	产热↑	生化反应↑、呼吸循环功能↑、发汗

四、基础代谢

基础代谢：基础状态下的能量代谢。基础状态是指满足以下条件的状态：清晨、清醒、静卧、未做肌肉活动；前夜睡眠良好，测定时无精神紧张；测定前至少禁食 12 小时；室温保持在 20～25℃；体温正常。

基础代谢率（basal metabolic rate，BMR）：基础状态下单位时间内的能量代谢。

基础代谢率正常值：年龄、性别的差异。

临床意义：在各种疾病中，甲状腺功能的改变总是伴有 BMR 的异常，甲状腺功能低下时，BMR 可比正常值低 20%～40%；甲状腺功能亢进时，BMR 可比正常值高 25%～80%。BMR 测定是诊断甲状腺疾病的重要辅助方法。

第二节　体温及其调节

一、体　　温

体温（body temperature）：指机体深部的平均温度。

（一）体温

体温测量部位及正常值见表 7-3。

（二）体温的正常变动

1. 昼夜变化　人的体温在一昼夜中呈现周期性波动，称为体温的昼夜节律。

体温一般是清晨 2～6 时最低，下午 1～6 时最高，波动幅度一般不超过 1℃。

体温的昼夜节律是生物节律的表现之一。其与人昼动夜息的生活规律，以及代谢、血液循环、呼吸等功能的相应周期性变化有关。长期夜间工作的人，上述周期性变化可发生颠倒。

2. 性别影响　成年女性体温平均比男性高 0.3℃。女性体温随月经周期而产生周期性变动。排卵日最低（约 1℃）。

3. 年龄影响　新生儿体温＞成年人体温＞老年人体温。体温随着年龄的增长有逐渐降低的趋势（与代谢率逐渐降低有关），每增长 10 岁，体温约降低 0.05℃。14～16 岁的青年人体温与成年人相近。

新生儿（特别是早产儿）由于体温调节机构尚未发育完善，易受环境温度的影响。老年人由于基础代谢率低，体温也偏低，应注意保温。

表 7-3　体温测量部位及正常值

测量部位	正常值（平均值）
口腔	36.7～37.7℃
腋窝	36.0～37.4℃
直肠	36.9～37.9℃

二、机体的产热与散热

（一）产热过程

1. 主要产热器官 $\begin{cases} 安静时是肝脏 \\ 活动时是骨骼肌 \end{cases}$

2. 机体的产热形式 $\begin{cases} 战栗产热（不做外功，产热量高）\\ 非战栗产热（褐色脂肪组织代谢产热）\end{cases}$

3. 产热活动的调节。

（二）散热过程

散热方式：

1. 辐射　人体以热射线的形式将体热传给外界。影响因素有温度、湿度、风速和体表面积及物体颜色深浅等。

2. 传导与对流　体热直接传给与之接触的较冷物体。影响因素有温度、湿度、风速、体表面积和物体导热性等。

3. 蒸发　通过水蒸发散热。影响因素有温度、湿度、风速和体表面积等。

三、体温调节

体温调节分为 $\begin{cases} 自主神经性体温调节 \\ 行为性体温调节 \end{cases}$

（一）温度感受器

外周温度感受器：存在于皮肤、黏膜和内脏中 { 热感受器 / 冷感受器 }

中枢温度感受器：存在于中枢神经系统内 { 热敏神经元 / 冷敏神经元 }

温度感受器分布见表 7-4。

表 7-4　温度感受器分布

	热感受器（或热敏神经元）	冷感受器（或冷敏神经元）
皮肤、黏膜	+	+++
脊髓、脑干网状结构	+	++
视前区 - 下丘脑前部	+++	+

注："＋"的数量表示分布的多少。

（二）体温调节中枢

从脊髓到大脑皮质都存在调节体温的神经元，调节体温的重要中枢位于下丘脑。

视前区 - 下丘脑前部：在体温调节的中枢整合中起重要作用。

视前区 - 下丘脑前部温度敏感神经元的工作特性决定调定点。

（三）体温调定点学说

认为：在视前区 - 下丘脑前部设定了一调定点，即规定的温度值，视前区 - 下丘脑前部的体温调节中枢就是按照这个温度来调节体温的。

体内温度高于调定点
↓
体温调节中枢
热敏神经元兴奋 { 散热↑ / 产热↓ } 体温恢复正常

体内温度低于调定点
↓
体温调节中枢　↗产热↓┐体温恢
冷敏神经元兴奋 ↘散热↑┘复正常
致热原→体温调节调定点重调定（升高）
↓
热敏神经元阈值↑，冷敏神经元阈值↓
↓
调定点上移
↓
体温上升

测 试 题

一、选择题

A型题

1. 体内不能转化为其他形式的能量是
   A．渗透能　　　　　B．势能
   C．电能　　　　　　D．热能
   E．机械能

2. 肌肉收缩时的直接能源是
   A．磷酸肌酸　　　　B．酮体
   C．葡萄糖　　　　　D．脂肪酸
   E．ATP

3. 下列物质既是重要的储能物质，又是直接供能物质的是
   A．肝糖原　　　　　B．ATP
   C．脂肪酸　　　　　D．磷酸肌酸
   E．葡萄糖

4. 在正常情况下，脑组织的能量供应主要来于
   A．糖的无氧酵解　　B．糖的有氧氧化
   C．维生素　　　　　D．脂肪氧化
   E．蛋白质氧化

5. 正常情况下通过糖酵解供能的是
   A．脑　　　　　　　B．肝
   C．肌肉　　　　　　D．红细胞
   E．心肌

6. 能源物质分子分解代谢中释放的热能用于
   A．维持体温
   B．肌肉收缩和舒张
   C．建立细胞膜两侧的离子浓度差
   D．合成细胞组成成分
   E．物质跨细胞膜的易化扩散

7. 蛋白质物理热价大于生物热价的原因为
   A．蛋白质在体内消化吸收不完全
   B．氨基酸在体内转化为糖
   C．氨基酸在体内合成组织蛋白
   D．蛋白质在体内没有完全氧化
   E．大量蛋白质以氨基酸形式从尿中排出

8. 呼吸商是
   A．在一定时间内机体摄入的氧与呼出二氧化碳的比值
   B．一定时间内机体呼出的二氧化碳量与氧摄入量的比值
   C．呼出气与吸入气的比值
   D．二氧化碳产生量与吸入气量的比值
   E．呼出气量与肺容量的比值

9. 食物的物理卡价指
   A．1g食物在体外燃烧产生的热量
   B．1g食物生物氧化产生的热量
   C．某种营养物质氧化时消耗 1L 氧气产生的热量
   D．某种营养物质氧化时的氧耗量
   E．某种营养物质氧化时 CO_2 的产量

10. 用肺量计可测定受试者一定时间内的
    A. 氧耗量
    B. 二氧化碳产生量
    C. 氧耗量和二氧化碳产生量
    D. 呼出气的二氧化碳容积百分比
    E. 呼出气的氧容积百分比

11. 估算体内被氧化的蛋白质的数量可以通过测定
    A. 1g 蛋白质在体外燃烧产生的热量
    B. 尿中蛋白质排出量
    C. 尿氮量
    D. 蛋白质氧化时的氧耗量
    E. 蛋白质氧化时 CO_2 的产量

12. 体内蛋白质氧化分解量的测定方法是
    A. 测定血氮量后乘以 6.25
    B. 测定氧消耗量后乘以 6.25
    C. 测定二氧化碳产生量后乘以 6.25
    D. 测定尿量后乘以 6.25
    E. 测定尿氮量后乘以 6.25

13. 食物的氧热价指
    A. 1g 食物在体外燃烧产生的热量
    B. 1g 食物生物氧化产生的热量
    C. 某种营养物质氧化时消耗 1L 氧气产生的热量
    D. 某种营养物质氧化时的氧耗量
    E. 某种营养物质氧化时 CO_2 的产量

14. 临床上用简便方法测定能量代谢时，必须测定的数值是
    A. 食物的热价   B. 食物的氧热价
    C. 食物的热价   D. 一定时间的氧耗量
    E. 一定时间的 CO_2 产生量

15. 闭合式测热法是测定受试者一定时间内的
    A. 二氧化碳产生量
    B. 尿氮排出量
    C. 氧耗量
    D. 氧耗量和二氧化碳产生量
    E. 氧耗量和尿氮排出量

16. 衡量能量代谢率大小较为合适的是
    A. 体表面积   B. 身高
    C. 体重   D. 血型

17. 人安静时，在单位时间内的能量代谢率
    A. 与身高成正比
    B. 与体重成正比
    C. 与体表面积成正比
    D. 一直随着外界温度的升高而降低
    E. 与脂肪多少有关

18. 能量代谢最稳定的环境是
    A. 0～10℃   B. 10～20℃
    C. 20～30℃   D. 30～40℃
    E. 40～50℃

19. 关于能量代谢的叙述正确的是
    A. 年龄越大，基础代谢率越低
    B. 脑组织代谢水平低
    C. 蛋白质为机体主要供能物质
    D. 脑组织的能量代谢主要来自脂肪的有氧氧化
    E. 安静状态下，脑组织的氧耗量低于肌肉组织

20. 环境温度低时，代谢率增加的原因主要是
    A. 体内化学反应加快   B. 肌肉紧张度增强
    C. 肌肉松弛   D. 皮肤血管舒张
    E. 内脏活动减弱

21. 下列因素中，对能量代谢影响显著的是
    A. 肌肉活动   B. 精神活动
    C. 食物的品种   D. 进食物
    E. 环境温度

22. 能量代谢率最高的是
    A. 躺卧   B. 开会
    C. 洗衣   D. 扫地
    E. 踢足球

23. 特殊动力作用最强的食物是
    A. 脂肪   B. 蛋白质
    C. 糖   D. 维生素
    E. 无机盐

24. "额外"增加热量最多的食物是
    A. 鸡蛋   B. 甘蔗
    C. 猪油   D. 蔬菜
    E. 水果

25. 下列情况中，能量代谢率最低的是
    A. 安静时   B. 基础条件下

C. 清醒后未进食前　　　D. 平卧时

E. 熟睡时

26. 下列疾病中，基础代谢率会升高的是

A. 巨人症

B. 呆小症

C. 甲状旁腺功能亢进症

D. 甲状腺功能亢进症

E. 肾病综合征

27. 基础代谢率的实测值与正常平均值相差多少时不属于病态

A. 0～±10%　　　B. ±10%～±15%

C. ±20%～±25%　　D. ±20%～±30%

E. ±30%

28. 关于基础代谢的叙述错误的是

A. 在基础条件下测定

B. 与体表面积成比例关系

C. 是机体最低的代谢水平

D. 临床多用相对值表示

E. 与体重不成比例关系

29. 基础代谢率的单位是

A. kJ/h　　　B. kJ/（m² · h）

C. kJ/m²　　　D. kJ

E. kJ/（m² · min）

30. 基础代谢率测定的基本原理是

A. 氧热价 × 每小时氧耗量 ÷ 体表面积

B. 氧热价 × 食物的卡价 ÷ 体表面积

C. 氧热价 × 每小时氧耗量 × 体表面积

D. 氧热价 × 每小时氧耗量 × 食物的卡价

E. 每小时氧耗量 × 食物卡价 ÷ 体表面积

31. 有关女子基础体温的叙述不正确的是

A. 基础体温随体内雌激素水平的波动而波动

B. 基础体温随体内孕激素及代谢产物的变化而变化

C. 基础体温在排卵前较低

D. 排卵后基础体温升高 1℃左右

E. 基础体温的降低可作为判断排卵日期的标志之一

32. 关于测定人体基础代谢率条件的叙述不正确的是

A. 清晨进餐以前

B. 室温在 18～25℃

C. 静卧半小时以上

D. 清醒状态，尽量避免精神紧张

E. 避免思考问题

33. 正常人的直肠温、口腔温和腋窝温的关系应当是

A. 口腔温＞腋窝温＞直肠温

B. 口腔温＞直肠温＞腋窝温

C. 直肠温＞腋窝温＞口腔温

D. 直肠温＞口腔温＞腋窝温

E. 腋窝温＞口腔温＞直肠温

34. 下列因素不影响体温生理波动的是

A. 昼夜节律　　　B. 性别差异

C. 年龄差异　　　D. 情绪变化

E. 身高体重差异

35. 在寒冷环境中，不会出现的反应是

A. 甲状腺激素分泌增加

B. 皮肤血管舒张，血流量增加

C. 出现寒战

D. 组织代谢提高，产热量增加

E. 肾上腺素和去甲肾上腺素释放增加

36. 当环境温度较低时，机体的主要散热方式是

A. 辐射　　　B. 传导和对流

C. 不感蒸发　　　D. 发汗

E. 辐射＋传导＋对流

37. 人在寒冷环境中增加产热量的主要方式是

A. 温度刺激性肌紧张　B. 寒战性产热

C. 非寒战性产热　　D. 肝脏代谢亢进

E. 全部内脏代谢加强

38. 安静时体内产热量最多的器官是

A. 肝　　　B. 心脏

C. 脑　　　D. 肾

E. 脾

39. 运动时体内产热最多的器官是

A. 肺　　　B. 骨骼肌

C. 肾　　　D. 脾

E. 肝

40. 当外界温度等于或超过机体皮肤温度时的主要

散热方式是

A. 辐射   B. 传导

C. 对流   D. 蒸发

E. 排泄

41. 受风速影响最大的散热方式是

A. 辐射   B. 对流

C. 传导   D. 发汗

E. 肺呼吸

42. 穿棉衣主要减少

A. 辐射散热   B. 发汗散热

C. 传导散热   D. 对流散热

E. 肺呼吸散热

43. 冰帽降温的主要机制是增加

A. 辐射散热   B. 传导散热

C. 对流散热   D. 不感蒸发

E. 发汗

44. 与辐射散热有关的是

A. 风速   B. 皮下脂肪

C. 皮肤与环境的温差   D. 体重

E. 发汗

45. 不属于机体在寒冷环境中对体温的调节的是

A. 交感神经紧张性增高

B. 皮肤血管收缩,散热量减少

C. 出现寒战

D. 提高基础代谢率,增加产热量

E. 甲状腺分泌量下降

46. 皮下脂肪层增厚

A. 主要使辐射散热减少

B. 主要使传导散热减少

C. 主要使对流散热减少

D. 主要使蒸发散热减少

E. 主要使辐射散热增多

47. 体温调节中枢主要位于

A. 脊髓   B. 延髓

C. 丘脑下部   D. 小脑

E. 大脑皮质

B 型题

(1~3 题共用选项)

A. 糖类   B. 脂肪

C. 蛋白质   D. ADP

E. ATP

1. 食物中主要的能源物质为

2. 既是储能物质又是直接供能物质的为

3. 短期饥饿下机体主要的供能物质为

(4~7 题共用选项)

A. 食物的氧热价   B. 呼吸商

C. 非蛋白呼吸商   D. 食物的物理热价

E. 食物的生物热价

4. 1g 食物在体内氧化时所释放出来的能量,称为

5. 营养物质氧化时消耗 1L 氧气所产生的热量,称为

6. 一定时间内机体氧化脂肪和糖类产生的二氧化碳量与氧耗量的比值,称为

7. 1g 食物在体外燃烧时所释放的热量,称为

(8~10 题共用选项)

A. 脑   B. 肝脏

C. 皮肤   D. 肌肉

E. 神经系统

8. 在寒冷环境中,_____血管明显收缩,使机体散热减少。

9. 安静时的主要产热部位为

10. 运动时的主要产热部位为

(11~16 题共用选项)

A. 辐射散热   B. 传导散热

C. 对流散热   D. 不感蒸发

E. 发汗

11. 体热以热射线的形式传给外界较冷物体,称为

12. 通过气体或液体来交换热量,称为

13. 通过呼吸道呼出水分,称为

14. 机体深部的热量传到体表主要是通过

15. 穿棉衣御寒主要是通过降低

16. 皮肤涂油脂保暖主要是降低

X 型题

1. 体内储存的 ATP 可用于

A. 合成体内的生物活性物质

B. 物质跨细胞膜的主动转运

C. 肌肉收缩和舒张

D. 建立细胞膜两侧的离子浓度差

E. 物质跨细胞膜的单纯扩散

2. 机体一定时间内的总产热量包括

　　A. 蛋白质氧化产生的热量

　　B. 脂肪氧化产生的热量

　　C. 糖氧化产生的热量

　　D. 尿氮氧化产生的热量

　　E. 维生素氧化产生的热量

3. 下列数据中，有助于间接测热法测定机体产热量的有

　　A. 尿氮量　　　　B. 食物的氧热价

　　C. 呼吸商　　　　D. 单位时间内氧耗量

　　E. 单位时间内二氧化碳的产量

4. 下列因素中，对能量代谢有较显著影响的是

　　A. 精神紧张时

　　B. 打篮球

　　C. 欣赏轻音乐

　　D. 蛋白质丰富的晚餐后 2 小时

　　E. 环境温度为 5℃

5. 临床上测基础代谢率时所需的基础状态主要指

　　A. 清晨清醒静卧

　　B. 午睡后静卧

　　C. 排除精神紧张的影响

　　D. 肌肉松弛

　　E. 半夜醒来静卧

6. 测定基础代谢率必须

　　A. 熟睡

　　B. 静卧半小时以上

　　C. 室温低于 15℃

　　D. 室温保持在 20～25℃

　　E. 饭后 12～14 小时

7. 关于体温的叙述正确的是

　　A. 机体体温是恒定的，任何时候都是 37℃

　　B. 女性体温低于男性

　　C. 儿童体温高于老年人

　　D. 老年人体温偏低

　　E. 新生儿体温易波动

8. 采用乙醇擦浴降低高温患者的体温不是通过

　　A. 增加辐射散热　　B. 增加蒸发散热

　　C. 增加对流散热　　D. 增加传导散热

　　E. 减少机体散热

9. 可能影响皮肤温度的因素是

　　A. 发汗　　　　　　B. 皮肤血流量

　　C. 环境温度　　　　D. 精神紧张

　　E. 增加衣着

10. 自主神经性体温调节包括

　　A. 改变皮肤血流量　B. 发汗

　　C. 寒战　　　　　　D. 蜷曲身体

　　E. 甲状腺激素分泌增多

二、名词解释

1. 氧热价（thermal equivalent of oxygen）

2. 食物的热价（thermal equivalent of food）

3. 呼吸商（respiratory quotient）

4. 能量代谢（energy metabolism）

5. 食物的特殊动力效应（specific dynamic effect）

6. 基础代谢率（basal metabolism rate，BMR）

7. 传导散热（thermal conduction）

8. 辐射散热（thermal radiation）

9. 体温（body temperature）

三、简答题

1. 简述影响能量代谢的因素。

2. 何谓基础代谢率？测量基础代谢率需要注意哪些条件？

3. 体温可随哪些因素正常变动？

4. 皮肤的散热方式有哪几种？

四、论述题

当环境温度升高或降低时，体温是如何保持相对稳定的？

肾的排泄功能

学习要求

1. 掌握：排泄的概念；尿生成的基本过程及其影响因素。
2. 熟悉：肾的血流循环特点及其调节；尿液的浓缩和稀释；尿的排放。
3. 了解：肾的结构特点；清除率。

排泄是指机体将新陈代谢过程中所产生的各种代谢终产物、过剩的物质及进入体内的异物，经血液循环由相应途径排出体外的过程。人体主要的排泄器官有肾、肺、皮肤、消化道等。肾的功能：①排泄大部分代谢终产物、过剩的物质及异物，维持内环境稳态；②调节细胞外液量和渗透压的稳定；③保留体液中的 Na^+、K^+、HCO_3^-、Cl^- 等重要电解质，排出 H^+，维持酸碱平衡；④肾还有内分泌功能：产生肾素、促红细胞生成素、羟化的维生素 D_3 等生物活性物质。

第一节　肾的结构和血液循环特点

一、肾的结构特点

肾单位由肾小体与肾小管组成，是尿生成的基本功能单位。

1. 肾小体　分布于肾皮质，包括肾小球（毛细血管球）和肾小囊。
2. 肾小管　可分近端小管（包括近曲小管、近端小管直段）、髓袢细段（分为降支细段和升支细段）、远端小管（包括髓袢升支粗段和远曲小管）三部分。远曲小管汇入集合管。
3. 集合管　由若干条远曲小管汇合而成。它从皮质直下进入髓质。到达内髓时，各集合管逐渐合并，最后形成较大的乳头管并开口于肾乳头。集合管接受多个肾单位运来的液体。

二、肾的血液循环特点

1. 血流量大。正常成年男性安静时肾血流量约有 1.2L/min，相当于心排血量的 20%～25%。
2. 血液分布不均匀，主要集中在皮质部。
3. 有两套毛细血管网。肾小球毛细血管网：压力高，有利于肾小球的滤过。肾小管周围毛细血管网：血压较低，胶体渗透压高，有利于重吸收。

第二节　尿的生成过程

尿的生成过程包括三个相互联系的基本环节：①肾小球的滤过；②肾小管和集合管的重吸收；③肾小管和集合管的分泌。

一、肾小球的滤过作用

肾小球滤过是指血液流经肾小球毛细血管时，血浆中除大分子血浆蛋白以外的水、无机盐、小分子有机物等，透过滤过膜进入肾小囊形成原尿（超滤液）的过程。

（一）滤过的结构基础——滤过膜

1. 滤过膜的结构　内层为肾小球毛细血管内皮细胞；中层为基膜；外层是肾小囊脏层上皮细胞。具有机械屏障和电屏障的作用。

2. 滤过膜的通透性　物质能否通过肾小球滤过膜决定于物质分子的大小及其所带电荷。

3. 滤过膜的面积　正常成人两肾约有 200 万个肾单位处于活动状态，滤过的总面积约为 $1.5m^2$。

（二）滤过的动力——有效滤过压

肾小球有效滤过压＝肾小球毛细血管血压－（血浆胶体渗透压＋肾小囊内压）。

入球端：

$$有效滤过压＝45－（25＋10）＝10mmHg$$

当毛细血管血液从入球端流向出球端时，血浆蛋白浓度逐渐升高，有效滤过压逐渐下降，直至降为 0，滤过停止，即达到滤过平衡。

（三）肾小球滤过率和滤过分数

1. 肾小球滤过率　单位时间内（每分钟）两肾生成的超滤液量，称肾小球滤过率。可用菊粉的清除率来代表肾小球的滤过率。正常成人的肾小球滤过率平均值为 125ml/min。肾小球滤过率的大小取决于有效滤过压和滤过系数。

2. 滤过分数　肾小球滤过率与肾血浆流量的比值称为滤过分数。滤过分数为 19%，表明流经肾的血浆约有 1/5 由肾小球滤出到囊腔中变为原尿。

肾小球滤过率和滤过分数可作为衡量肾功能的指标。

（四）影响肾小球滤过的因素

1. 滤过膜的通透性和面积　凡能影响滤过膜的通透性和滤过膜面积的因素均可影响肾小球滤过率。例如，急性肾小球肾炎时，肾小球毛细血管腔变窄或阻塞，使有效滤过面积减小，肾小球滤过率降低，导致少尿。滤过膜上糖蛋白减少可使滤过膜负电荷减少，通透性增大，带负电荷的血浆蛋白滤过，出现蛋白尿。

2. 有效滤过压　形成有效滤过压的三个因素中任何一因素发生变化都会影响肾小球滤过率。

（1）肾小球毛细血管血压：正常情况下，当血压在 80～180mmHg 变动时，肾小球滤过率基本不变；血压下降到 80mmHg 时，肾小球滤过率下降，当动脉血压下降到 40～50mmHg 以下时，肾小球滤过率下降到 0；高血压晚期，入球小动脉硬化，口径缩小，肾小球毛细血管血压明显降低，有效滤过压降低，导致少尿。

（2）血浆胶体渗透压：正常情况下，血浆胶体渗透压不会发生大幅度波动。例如，静脉大量输入生理盐水→血浆胶体透渗压↓→有效滤过压↑→肾小球滤过率↑→尿量↑。

（3）肾小囊内压：正常情况下，囊内压比较稳定。当肾盂或输尿管结石、肿瘤压迫或其他原因引起的输尿管阻塞，都引起囊内压增高，肾小球滤过率减少。

3. 肾小球血浆流量　在其他条件不变时，肾血浆流量与肾小球滤过率呈正变关系。当肾血浆流量增加时，肾小球毛细血管内血浆胶体渗透压上升的速度减慢，毛细血管的有效滤过长度延长，肾小球滤过率随之增加，如静脉输入大量生理盐水；反之，当肾血浆流量减少时，肾小球毛细血管内血浆胶体渗透压上升的速度加快，毛细血管的有效滤过长度缩短，肾小球滤过率随之降低，如剧烈运动、大失血、严重缺氧、中毒性休克等情况，兴奋交感神经使肾血流量显著减少，降低肾小球血浆流量及滤过率，尿量减少。

二、肾小管和集合管的重吸收作用

原尿进入肾小管，即称为小管液。小管液在流经肾小管和集合管时，其中大部分水和溶质通过小管上皮细胞的转运重新回到血液的过程，称为肾小管和集合管的重吸收。人两肾每天生成的原尿约为180L，而排出的终尿仅为1.5L，说明原尿成分约99%被肾小管和集合管重吸收，只有约1%的水和其他成分被排出体外。

（一）重吸收方式

肾小管和集合管的重吸收方式主要有主动重吸收和被动重吸收两种。

（二）重吸收部位

肾小管和集合管都具有重吸收功能，但近端小管重吸收物质的种类最多、数量最大。

（三）几种主要物质的重吸收

1. Na^+、Cl^-的重吸收　小管液中的Na^+和Cl^-重吸收率为99%。其中65%～70%在近端小管曲部被重吸收，髓袢约吸收20%，其余在远端小管和集合管被重吸收。

2. 水的重吸收　原尿中99%的水被重吸收，仅有1%排出。若水重吸收量减少1%，尿量就可增加1倍。所以水的重吸收量对尿量的影响很大。除髓袢升支外，其余各段肾小管和集合管对水都有重吸收能力，其中65%～70%的水是被近端小管重吸收，髓袢降支细段和远曲小管吸收10%，集合管吸收10%～20%。

3. 葡萄糖的重吸收　原尿中葡萄糖的浓度和血糖浓度相等，但正常人终尿中不含葡萄糖，这说明原尿中的葡萄糖在流经肾小管时全部被重吸收。葡萄糖重吸收部位仅限于近端小管，其余各段肾小管没有重吸收葡萄糖的能力。

4. K^+的重吸收　原尿中的K^+绝大部分在近端小管主动重吸收，终尿中的K^+主要是由远曲小管和集合管分泌的，其分泌量的多少取决于体内血K^+的浓度，受醛固酮的调节。

5. 其他物质的重吸收　肾小球滤过的微量血浆蛋白在近球小管经入胞作用被重吸收。氨基酸、HPO_4^{2-}、SO_4^{2-}等物质的重吸收机制基本上与葡萄糖相似。尿素则在近端小管和髓袢升支细段及内髓部集合管内，顺浓度差扩散而被动重吸收。

三、肾小管和集合管的分泌和排泄作用

肾小管和集合管的分泌是指肾小管和集合管上皮细胞将自身代谢产生的物质排入小管液的过程；而肾小管和集合管上皮细胞将血液中的某种物质排入小管液的过程称为排泄。这两个过程有时很难区分开，所以往往把两者统称为分泌功能。肾小管和集合管主要分泌H^+、NH_3和K^+等。

（一）H⁺的分泌

除髓袢细段外，各段肾小管和集合管的上皮细胞均有分泌 H^+ 的功能，但主要在近端小管分泌。H^+ 的分泌与 HCO_3^- 的重吸收有关。

（二）NH₃的分泌

NH_3 的分泌发生于远端小管和集合管，这些 NH_3 主要由谷氨酰胺脱氨而生成。NH_3 是脂溶性分子，易透过细胞膜，生成的 NH_3 大部分扩散进入小管液中，可与 H^+ 结合生成 NH_4^+，再和小管液中 Cl^- 结合，形成 NH_4Cl 随尿液排出体外。

（三）K⁺的分泌

机体主要通过肾脏排出 K^+。原尿中的 K^+ 绝大部分被近端小管重吸收，而尿中的 K^+ 主要是由远曲小管和集合管所分泌。K^+ 的分泌与 Na^+ 的重吸收有密切的关系，即 Na^+ 的主动重吸收促使 K^+ 的分泌，形成 K^+-Na^+ 交换。

（四）其他物质的排泄

肾小管上皮细胞排出物质还包括代谢产物如肌酐、马尿酸等，以及外来的有机物如对氨基马尿酸盐、酚红、青霉素等。临床上采用的酚红排泄试验，就是经静脉注入酚红之后，通过测定尿中排出酚红的量来判断肾小管的排泄功能。

第三节　尿液浓缩和稀释

尿的浓缩与稀释是将尿的渗透压与血浆的渗透压相比较而言的。血浆的渗透压约为300mmol/L。高渗尿：尿渗透浓度＞血浆渗透压（尿浓缩）。低渗尿：尿渗透浓度＜血浆渗透压（尿稀释）。等渗尿：尿渗透浓度＝血浆渗透压。尿液的浓缩和稀释：与 H_2O 和溶质重吸收有关。

一、尿液浓缩和稀释的过程

1. 肾髓质存在渗透压梯度是尿液浓缩和稀释的基础　肾皮质部的渗透浓度与血浆相等，从外髓部至内髓部存在很大的渗透浓度梯度，越向乳头部渗透浓度越高，可高达血浆渗透浓度的4倍。

2. ADH 释放量是尿液浓缩和稀释的关键因素。

二、肾髓质渗透压梯度的形成与保持

（一）肾髓质渗透压梯度形成

髓质渗透梯度的形成与肾小管各段及集合管对不同物质的通透性有关。

（1）髓袢升支粗段

$$
\begin{array}{c}
\text{对 NaCl 主动转运} \\
\text{对尿素不通透} \\
\text{对水不通透} \\
\downarrow \\
\text{NaCl 进入组织间液} \\
\downarrow \\
\text{管内溶质浓度倍减（管内为低渗液）} \\
\downarrow \\
\text{外髓高渗浓度梯度形成}
\end{array}
$$

（2）髓袢降支细段

$$
\begin{array}{c}
\text{对 NaCl 不易通透} \\
\text{对尿素不易通透} \\
\text{对水高度通透} \\
\downarrow \\
\text{水进入组织间液} \\
\downarrow \\
\text{管内溶质浓度倍增} \\
\text{（管内渗透浓度梯度逐渐增高）}
\end{array}
$$

（3）髓袢升支细段

$$
\begin{array}{c}
\text{对 NaCl 高度通透} \\
\text{对尿素中等通透} \\
\text{对水不通透} \\
\downarrow \\
\text{NaCl 进入组织间液} \\
\text{尿素进入小管液} \\
\downarrow \\
\text{管内溶质浓度倍减} \\
\text{（管内［钠盐］降低，管内［尿素］升高）} \\
\downarrow \\
\text{管外为高渗浓度梯度}
\end{array}
$$

由（2）和（3）可知肾内髓高渗梯度形成。

（4）远曲小管和皮质集合管

> 对 NaCl 主动转运
> 对尿素不通透
> 水通透性与 ADH 有关
> ↓
> NaCl 进入组织间液
> H_2O 留管内，尿液稀释（缺 ADH 时）
> H_2O 进入组织间液，尿液浓缩开始（存在 ADH 时）

（5）内髓集合管

> NaCl 主动转运
> 对尿素易通透（尿素浓度高）
> 对水的通透性与 ADH 有关
> ↓
> NaCl、尿素进入组织间液
> H_2O 留管内（缺 ADH 时，尿液进一步稀释）
> H_2O 进入组织间液（存在 ADH 时，尿液进一步浓缩）
> ↓
> 形成肾内尿素循环，内髓高渗浓度梯度进一步形成

（二）肾髓质渗透压梯度的保持

第四节　尿生成的调节

尿生成的调节包括肾小球功能的调节以及肾小管和集合管功能的调节。

一、肾小球功能的调节

（一）肾血流量的自身调节

动脉血压在 80～180mmHg（10.7～24.0kPa）变动时，肾血流量可以不依赖神经和体液因素的作用而保持相对恒定，这种现象称为肾血流量的自身调节。这种自身调节是通过肾血管的舒缩实现的。血压升高时，入球小动脉管壁平滑肌因受牵张而收缩，阻力增大，使肾血流量不致于增多；动脉血压降低时，入球小动脉管壁舒张，阻力减小，使肾血流量不致于减少。肾血流量的自身调节对于肾排泄功能的正常进行具有重要意义。

（二）肾血流量的神经 - 体液调节

肾脏主要受交感神经支配，它具有明显的缩血管作用，对入球小动脉和出球小动脉更为显著。交感神经兴奋末梢释放去甲肾上腺素，引起肾血管收缩，肾血流量减少，肾小球毛细血管血压下降，肾小球滤过率降低。此外当人体剧烈运动时，交感神经的兴奋性增高，还可以使交感 - 肾上腺髓质系统活动增强，肾上腺髓质分泌肾上腺素和去甲肾上腺素增多，两者均能使肾血管收缩，减少肾血流量，增加骨骼肌或皮肤血流量，以适应机体的需要。

二、肾小管与集合管功能的调节

（一）小管液中溶质的浓度

渗透性利尿（osmotic diuresis）：由于小管液溶质的浓度升高，导致小管液渗透压升高，妨碍了肾小管对水的重吸收而产生的利尿作用，称为渗透性利尿。临床上注射不被肾小管重吸收的甘露醇等，可增加小管液溶质浓度，引起利尿。

糖尿病患者尿量增多的原因：糖尿病患者血糖浓度升高→超过肾糖阈→尿中出现葡萄糖→小管液溶质的浓度升高→小管液渗透压升高→水和 Na^+ 的重吸收减少→尿量增多。

（二）球 - 管平衡

球 - 管平衡：近端小管重吸收率始终占肾小球滤过率的 65%～70%。

机制：主要与肾小管周围毛细血管胶体渗透压的变化有关。

肾血流量不变，肾小球滤过率↑→近端小管旁毛细血管的血量↓→毛细血管血压↓，血浆胶体渗透压↑→近端小管重吸收 Na^+、H_2O↑；反之亦然。

意义：使尿中排出的溶质和水不因肾小球滤过率的增减而有大幅度变动。

（三）抗利尿激素

抗利尿激素（antidiuretic hormone，ADH），又名血管加压素（vasopressin，VP）。

来源：下丘脑视上核和室旁核。作用：①提高远曲小管和集合管对水的通透性，促进水重吸收；②促升支粗段对 NaCl 的重吸收和内髓集合管对尿素的通透性。

1. 血浆晶体渗透压　细胞外液渗透压的改变是调节 ADH 分泌的最重要因素。大量发汗、严重呕吐、腹泻→血浆晶体渗透压↑→ADH 合成释放↑→Na^+、H_2O 重吸收↑→尿量↓。

水利尿：一次性大量饮清水，反射性地使 ADH 释放减少而引起尿量明显增多的现象。

2. 循环血量改变　循环血量↑→左心房扩张、刺激容量感受器兴奋→迷走神经传入中枢→ADH↓→远曲小管、集合管对 H_2O 重吸收↓→循环血量恢复正常。

其他因素：①血压↑→颈动脉窦压力感受器兴奋→ADH↓；②心房钠尿肽→ADH↓；③血管紧张素Ⅱ→ADH↑。

（四）醛固酮

来源：肾上腺皮质球状带，其促进远曲小管、集合管对 Na^+ 的主动重吸收，同时促进 K^+ 的排出，故有保 Na^+、保水和排 K^+ 的作用。

1. 肾素 - 血管紧张素 - 醛固酮系统的组成成分

血管紧张素原

肾素↓

血管紧张素Ⅰ

血管紧张素转换酶↓

血管紧张素Ⅱ ──┐

血管紧张素酶 A↓

血管紧张素Ⅲ→肾上腺皮质球状带→醛固酮

2. 血 Na^+ 和血 K^+ 浓度　血中 K^+ 浓度升高或血中 Na^+ 浓度降低，特别是血中 K^+ 浓度升高，都可以直接刺激肾上腺皮质球状带，促使醛固酮分泌增多；反之，血 K^+ 浓度降低或血 Na^+ 浓度升高，则醛固酮分泌减少。

（五）心房钠尿肽

1. 合成部位　由心房肌细胞合成。
2. 对肾脏的作用
（1）抑制集合管对 NaCl 的重吸收。
（2）使肾小球动脉尤其是入球小动脉舒张，增加肾血流量和肾小球滤过率。
（3）抑制肾素、醛固酮和抗利尿激素的分泌。这些都能促进 NaCl 和水的排出，尿量增加。

第五节　血浆清除率

血浆清除率是指在单位时间内，肾能将多少毫升血浆中的某种物质完全清除出去，此血浆毫升数称为该物质的血浆清除率（ml/min）。血浆清除率表示肾在单位时间内从血浆中清除某种物质的能力。因此，血浆清除率对衡量肾的排泄功能有重要意义。

一、血浆清除率的测定方法

若已知尿中某物质的浓度（U, mg/100ml）、血浆中物质的浓度（P, mg/100ml）和每分钟尿量（V, ml/min），则：$U \times V = C \times P$, $C = U \times V/P$。

二、测定血浆清除率的生理意义

（一）测定肾小球滤过率

肾小球滤过率通常采用血浆清除率试验来测定。

菊粉清除率：假如某物质在肾小球可以自由滤过，则它在原尿中的浓度与其血浆浓度相等。又假如该物质随小管液流经肾小管时既不被重吸收，也不被分泌排泄，则尿中排出的该物质只能随血浆经肾小球滤过而来，因此，血浆清除率即为滤过的血浆量，也即肾小球滤过率。菊粉符合这一条件，临床上通过静脉输入一定量的菊粉，测定其菊粉清除率，其值可以代表肾小球滤过率。

（二）测定肾血流量

肾血流量的测定也可采用清除率的测定方法。如果血浆中某一物质经过一次肾循环时，通过滤过和分泌完全将其清除出去，则该物质的血浆清除率即等于每分钟肾血浆流量。根据血细胞比容将肾血浆流量换算为肾血流量。碘锐特和对氨基马尿酸符合这一条件。

（三）判断肾功能

假如某物质清除率小于肾小球滤过率，该物质一定在肾小管被重吸收；某物质清除率大于肾小球滤过率，表明肾小管必定分泌该物质。

第六节 尿液及其排放

一、尿 液

（一）尿量

正常成人每昼夜尿量为 1～2L，平均为 1.5L。尿量的多少取决于机体的摄水量和其他途径的排水量。例如，大量饮水后尿量增多，大量出汗则尿量减少。食物成分对尿量也有影响。如果每昼夜尿量长期超过 2.5L 称多尿；每昼夜尿量在 0.1～0.4L 称少尿；每昼夜尿量少于 0.1L 称无尿。

（二）尿液的成分和理化性质

尿是由水及溶于其中的固体物组成的。水占 95%～97%，其余为固体物。固体物以蛋白质代谢产生的非蛋白含氮化合物和电解质为主。正常尿液为淡黄色，尿的颜色主要来自胆红素代谢产物，并受一些食物和药物的影响。通常比重为 1.015～1.025g/cm³，比重的高低与尿量及其成分有关。

二、尿 的 排 放

（一）膀胱和尿道的神经支配

膀胱逼尿肌和内括约肌受副交感神经和交感神经支配。

副交感神经：盆神经。

交感神经：腹下神经。

膀胱外括约肌：阴部神经。

（二）排尿反射

膀胱尿量达 400～500ml→膀胱壁牵张感受器兴奋→冲动沿盆神经传入骶髓排尿中枢使之兴奋（同时上传至脑干和大脑皮质，产生尿意）→如果环境允许，冲动沿盆神经传出→逼尿肌收缩、尿道内括约肌舒张→尿液进入后尿道，刺激尿道感受器→冲动经阴部神经再次传入脊髓排尿中枢使之进一步兴奋→逼尿肌收缩更强、尿道外括约肌舒张→排尿（正反馈）。

排尿异常：

尿频：膀胱受到炎症或机械刺激。

尿潴留：传出神经或骶段脊髓受损。

尿失禁：高位脊髓受损，初级中枢与大脑皮质失去联系。

 测 试 题

一、填空题

1. 肾脏的基本结构和功能单位为＿＿＿＿＿＿，由＿＿＿＿＿＿和＿＿＿＿＿两部分组成。

2. 肾单位根据肾小体在皮质中的位置可分为＿＿＿＿＿＿和＿＿＿＿＿。

3. 肾脏的血液循环特点：＿＿＿＿＿＿、＿＿＿＿＿＿、＿＿＿＿＿＿。

4. 供应肾单位血液的两套毛细血管网是＿＿＿＿＿＿和＿＿＿＿＿。

5. 肾小球毛细血管血压较＿＿＿＿＿＿，有利于＿＿＿＿＿＿；肾小管周围毛细血管血压较＿＿＿＿＿＿，有利于＿＿＿＿＿。

6. 尿生成的基本过程包括＿＿＿＿＿＿、＿＿＿＿＿＿、＿＿＿＿＿。

7. 肾小球滤过的结构基础是＿＿＿＿＿＿，滤过的动力为＿＿＿＿＿。

8. 肾小球滤过膜由＿＿＿＿＿＿、＿＿＿＿＿＿和＿＿＿＿＿三层结构组成。

9. 滤过分数是指＿＿＿＿＿＿与＿＿＿＿＿＿的比值。

10. 影响肾小球滤过的因素：＿＿＿＿＿＿、＿＿＿＿＿＿、＿＿＿＿＿。

11. 肾小球有效滤过压的形成取决于＿＿＿＿＿＿、＿＿＿＿＿＿和＿＿＿＿＿三个因素。

12. 原尿是血浆的＿＿＿＿＿＿，主要差别是原尿中没有＿＿＿＿＿。

13. 肾小球血浆流量与肾小球滤过率成＿＿＿＿＿＿关系。

14. 肾小管和集合管的重吸收方式有两种：＿＿＿＿＿＿和＿＿＿＿＿。

15. 重吸收能力最强的部位是＿＿＿＿＿。

16. 葡萄糖可被肾小管全部重吸收，其部位发生在＿＿＿＿＿。

17. 大部分 Cl^- 的重吸收是伴随着＿＿＿＿＿＿的主动重吸收而＿＿＿＿＿＿重吸收的。

18. 近端小管和髓袢降支对水的重吸收为＿＿＿＿＿＿，与体内＿＿＿＿＿＿无关。

19. 把尿中不出现葡萄糖的＿＿＿＿＿＿称为肾糖阈，血糖浓度一旦超过肾糖阈，则出现＿＿＿＿＿。

20. 远曲小管和集合管分泌的物质除 H^+ 外，还有＿＿＿＿＿＿和＿＿＿＿＿。

21. H^+ 的分泌与＿＿＿＿＿＿的重吸收有关，主要发生在＿＿＿＿＿。

22. NH_3 的分泌不仅促进＿＿＿＿＿＿的分泌，而且还促进＿＿＿＿＿＿的重吸收，有利于肾脏的＿＿＿＿＿＿功能。

23. 尿的浓缩和稀释过程主要在＿＿＿＿＿＿中进行，从外髓到内髓越靠近乳头部渗透压＿＿＿＿＿＿，形成了明显的＿＿＿＿＿。

24. _____的形成是尿浓缩和稀释的前提，_____的释放是实现尿浓缩和稀释不可缺少的条件。

25. 外髓部渗透压梯度是由髓袢升支粗段_____形成的，内髓部渗透压梯度是由_____和_____形成的。

26. 正常情况下，肾血流量主要靠_____调节，适应机体的紧急情况则主要靠_____和_____调节。

27. 肾血流的自身调节发生在肾血管的_____，当肾动脉血压变动在_____范围内均能发挥作用。

28. 静脉注射甘露醇后尿量将_____，这种利尿方式称为_____。饮用大量清水后尿量增加的利尿方式为_____。

29. 抗利尿激素释放的有效刺激主要是_____和_____。

30. 肾小管中滤液的重吸收始终占肾小球滤过率的_____，这种定比重吸收现象称为_____

31. ADH 主要作用于肾_____。使肾小管上皮细胞对_____的通透性增加。

32. 醛固酮的主要作用是促进远曲小管和集合管对_____的重吸收和对_____的分泌。其分泌受_____和_____的调节。

33. 正常成人每昼夜尿量为_____，平均为_____。24 小时的尿量小于 100ml，称为_____，多于 2500ml 以上，称为_____。

34. 支配膀胱壁和内括约肌的神经是_____和_____；支配外括约肌的神经是_____。

二、选择题

A 型题

1. 人体最主要的排泄器官是
   A. 肠道　　　B. 泪腺
   C. 肺　　　　D. 肾

2. 不属于生理排泄物的是
   A. CO_2 和水
   B. 消化道排出的食物残渣
   C. 汗液
   D. 食物残渣中的胆色素、无机盐

3. 近髓肾单位的主要功能是
   A. 产生肾素　　　B. 浓缩稀释尿液
   C. 排泄 Na^+ 和 Cl^-　　　D. 释放血管升压素

4. 肾血流量较大，成人肾血流总量约为
   A. 1000ml/min　　　B. 1100ml/min
   C. 1200ml/min　　　D. 1300ml/min

5. 肾脏血液供应的特点是
   A. 血流量小
   B. 血流分布均匀
   C. 肾小管周围毛细血管内血压高
   D. 肾小球毛细血管内血压高

6. 原尿的成分与血浆相比不同的是
   A. 水的含量　　　B. Na^+ 的含量
   C. 葡萄糖的含量　　　D. 蛋白质的含量

7. 正常情况下不能通过滤过膜的物质是
   A. Na^+、K^+　　　B. 氨基酸
   C. 血浆白蛋白　　　D. 葡萄糖

8. 关于肾小球滤过膜的描述错误的是
   A. 由毛细血管内皮细胞、基膜和肾小囊脏层上皮细胞三层组成
   B. 基膜对滤过膜的通透性起最重要的作用
   C. 对分子大小有选择性
   D. 带负电荷分子更易通过

9. 肾小球滤过的动力是
   A. 肾小球毛细血管血压
   B. 肾小球有效滤过压
   C. 血浆胶体渗透压
   D. 囊内压

10. 血液流经肾小球时，促使血浆滤出的力量是
    A. 全身动脉压　　　B. 肾动脉压
    C. 入球动脉压　　　D. 肾小球毛细血管压

11. 肾小球滤过率是指
    A. 每分钟每侧肾生成的原尿量
    B. 每分钟两侧肾生成的原尿量
    C. 每分钟每侧肾生成的终尿量
    D. 每分钟两侧肾生成的终尿量

12. 滤过分数是指
    A. 肾小球滤过率 / 肾血浆流量
    B. 肾小球滤过率 / 肾血流量
    C. 肾血浆流量 / 肾小球滤过率

D. 肾小球滤过率 / 肾重吸收率

13. 正常时，滤过分数约为
 A. 15%　　　　　B. 19%
 C. 25%　　　　　D. 30%

14. 下列因素与肾小球滤过率关系不大的是
 A. 滤过膜的通透性
 B. 滤过膜的面积
 C. 有效滤过压
 D. 肾髓质血流量

15. 血浆胶体渗透压降低，肾小球滤过量
 A. 增多　　　　　B. 减少
 C. 不变　　　　　D. 先减少后增多

16. 肾小球滤过率不会减少的情况为
 A. 动脉血压降至 10.6kPa 以下
 B. 肾小球血浆流量减少
 C. 血浆蛋白浓度明显降低
 D. 肾小囊内压力升高

17. 肾炎患者出现蛋白尿是由于
 A. 肾小球滤过膜面积增大
 B. 肾血浆流量增大
 C. 血浆蛋白浓度增高
 D. 滤过膜上带负电荷的糖蛋白减少或消失

18. 静脉滴注生理盐水引起肾小球滤过率增加是由于
 A. 肾小球毛细血管压增高
 B. 血浆胶体渗透压降低
 C. 囊内压增高
 D. 肾血浆流量增多

19. 在近端小管全部被重吸收的物质是
 A. 葡萄糖、氨基酸、维生素
 B. H_2O、Na^+、Cl^-、K^+
 C. 尿素、尿酸
 D. 肌酐

20. 近端小管重吸收的关键动力是
 A. 基侧膜上的 Na^+ 泵
 B. 管腔膜上的同向转运
 C. 管腔膜上的逆向转运
 D. 管腔膜上的电中性转运

21. 关于近端小管对 Na^+ 重吸收的叙述错误的是

A. 近端小管重吸收的 Na^+ 量为滤过量的 65%～70%
 B. Na^+ 的重吸收属于主动转运
 C. Na^+ 泵位于肾小管上皮细胞管腔膜上
 D. Na^+ 的重吸收有利于水和 Cl^- 的重吸收

22. 肾小管和集合管对水的重吸收占滤过量的
 A. 70%　　　　　B. 80%
 C. 90%　　　　　D. 99%

23. 近端小管对水的重吸收为
 A. 低渗重吸收　　B. 等渗重吸收
 C. 高渗重吸收　　D. 受抗利尿激素的调节

24. 关于水的重吸收的叙述错误的是
 A. 肾小管和集合管对水的总吸收率约为 99%
 B. 近端小管对水的重吸收与体内是否缺水无关
 C. 远曲小管及集合管对水的重吸收受抗利尿激素调控
 D. 水的重吸收都是主动的

25. 葡萄糖的重吸收与下列哪种离子相伴联
 A. K^+　　　　　B. Ca^{2+}
 C. Cl^-　　　　　D. Na^+

26. 对葡萄糖重吸收的叙述错误的是
 A. 滤液和血浆的葡萄糖浓度相等
 B. 葡萄糖在肾小管各段都被重吸收
 C. 葡萄糖的重吸收需钠泵参与
 D. 肾小管对葡萄糖重吸收有一定限度

27. 近球小管对 Na^+ 的重吸收可促进下列哪一组物质重吸收
 A. K^+、Cl^-　　　　B. 水、Cl^-、HCO_3^-
 C. H^+、K^+　　　　D. H^+、HCO_3^-

28. 肾小管实现排酸保碱作用最主要是通过
 A. 尿酸排出
 B. H^+ 的分泌和 H^+-Na^+ 交换
 C. K^+ 的分泌和 K^+-Na^+ 交换
 D. 铵盐排出

29. 终尿中的 K^+ 主要由以下哪一项分泌
 A. 肾小球　　　　B. 近曲小管
 C. 髓袢降支　　　D. 远曲小管和集合管

30. 关于 H^+ 分泌的描述错误的是
 A. 全部肾小管都能分泌

B. 近曲小管分泌 H^+ 的数量最多

C. H^+ 的分泌同时伴有 Na^+ 的重吸收

D. H^+ 分泌有利于 HCO_3^- 重吸收

31. 关于 K^+ 分泌的叙述错误的是

    A. 分泌的部位主要在远曲小管和集合管

    B. 分泌的形式是 K^+-Na^+ 交换

    C. K^+-Na^+ 交换和 H^+-Na^+ 交换是互相竞争的

    D. 酸中毒时往往出现低钾血症

32. 临床上用来检查肾小管排泄功能的物质是

    A. 肌酐   B. 碘锐特

    C. 青霉素   D. 酚红

33. 调节尿液浓缩和稀释的主要激素是

    A. 肾素   B. 血管紧张素

    C. 醛固酮   D. 抗利尿激素

34. 肾脏各部组织液渗透压最高的是

    A. 肾皮质部   B. 肾外髓部

    C. 肾内髓部   D. 肾乳头部

35. 肾脏外髓部渗透梯度的形成主要依赖于

    A. 近球小管对 NaCl 的重吸收

    B. 髓袢升支粗段对 NaCl 的重吸收

    C. 远球小管对 NaCl 的重吸收

    D. 集合管对 NaCl 的重吸收

36. 肾脏内髓部渗透梯度的形成主要依赖于

    A. NaCl   B. 尿素

    C. NaCl 和尿素 D. KCl

    E. NaCl 和 KCl

37. 在一定血压范围内肾血流量保持相对稳定主要靠

    A. 神经调节   B. 体液调节

    C. 自身调节   D. 多种调节

38. 肾血流量的自身调节是指

    A. 动脉血压在 10.7~24.0kPa，肾血流量保持恒定

    B. 肾血流量不随动脉压改变而变动

    C. 肾髓质血流量不随动脉压的改变而变动

    D. 肾皮质血流量不随血压的改变而变动

39. 远曲小管和集合管对水的重吸收主要受_____的调节。

    A. 血管紧张素 B. 肾素

    C. 醛固酮   D. ADH

40. 远曲小管和集合管对 Na^+ 的重吸收主要受_____的调节。

    A. ADH   B. 醛固酮

    C. 肾上腺素   D. 血管紧张素

41. 抗利尿激素可促进下列哪部分小管重吸收水

    A. 近球小管   B. 髓袢降支

    C. 髓袢升支   D. 远曲小管和集合管

42. 关于抗利尿激素的叙述错误的是

    A. 由神经垂体释放

    B. 使远曲小管和集合管上皮细胞对水的通透性增大

    C. 血浆胶体渗透压升高，刺激渗透压感受器增加分泌

    D. 疼痛、精神紧张等可促进 ADH 的分泌

43. 下述情况尿量改变与 ADH 无关的是

    A. 大量饮水   B. 血糖浓度升高

    C. 循环血量增加 D. 严重呕吐腹泻

44. 下列因素不引起抗利尿激素分泌增多的是

    A. 循环血量减少

    B. 大量出汗

    C. 血浆晶体渗透压降低

    D. 严重饮水不足

45. 尿崩症的发生与下列哪种激素不足有关

    A. 肾上腺素和去甲肾上腺素

    B. 肾素

    C. 抗利尿激素

    D. 醛固酮

46. 下列可抑制抗利尿激素分泌的因素是

    A. 动脉血压升高

    B. 血管紧张素 II

    C. 血浆晶体渗透压升高

    D. 循环血量减少

47. 糖尿病患者尿量增多的原因是

    A. 肾小球滤过率增加

    B. 小管液渗透压增高

    C. ADH 分泌减少

    D. 醛固酮分泌增多

48. 大量饮清水后引起尿量增多的主要原因是

A. 抗利尿激素分泌减少

B. 肾小球滤过率增大

C. 循环血量减少

D. 近球小管渗透压增高

49. 大量饮清水后抗利尿激素分泌减少主要是由于

A. 血量增多

B. 动脉血压增高

C. 血浆晶体渗透压降低

D. 血管紧张素Ⅱ减少

50. 大量出汗时尿量减少，主要是由于

A. 血浆晶体渗透压升高，引起抗利尿激素分泌

B. 血浆晶体渗透压降低，引起抗利尿激素分泌

C. 交感神经兴奋，引起抗利尿激素分泌

D. 血浆胶体渗透压升高，导致肾小球滤过减少

51. 剧烈运动时少尿的主要原因是

A. 肾小球毛细血管血压增高

B. 抗利尿激素分泌增多

C. 肾小动脉收缩，肾血流量减少

D. 醛固酮分泌增多

52. 醛固酮的作用是

A. 保 Na^+ 排 K^+　　B. 保 K^+ 排 Na^+

C. 保 Na^+ 保 K^+　　D. 排 Na^+ 排 K^+

53. 醛固酮作用的主要部位是

A. 近端小管　　B. 髓袢

C. 集合管　　D. 远曲小管和集合管

54. 调控醛固酮的合成与分泌，下列因子最不重要的是

A. 肾素　　　　B. 血管紧张素Ⅱ

C. 血 K^+　　　D. 促肾上腺皮质激素

55. 醛固酮主要由下列哪一部位释放

A. 肾上腺髓质

B. 肾上腺皮质球状带

C. 肾上腺皮质束状带

D. 肾上腺皮质网状带

56. 对肾上腺皮质球状带分泌醛固酮刺激作用最强的是

A. 血管紧张素Ⅲ　B. 血管紧张素原

C. 血管紧张素Ⅰ　D. 血管紧张素Ⅱ

57. 使血管紧张素原转变为血管紧张素Ⅰ的是

A. 血管紧张素转换酶

B. 氨基肽酶

C. 羧基肽酶

D. 肾素

58. 肾素是由肾脏的哪个部位分泌的

A. 致密斑　　　B. 肾血管内皮

C. 球旁细胞　　D. 肾小管上皮

59. 心房钠尿肽的生理作用主要是

A. 保 Na^+ 排 K^+，增加血容量

B. 排 H_2O 排 Na^+，增加血容量

C. 排 Na^+ 排 H_2O，降低血容量

D. 保 H_2O 保 Na^+，降低血压

60. 致密斑的主要功能是

A. 直接释放肾素颗粒

B. 引起入球小动脉收缩

C. 直接感受入球小动脉收缩

D. 感受流经远曲小管的 NaCl 浓度变化

61. 正常人每天尿量为

A. 100ml 以下　B. 100～500ml

C. 1000～1500ml　D. 2000～2500ml

62. 阴部神经兴奋时

A. 膀胱逼尿肌收缩

B. 膀胱括约肌收缩

C. 尿道外括约肌收缩

D. 尿道内括约肌收缩

63. 排尿反射的初级中枢位于

A. 大脑皮质　　B. 下丘脑

C. 骶髓　　　　D. 延髓

64. 盆神经受损时，排尿功能障碍的表现是

A. 尿失禁　　　B. 尿频

C. 尿潴留　　　D. 多尿

65. 当膀胱有炎症或膀胱受到机械性刺激时产生的排尿异常称为

A. 尿频　　　　B. 遗尿

C. 尿潴留　　　D. 尿失禁

66. 高位截瘫患者排尿障碍表现为

A. 尿崩症　　　B. 尿潴留

C. 少尿　　　　D. 尿失禁

B 型题

（1～4 题共用选项）

A. 肾小球　　　　B. 肾小囊
C. 近端小管　　　D. 髓袢降支细段
E. 远曲小管、集合管

1. 原尿的生成部位是

2. 尿液被浓缩的部位是

3. 原尿中的氨基酸被吸收的部位是

4. 小管液中的 NaCl 被显著浓缩的部位是

（5～8 题共用选项）

A. 近端小管　　　B. 髓袢降支
C. 髓袢升支粗段　D. 远曲小管和集合管
E. 输尿管

5. 葡萄糖的重吸收在

6. HCO_3^- 的重吸收主要在

7. Ca^{2+} 的重吸收主要在

8. Cl^- 的继发性主动转运在

（9～14 题共用选项）

A. 肾小球滤过率降低
B. 水利尿
C. 渗透性利尿
D. 尿崩症
E. 囊内压升高

9. 大量饮清水导致尿量增加称为

10. 下丘脑视上核受损导致

11. 甘露醇利尿的基本原理是

12. 输尿管结石引起少尿是由于

13. 低血压休克的患者尿量减少的原因之一是

14. 糖尿病患者多尿是由于

X 型题

1. 尿生成的基本过程包括

A. 肾小球的滤过
B. 肾小管和集合管的重吸收
C. 肾小管和集合管的分泌与排泄
D. 集合管的浓缩和稀释
E. 经输尿管输送到膀胱储存

2. 肾小球滤过膜的结构包括

A. 肾小囊脏层上皮细胞层

B. 肾小囊壁层上皮细胞层
C. 基膜层
D. 毛细血管内皮细胞层
E. 球旁细胞

3. 肾小球有效滤过压的组成包括

A. 肾小球毛细血管血压
B. 肾血浆流量
C. 血浆晶体渗透压
D. 血浆胶体渗透压
E. 囊内压

4. 肾脏血液供应的特点是

A. 血流量大，主要供应肾皮质
B. 经过两次毛细血管网
C. 肾小球毛细血管内血压高
D. 肾小管周围的毛细血管内血压低
E. 肾血流可自身调节

5. 影响肾小球滤过的因素包括

A. 肾血流量
B. 肾小球有效滤过压的改变
C. 滤过膜的面积
D. 滤过膜的通透性
E. 静脉血压

6. 可以通过肾小球滤过膜的物质有

A. 水　　　　B. 电解质
C. 蛋白质　　D. 葡萄糖
E. 氨基酸

7. 尿液的生成需要哪些结构的参与

A. 肾小体　　B. 近曲小管
C. 髓袢　　　D. 远曲小管
E. 集合管

8. 水利尿产生的原因是

A. 血浆胶体渗透压降低
B. 肾小球动脉血压升高
C. 醛固酮分泌减少
D. 抗利尿激素释放减少
E. 小管液溶质浓度升高

9. 大失血引起尿量减少的原因是

A. 肾小球滤过率降低
B. 抗利尿激素释放增多

C. 心房钠尿肽分泌

D. 排尿反射减少

E. 醛固酮分泌增多

10. 机体的排泄器官有

A. 肺　　　　　B. 汗腺

C. 肾　　　　　D. 肝

E. 消化道

三、名词解释

1. 排泄　　　　2. 肾小球滤过

3. 滤过分数　　4. 肾糖阈

5. 渗透性利尿　6. 水利尿

四、简答题

1. 简述尿生成的基本过程。

2. 大量饮清水时，尿量有何变化？为什么？

3. 静脉注射 20% 葡萄糖溶液 50ml 后对尿量有何影响？为什么？

4. 大量出汗后，为什么会引起尿量减少？

五、论述题

1. 试述影响肾小球滤过的因素。

2. 急性大量失血造成低血压休克（血压 50mmHg）的患者，其尿量如何变化？试述其机制。

第九章 感觉器官的功能

学习要求

1. 掌握：感受器的一般生理特性；眼的折光系统及其调节；眼的感光换能系统；内耳（耳蜗）的功能。
2. 熟悉：感受器、感觉器官的定义和分类；与视觉有关的若干生理现象；外耳和中耳的功能；前庭器官的平衡感觉功能。
3. 了解：视网膜的信息处理；听神经动作电位；其他感受器的功能。

第一节　感受器的一般生理特性

一、感受器、感觉器官的定义和分类

（一）感受器的定义

感受器是指分布在体表或组织内部的一些专门感受机体内、外环境改变的结构或装置。

感觉器官：感受细胞与它们的非神经性附属结构构成。

（二）分类

按分布部位分为：内感受器、外感受器。

按接受刺激的性质分为：光、机械、温度、化学等感受器。

二、感受器一般生理特性

（一）感受器的适宜刺激

用某种能量形式的刺激作用于某种感受器时，只需要极小的强度就能引起相应的感觉，这一刺激形式或种类称为该感受器的适宜刺激（adequate stimulus）。换而言之，感受器对某种特殊能量形式变化最敏感。

（二）感受器的换能作用

感受器能把作用于它们的各种形式的刺激能量转变为相应的传入神经的动作电位，称感受器的换能作用（transducer function）。

感受器电位（receptor potential）或发生器电位（generator potential）：类似于终板电位，具有与刺激强度有关、总和、电紧张性扩布等特性。

（三）感受器的编码作用

感受器在把刺激转换成神经动作电位时，不仅发生了能量的转换，同时也把刺激所包含的环境变化的信息转移到动作电位的序列之中，即感受器的编码（coding）作用。

质：决定于刺激的性质、被刺激的感受器种类、大脑皮质的投射部位（专一线路）。

量：单一神经纤维冲动频率、参与信息传输神经纤维数目。

（四）感受器的适应现象

恒定强度的刺激作用于感受器时，刺激仍继续作用，但传入神经冲动频率会逐渐降低，这一现象称感受器的适应现象。

快适应：适于传递快速变化的信息，有利于感受器和中枢再接受新的刺激。

快适应感受器：皮肤触觉感受器。

慢适应：对某些功能状态进行长期持续的监测，随时调整机体的功能。

慢适应感受器：肌梭、颈动脉窦、关节囊。

第二节　眼的视觉功能

人眼的适宜刺激是波长为 370～760nm 的电磁波。人脑所获信息 70% 以上来自视觉。

一、眼折光系统及其调节

（一）眼的折光系统的光学特征

1. 光学原理　当光线遇到两个折射率不同的透明介质的界面时，将发生折射，其折射特性由界面的曲率半径和两种介质的折射率所决定。

2. 眼折光系统　角膜、房水、晶状体、玻璃体（曲率半径、折光指数不同）。

正常成人眼在安静而不调节时，它的折光系统后主焦点的位置恰好是视网膜所在的位置。

（二）眼内光的折射与简化眼

简化眼（reduced eye）：与正常眼在折光效果上相同但更为简单的等效光学系统或模型。

简化眼模型：前后径 20mm，曲率半径为 5mm 的单球面折光体，折光指数为 1.333，后主焦点相当于折光体后极。利用简化眼模型可以计算物像大小。

（三）眼的调节

1. 晶状体调节　视网膜上模糊物像→大脑皮质→中脑的正中核→动眼神经缩瞳核→睫状神经节→睫状神经→睫状肌环形肌收缩→悬韧带放松→晶状体依自身弹性向前后凸出（前凸明显）→眼折光能力增强→辐散光线提前聚焦→成像视网膜上。

近点：人眼能看清物体的最近距离。近点距眼的距离可作为判断眼调节能力大小的指标，近点距眼的距离越近，说明晶状体的弹性越好，亦即眼的调节能力越强。

老视：随着年龄的增长，晶状体的弹性逐渐减弱，导致眼的调节能力降低。

10 岁儿童的近点平均为 8.3cm，20 岁左右的成人约为 11.8cm，60 岁时可增大到 80cm 或更远。

2. 瞳孔调节

瞳孔近反射：视近物时，可反射性地引起双侧瞳孔缩小。瞳孔缩小可减少进入眼的光量并减少折光系统的球面像差和色像差，使视网膜成像更为清晰。

瞳孔对光反射：瞳孔的大小由于入射光量的强弱而变化（直接和间接瞳孔对光反射）。

中枢：中脑。

意义：了解病变部位、病情严重程度、麻醉深度。

双眼会聚：当双眼注视一个由远移近的物体时，两眼视轴向鼻侧会聚的现象。

意义：两眼同时看一近物时，物像可落在两眼视网膜的对称点上，因此不会发生复视。

（四）眼的折光能力和调节能力异常

1. 近视　①原因：折光能力过强或眼球前后径过长；②纠正：凹球面镜。
2. 远视　①原因：折光能力太弱或眼球前后径过短；②纠正：凸球面镜。
3. 散光　①原因：眼的角膜表面不呈正球面；②纠正：柱面镜。

二、眼 的 感 光 换 能 系 统

（一）视网膜结构特点

四层：

（1）色素细胞层：含黑色素颗粒，能吸收光线，防止光线反射而影响视觉。

（2）感光细胞层：有视杆细胞和视锥细胞两种，形态上分外段、内段、胞体、终足，其中外段是视色素集中的部位，在感光换能中起重要作用。

（3）双极细胞层。

（4）节细胞层。

（二）视网膜两种感光换能系统

1. 晚光觉（视杆）系统　光敏感度较高，视物无色觉，只有较粗略的轮廓，精确性差。

2. 昼光觉（视锥）系统　在类似白昼强光下才能被刺激，可以辨别颜色，对物体表面细节和轮廓能看清，有高度分辨力。

3. 依据

（1）视网膜上视杆、视锥空间分布不均匀：中央凹视锥细胞较多，周边部视杆细胞较多。

（2）视杆细胞、视锥细胞与双极细胞、节细胞的联系方式不同：视锥细胞细胞间联系会聚少，视杆细胞细胞间联系会聚多。

（3）白昼活动动物如爬虫类、鸡等，仅有视锥细胞，夜间活动动物如地松鼠、猫头鹰等仅有视杆细胞。

（4）从感光细胞的色素来看：视杆细胞只有视紫红质一种视色素，而视锥细胞含有三种吸收光谱特性不同的视色素。

（三）视杆细胞感光换能机制

1. 视紫红质的光化学反应

视紫红质：视蛋白＋视黄醛

如果长期维生素 A 摄入不足，会影响人的暗视觉，引起夜盲症。

2．视杆细胞感受器电位

外段：光电换能的关键部位。

外段膜：没有光照 RP，$-40 \sim -30$mV。

机制：在无光照时，视杆的外段膜上有一定数量 Na^+ 通道开放，Na^+ 内流所致。

光照：超级化型慢电位（感受器电位）。

光量子→视蛋白分子变构→激活视盘膜中传递蛋白 G_t→磷酸二酯酶激活→外段胞质中 cGMP 分解→细胞内 cGMP↓→Na^+ 通道关闭→暗电流减少或消失→超级化型感受器电位。

（四）视锥系统的换能和颜色视觉

Young、Helmholtz 视觉三原色学说：在视网膜中存在着分别对红、绿、蓝的光线特别敏感的三种视锥细胞，分别含有对红、绿、蓝三种光敏感的色素。当某一波长的光线作用于视网膜时，可以一定的比率使三种视锥细胞分别产生不同程度的兴奋，信息传至中枢，产生某一颜色的感受。

三、视网膜的信息处理

双极细胞：去极化电位、超极化电位。

神经节细胞：动作电位。

四、与视觉有关的若干生理现象

（一）视力

视力（visual acuity）又称视敏度，是指眼对物体细小结构的分辨能力。它反映了视网膜中央凹视锥细胞的功能，是以眼能够识别物体两点间的最小距离来衡量的。

（二）暗适应与明适应

当人从亮光处进入暗处时，最初看不清任何物体，经过一定时间眼的视觉敏感度才逐渐增高，恢复了在暗处的视力，称为暗适应（dark adaptation）。这主要是因在暗处视紫红质的合成大于分解，视杆细胞内视紫红质含量逐渐增高，对光的敏感性逐渐增强所致。此外，在暗处瞳孔扩大也有利于提高光的敏感性。

从暗处进入亮光处时，最初看不清物体，只感到一片耀眼的光亮，稍等片刻之后，才能恢复视觉，称为明适应（light adaptation）。这主要是在亮处视紫红质的分解大于合成，视杆细胞内视紫红质含量迅速降低，对光较不敏感的视锥色素才能在亮处感光而恢复视觉。此外，在亮处因瞳孔对光反射而使瞳孔缩小也有利于降低对光的敏感性。

（三）视野

视野是指单眼固定地注视前方一点不动，这时该眼所能看到的范围。

视野（由大到小排列）：白、黄、蓝、红、绿。

（四）视后像和融合现象

注视一个光源或较亮的物体，然后闭上眼睛，可以感觉到一个光斑，其形状和大小均与该光源或物体相似，这种主观的视觉后效应称视后像。

融合：重复的闪光刺激可引起主观上的连续光感。

（五）双眼视觉和立体视觉

双眼视觉：两眼同时看某一物体时产生的视觉。

立体视觉：双眼视物时，主观上可以产生被视物体的厚度以及空间的深度或距离等感觉。

第三节　耳的听觉功能

耳适宜振动频率：20～20 000Hz；感受声波的压强范围：0.0002～1000dyn/cm^2（1dyn/cm^2＝1Pa）。

一、外耳和中耳的功能

（一）外耳的功能

外耳的功能为集音、共鸣。

根据物理学原理，一端封闭的管道对于波长 4 倍于管长的声波产生最大共振作用。外耳道长 2.5cm，最佳共振频率为 3800Hz。

（二）中耳的功能

1．鼓膜　形状：椭圆形；面积：50～90mm^2；厚：约 0.1mm。

2．听骨链　锤骨 - 砧骨 - 镫骨。

3．中耳增压效应

（1）鼓膜振动的面积为 55mm^2，卵圆窗膜面积为 3.2mm^2，作用于卵圆窗膜上的压强增大 55/3.2＝17.2 倍。

（2）杠杆长臂（锤骨柄）：短臂（砧骨长突）＝1.3∶1＝1.3 倍，17.2×1.3＝22.4 倍，即在整个中耳传递过程中总的增压效应为 22.4 倍。

4．咽鼓管　平衡鼓室内空气与大气之间的压力。

（三）声波传入内耳的途径

1．气传导　为主要途径。声波→鼓膜→听骨链→卵圆窗→耳蜗。

2．骨传导　声波→颅骨振动→耳蜗。

二、内耳的功能

（一）耳蜗结构要点

两个分界膜：前庭膜和基底膜。

三个腔：前庭阶、骨阶和蜗管。

声音感受器：螺旋器，由内外毛细胞及支持细胞组成。

（二）耳蜗的感音和换能作用

振动从基底膜底部开始，以行波方式向耳蜗顶部方向传播。声波频率的不同，行波传播的远近和最大振幅出现的部位也不同。

低频：最大振幅出现部位靠近蜗顶，耳蜗顶部病变时导致低频听力障碍。

高频：最大振幅出现部位靠近基底膜底部，耳蜗底部病变时主要导致高频听力障碍。

（三）耳蜗生物电现象

1. 耳蜗内电位　①耳蜗内电位：+80mV；②毛细胞的静息电位：−80～−70mV；③顶部膜内外电位差：160mV；④耳蜗内正电位的产生：血管纹细胞含丰富的 Na^+-K^+ 依赖式 ATP 酶。

2. 微音器电位　当耳蜗受到声音刺激时，在耳蜗及其附近结构所记录到的一种与声波的频率和幅度完全一致的电位变化，称微音器电位。它是由多个毛细胞产生的感受器电位的复合。

特点：无不应期；无阈值；潜伏期短；不易疲劳；对缺氧及深部麻醉不敏感。

3. 听神经动作电位　最后的电变化；换能、编码的总结果；存在最佳频率，其高低取决于其在基底膜上的分布位置（最大振幅行波的位置）。

第四节　内耳的平衡感觉功能

一、前庭器官的感受装置和适宜刺激

前庭器官：半规管、椭圆囊、球囊。

前庭器官的感受细胞

1. 椭圆囊和球囊

感受细胞：毛细胞，位于囊斑上，顶部有纤毛，纤毛游离端伸入耳石膜，底部有感觉神经末梢分布。

适宜刺激：当人体向某一方向做直线加速或减速运动时耳石膜与毛细胞的相对位置发生改变，毛细胞感受刺激，传入神经纤维发放神经冲动增加，引起相应感觉，并产生反射性肌张力改变以保持身体平衡。

2. 半规管

感受细胞：毛细胞，位于壶腹嵴，其上的纤毛有动毛和静毛之分。

适宜刺激：感受旋转变速运动刺激。由于内淋巴的移动，对毛细胞产生刺激。凡静毛朝向动毛一侧弯曲时引起毛细胞兴奋，背离动毛弯曲时产生抑制。

二、前庭反应

（一）前庭姿势调节反射

例如，汽车向前开时，由于惯性，身体会向后倾斜，由于椭圆囊的位砂因其惯性而使囊斑毛细胞的纤毛向后弯曲，引起躯干部的屈肌和下肢的伸肌的张力增加，从而使身体前倾以保持身体的平衡。

意义：维持机体一定的姿势和保持身体的平衡。

（二）自主神经反应

前庭神经反应：当半规管感受器受到过强或长时间的刺激时，可通过前庭神经核与网状结构的联系而引起自主神经系统功能的失调，导致心率加快、血压下降、出汗、恶心、呕吐、眩晕、皮肤苍白等症状，称为前庭自主神经性反应。

晕车、晕船等即是由于前庭器官受刺激，导致自主神经系统功能失调所致。

（三）眼震颤

前庭反应中最特殊的是躯体旋转运动时引起的眼球运动，称为眼震颤。

第五节　其他感受器的功能

一、嗅觉感受器和嗅觉的一般性质

嗅觉感受器：嗅上皮。

适宜刺激：空气中的化学物质。

二、味觉感受器和味觉的一般性质

味觉感受器：味蕾。

舌的不同部位对不同味刺激的敏感程度不同，舌尖对甜味比较敏感，舌两侧对酸味比较敏感，舌两侧的前部对咸味比较敏感，软腭和舌根对苦味比较敏感。

三、皮肤感觉感受器的功能

（一）触 - 压觉

给皮肤施以触、压等机械刺激所引起的感觉，分别称触 - 压觉。

触压觉的感受器：游离的神经末梢、毛囊感受器或带有附属结构的环层小体、麦氏小体、鲁菲尼终末和梅克尔盘等。

感受器电位：产生机制可能与机械门控 Na^+ 通道的开放和 Na^+ 内流有关。

（二）温度感觉

冷觉和热觉合称温度感觉，分别由冷、热两种感受器的兴奋所引起。

（三）痛觉

痛觉主要由伤害性刺激引起，感受器是游离的神经末梢。

测 试 题

一、选择题

A 型题

1. 专门感受机体内外环境变化的结构和装置称为

　　A. 感受器　　　B. 感觉器官

　　C. 效应器　　　D. 分析器

　　E. 特殊器官

2. 感受细胞与非神经性的附属结构一起构成

　　A. 感觉器官　　B. 感受器

　　C. 效应器　　　D. 分析器

　　E. 特殊器官

3. 感受器的适宜刺激指

　　A. 达到一定强度的刺激

　　B. 达到一定作用时间的刺激

　　C. 达到一定频率的刺激

D. 达到一定强度和一定作用时间的刺激

E. 就某种感受器而言，引起某种感觉的阈值最低的一种刺激类型

4. 下列对感受器电位的描述错误的是

　　A. 以电紧张方式扩布

　　B. 为感受器细胞上的局部电位

　　C. 为"全或无"式的动作电位

　　D. 可以总和

　　E. 是一种过渡性的电位变化

5. "全或无"现象见于

　　A. 锋电位　　　　B. 静息电位

　　C. 感受器电位　　D. 终板电位

　　E. 突触后电位

6. 感受器能把刺激所包含的环境变化信息转移到动作电位的序列中去，这种特性称为感受器的

　　A. 适宜刺激　　　B. 换能作用

　　C. 编码作用　　　D. 适应现象

　　E. 交互抑制

7. 对感受器的刺激强度和被兴奋的传入纤维数之间的关系是

　　A. 呈反变　　　　B. 呈正变

　　C. 成反比　　　　D. 成正比

　　E. 无关系

8. 作用于感受器的刺激强度不变，刺激虽然在持续，但传入神经上神经冲动的频率会逐渐降低的现象，称为

　　A. 疲劳　　　　　B. 抑制

　　C. 适应　　　　　D. 传导

　　E. 阻滞

9. 对于感受器适应现象的叙述错误的是

　　A. 适应是感受器的功能特点之一

　　B. 适应不是疲劳

　　C. 有快适应感受器和慢适应感受器

　　D. 刺激强度未变，但传入冲动减少或消失

　　E. 感受器适应与感觉适应无关

10. 属于快适应的感受器是

　　A. 触觉感受器

　　B. 痛觉感受器

　　C. 主动脉弓压力感受器

D. 肌梭长度感受器

E. 颈动脉窦压力感受器

11. 下列关于特殊感官特性的描述错误的是

　　A. 对适宜刺激敏感

　　B. 多具有辅助结构

　　C. 均不易适应

　　D. 均有换能作用

　　E. 均有信息编码功能

12. 眼处于静息状态时能够看清的眼前物体最远的距离称为

　　A. 近点　　　　　B. 远点

　　C. 焦点　　　　　D. 盲点

　　E. 节点

13. 眼能看清物体的最近距离称为

　　A. 盲点　　　　　B. 节点

　　C. 焦点　　　　　D. 近点

　　E. 远点

14. 眼调节力的大小主要决定于

　　A. 角膜的弹性　　B. 晶状体的弹性

　　C. 玻璃体的弹性　D. 瞳孔的直径

　　E. 房水的折光指数

15. 悬韧带放松可使

　　A. 晶状体曲度增大

　　B. 晶状体曲度减小

　　C. 角膜曲度增大

　　D. 角膜曲度减小

　　E. 瞳孔缩小

16. 人眼看近物时

　　A. 晶状体变扁平，折光力增加

　　B. 晶状体变凹，折光力增加

　　C. 晶状体变凸，折光力下降

　　D. 晶状体变扁平，折光力下降

　　E. 晶状体变凸，折光力增加

17. 支配睫状肌的副交感神经兴奋时，可使

　　A. 瞳孔缩小

　　B. 晶状体曲度增大

　　C. 晶状体曲度减小

　　D. 悬韧带紧张

　　E. 睫状肌舒张

18. 在折光系统中起主要作用的是
    A. 角膜　　　　B. 虹膜
    C. 房水　　　　D. 晶状体
    E. 玻璃体
19. 使近处物体发出的辐射光线聚焦成像在视网膜上的功能称为
    A. 眼的调节　　B. 眨眼反射
    C. 瞳孔近反射　D. 瞳孔对光反射
    E. 辐辏反射
20. 眼的近点的远近主要决定于
    A. 瞳孔的直径　B. 晶状体的弹性
    C. 房水的折光率　D. 玻璃体的折光指数
    E. 角膜的曲率半径
21. 瞳孔对光反射中枢位于
    A. 延髓　　　　B. 脑桥
    C. 中脑　　　　D. 丘脑外侧膝状体
    E. 丘脑内侧膝状体
22. 当用光照射正常人的左眼时
    A. 左眼瞳孔缩小，右眼瞳孔不变
    B. 右眼瞳孔缩小，左眼瞳孔不变
    C. 左眼瞳孔缩小，右眼瞳孔扩大
    D. 两侧瞳孔都不变
    E. 两侧瞳孔均缩小
23. 关于近视眼的叙述错误的是
    A. 眼球前后径过长
    B. 近点比正常眼近
    C. 平行光线聚焦于视网膜之前
    D. 可用凹球面镜矫正
    E. 眼的折光力低于正常
24. 老视发生的原因主要是
    A. 晶状体透明度改变
    B. 晶状体弹性减弱
    C. 角膜曲率改变
    D. 角膜透明度改变
    E. 房水循环障碍
25. 关于远视眼的叙述不正确的是
    A. 近点较正常人远
    B. 入眼的平行光线聚焦在视网膜之后
    C. 眼球的前后径过短

D. 需用凸球面镜矫正
    E. 视近物时无需调节
26. 散光产生的原因多为
    A. 眼球前后径过长
    B. 眼球前后径过短
    C. 晶状体曲率半径过小
    D. 睫状体疲劳或萎缩
    E. 角膜表面不呈正球面
27. 视网膜中央凹的视敏度最高，其原因是
    A. 视杆细胞多，会聚现象少
    B. 视杆细胞多，会聚现象多
    C. 视锥细胞多，会聚现象少
    D. 视锥细胞多，会聚现象多
    E. 视锥细胞和视杆细胞均多，会聚现象少
28. 视网膜上无视杆细胞而全部是视锥细胞的区域是
    A. 视神经盘　　B. 中央凹
    C. 中央凹周边部　D. 视神经盘周边部
    E. 视网膜周边部
29. 视锥系统的特点是
    A. 对光敏感度低，能辨颜色，细节分辨力高
    B. 对光敏感度高，能辨颜色，细节分辨力高
    C. 对光敏感度低，不能辨颜色，细节分辨力高
    D. 对光敏感度高，不能辨颜色，细节分辨力高
    E. 对光敏感度低，不能辨颜色，细节分辨力低
30. 关于视杆细胞的叙述错误的是
    A. 在中央凹处无分布
    B. 光照时可产生超极化电位
    C. 有完善的色觉功能
    D. 外段的感光色素为视紫红质
    E. 主司暗视觉
31. 关于视锥细胞的叙述错误的是
    A. 在中央凹处分布密集
    B. 外段的形态与视杆细胞不同
    C. 不能产生动作电位
    D. 光照时可产生超极化电位
    E. 不同的视锥细胞中所含的视黄醛结构不同
32. 视网膜上的感光细胞为
    A. 色素上皮细胞　B. 视锥细胞和视杆细胞

C. 双极细胞　　D. 神经节细胞

E. 水平细胞

33. 视锥细胞与视杆细胞相比，最重要的功能特点是

　A. 能合成感光色素

　B. 能产生感受器电位

　C. 含有 11- 顺型视黄醛

　D. 具有辨别颜色的能力

　E. 对光刺激敏感

34. 关于对视锥细胞的叙述不正确的是

　A. 越近视网膜中心部，视锥细胞越多

　B. 具有颜色辨别能力

　C. 视网膜周边部视锥细胞少

　D. 对光的敏感度较差

　E. 在视神经盘周围分布最密集

35. 各种感光色素本质上的区别在于

　A. 视蛋白的数量

　B. 视蛋白的结构

　C. 视黄醛的数量

　D. 视黄醛的结构

　E. 视黄醛与视蛋白的结合方式

36. 夜盲症发生的原因是

　A. 视紫红质过多

　B. 视紫红质缺乏

　C. 11- 顺型视黄醛过多

　D. 视蛋白合成障碍

　E. 视杆细胞数量过少

37. 光照后视紫红质发生的光化学反应是

　A. 视蛋白与视黄醛分离

　B. 视蛋白与视黄醛合成视紫红质

　C. 全反型视黄醛转变成全反型视黄醇

　D. 全反型视黄醛转变成 11- 顺型视黄醛

　E. 全反型视黄醇转变成 11- 顺型视黄醛

38. 视黄醛可以由下列哪种物质转变而来

　A. 维生素 A　　B. 维生素 B_2

　C. 维生素 K　　D. 维生素 D

　E. 维生素 E

39. 感光细胞的感受器电位特点是

　A. 以 Na^+ 入胞为主形成的电位变化

B. 以 Na^+ 出胞为主形成的电位变化

C. 为超极化慢电位

D. 为去极化慢电位

E. 为超极化快电位

40. 临床上较为多见的色盲是

　A. 红色盲　　B. 红色盲和绿色盲

　C. 黄色盲　　D. 蓝色盲

　E. 黄色盲和蓝色盲

41. 根据视觉的三原色学说，视网膜上分布有三种视锥细胞，其所含视色素

　A. 对红、黄、蓝三色敏感

　B. 对红、黑、白三色敏感

　C. 对红、绿、蓝三色敏感

　D. 对红、黄、黑三色敏感

　E. 对红、蓝、紫三色敏感

42. 关于明适应的叙述错误的是

　A. 适应较快，约几秒钟即可完成

　B. 主要与视锥细胞的光敏感度较高有关

　C. 亮光下视物主要由视锥细胞承担

　D. 从暗处突然进入亮光处，可发生明适应现象

　E. 耀眼光感主要是由于视紫红质在亮光下迅速分解引起的

43. 关于暗适应的叙述正确的是

　A. 是人眼对光的敏感度在暗光下逐渐降低的过程

　B. 暗适应的第一阶段主要与视锥细胞的感光色素分解增加有关

　C. 暗适应的第一阶段主要与视杆细胞的感光色素合成增强有关

　D. 暗适应的第二阶段主要与视杆细胞的感光色素合成增强有关

　E. 暗适应的第二阶段主要与视锥细胞的感光色素分解增加有关

44. 视野范围最小的是

　A. 红色　　B. 绿色

　C. 蓝色　　D. 黄色

　E. 白色

45. 视野范围最大的是

　A. 红色　　B. 绿色

C. 蓝色　　　　D. 白色

E. 黄色

46. 当声音的强度增强到某一限度时，除引起听觉外还引起鼓膜疼痛，这一限度称为

A. 听域　　　　B. 听阈

C. 辨别阈　　　D. 声音强度阈

E. 最大可听阈

47. 听阈是指刚能引起听觉的

A. 某一频率声波的最大振动强度

B. 任何频率声波的最大振动强度

C. 某一频率声波的最小振动强度

D. 某一频率声波的中等振动强度

E. 任何频率声波的最小振动强度

48. 正常人耳能感受的振动频率范围是

A. 5～16Hz

B. 20～20 000Hz

C. 20 000～25 000Hz

D. 25 000～30 000Hz

E. 30～10 000Hz

49. 在音频范围内，人耳最敏感的振动频率是

A. 16～20 000Hz　　B. 100～1000Hz

C. 1000～3000Hz　　D. 4000～6000Hz

E. 6000～8000Hz

50. 声波由鼓膜经听骨链向卵圆窗传播时

A. 幅度不变，压强增大

B. 幅度减小，压强不变

C. 幅度增大，压强减小

D. 幅度减小，压强增大

E. 幅度增大，压强增大

51. 声音传入内耳的主要途径是

A. 骨传导

B. 外耳→鼓膜→听骨链→卵圆窗→耳蜗

C. 外耳→鼓膜→鼓室空气→圆窗→耳蜗

D. 外耳→鼓膜→听骨链→圆窗→耳蜗

E. 颅骨→耳蜗

52. 飞机上升和下降时，嘱乘客做吞咽动作，其生理意义在于

A. 调节基底膜两侧的压力平衡

B. 调节前庭膜两侧的压力平衡

C. 调节圆窗膜内外压力平衡

D. 调节鼓室与大气之间的压力平衡

E. 调节中耳与内耳间的压力平衡

53. 为中耳鼓室和外界环境提供压力平衡的结构是

A. 蜗管　　　　B. 蜗孔

C. 圆窗　　　　D. 咽鼓管

E. 卵圆窗

54. 柯蒂器位于

A. 前庭膜　　　B. 盖膜

C. 基底膜　　　D. 耳石膜

E. 圆窗膜

55. 耳蜗的主要功能是

A. 集音　　　　B. 感音换能

C. 声压增益　　D. 判断音源

E. 传导动作电位

56. 耳蜗底部受损主要影响

A. 高频听力　　B. 低频听力

C. 中频听力　　D. 中、低频听力

E. 高、中频听力

57. 耳蜗顶部毛细胞受损主要影响

A. 高频听力　　B. 低频听力

C. 中频听力　　D. 高低频听力均有影响

E. 对高、低频听力均无影响

58. 声波频率越高，基底膜振动幅度的最大部位越靠近

A. 基底膜底部　　B. 基底膜顶部

C. 基底膜中间部　D. 基底膜的最宽部位

E. 耳蜗顶部

59. 有关前庭器官的叙述错误的是

A. 前庭器官包括耳蜗、椭圆囊、球囊和三个半规管

B. 能感受机体在空间的位置

C. 可感受机体的变速运动

D. 可引起姿势调节反射，保持身体平衡

E. 与自主神经反应和眼震颤有关

60. 下述人类能分辨的味道中，不属于基本味觉的是

A. 酸　　　　B. 甜　　　　C. 苦

D. 辣　　　　E. 咸

61. 关于嗅觉感受器的叙述不正确的是
    A. 嗅觉感受器主要位于上鼻道及鼻中隔后上部的嗅上皮中
    B. 嗅觉的感受器是嗅细胞
    C. 嗅觉感受器的适宜刺激是空气中的化学物质
    D. 嗅觉感受器适应慢
    E. 嗅觉细胞的纤毛表面具有对某种分子结构有特殊结合能力的受体

B 型题

（1～3 题共用选项）
    A. 疲劳   B. 适应
    C. 换能   D. 编码
    E. 调制

1. 感受器把各种形式的刺激能量转变为神经纤维上的动作电位称为
2. 感受器把内外环境变化的信息转变为神经纤维上动作电位的序列过程称为
3. 感受器对刺激的敏感性逐渐降低的过程称为
    A. 近视   B. 远视
    C. 散光   D. 老视
    E. 正视

（4～7 题共用选项）
4. 由于眼球前后径过长而导致视力的异常称为
5. 由于眼球前后径过短而导致视力的异常称为
6. 晶状体弹性减弱，视近物时调节能力下降，称为
7. 由于角膜表面在不同方向的曲率半径不等导致眼的折光能力异常，称为

（8～12 题共用选项）
    A. 感音性耳聋   B. 传音性耳聋
    C. 中枢性耳聋   D. 高频听力受损
    E. 低频听力受损

8. 听骨链破坏可导致
9. 鼓膜穿孔可导致
10. 全耳蜗病变可导致
11. 耳蜗底部病变可导致
12. 耳蜗顶部病变可导致

X 型题

1. 关于感受器电位的叙述正确的是
    A. 为过渡性慢电位

B. 为外界刺激能量转换成跨膜电变化的结果
    C. 其幅度与外界刺激强度有关
    D. 以电紧张方式扩布
    E. 有总和现象

2. 在同一感觉系统或感觉类型内，刺激强度的编码是通过
    A. 刺激能量的形式
    B. 被刺激的感受器性质
    C. 信号传输的特定途径
    D. 参加传输的神经纤维数目多少
    E. 单一神经纤维上神经冲动频率的高低

3. 视近物时反射性引起瞳孔缩小，其作用是
    A. 减小球面像差   B. 减少进入眼内的光量
    C. 减少色像差   D. 降低眼的折光能力
    E. 增加视觉的清晰度

4. 关于远视眼的叙述正确的是
    A. 近点比正视眼远
    B. 易发生视物疲劳，尤其视近物时易疲劳
    C. 多由眼球前后径过长引起
    D. 眼的折光力减弱
    E. 可用凹球面镜矫正

5. 区分不同类型视锥细胞的主要依据有
    A. 外段结构的差异
    B. 视黄醛结构的差异
    C. 视蛋白结构的不同
    D. 光谱吸收特性的不同
    E. 分布部位的不同

6. 关于视杆细胞的叙述正确的是
    A. 主要分布在视网膜中央凹以外的周边部
    B. 对光波刺激较视锥细胞敏感
    C. 有较强细节分辨能力
    D. 能辨别颜色
    E. 感光色素为视紫红质

7. 关于视紫红质的叙述正确的是
    A. 是视杆细胞的感光色素
    B. 属于固醇类物质
    C. 在光亮处迅速分解
    D. 在暗处以合成为主
    E. 分解和合成为可逆反应

8. 关于视野的叙述正确的是

   A. 鼻侧与上侧较大

   B. 颞侧与下侧较大

   C. 红色视野最小

   D. 白色视野最大

   E. 黄色视野大于绿色视野

9. 外耳的作用有

   A. 为声波传向中耳的通道

   B. 有采音作用

   C. 通过共振提高声音强度

   D. 有助于声源方位的判断

   E. 对鼓膜有一定保护作用

10. 鼓膜 - 听骨链装置的功能是

   A. 起传音作用

   B. 起增压作用

   C. 可以减小振动的幅度

   D. 可防止突发性过强声压对内耳的损伤

   E. 补偿由于声阻抗不同所致的能量耗损

二、名词解释

1. 感受器（receptor）

2. 感觉器官（sense organ）

3. 感受器的编码作用（coding of receptor）

4. 感受器的换能作用（transducer function of receptor）

5. 感受器的适宜刺激（adequate stimulus of receptor）

6. 感受器的适应现象（adaptation of receptor）

7. 近点（near point）

8. 近视（myopia）

9. 远视（hyperopia）

10. 视敏度（视力）（visual acuity）

11. 暗适应（dark adaptation）

12. 明适应（light adaptation）

13. 视野（visual field）

14. 听阈（hearing threshold）

三、简答题

1. 眼的折光异常有哪几种？如何矫正？

2. 试述正常人看近物时眼的调节过程及生理意义。

3. 老视眼是如何形成的？其视物有何特点？

4. 为什么缺乏维生素 A 会发生夜盲症？

5. 试述基底膜振动的行波学说。

第十章 神经生理

学习要求

1. 掌握：神经元的信息传递；躯体感觉的传入通路；脊髓对躯体运动的调节；自主神经系统的功能及特征；小脑对躯体运动的调节。

2. 熟悉：神经元；躯体感觉的大脑皮质代表区；躯体感觉；内脏感觉的中枢分析；脑干、大脑皮质对躯体运动调节的特点；脑干、下丘脑对内脏活动的调节；本能行为和情绪的神经调节；觉醒与睡眠时相及生理意义、脑电图的基本波形及特征。

3. 了解：特殊感觉的中枢分析；基底神经节对躯体运动的调节；脊髓、大脑皮质对内脏活动的调节；神经系统对本能行为及情绪的调节；学习和记忆的形式及过程；大脑皮质的语言活动中枢和一侧优势。

第一节 神经元活动的一般规律

一、神经元和神经纤维

（一）神经元的一般结构与功能

1. 神经元（neuron）的基本结构 胞体与突起：突起有树突与轴突；胞体发出轴突的部分为轴丘。轴突起始部位为始段，末梢膨大部为突触小体。轴突与感觉神经元的长树突两者统称为轴索，轴索外面包有髓鞘或神经膜成为神经纤维。

2. 神经元的基本功能 神经元的主要功能是接受刺激，传递信息。

（二）神经纤维的功能与分类

神经纤维的主要功能是传导兴奋。在神经纤维上传导的兴奋或动作电位称为神经冲动（nerve impulse）。

神经纤维直径与传导速度之间的关系大致为：传导速度（m/s）≈6×直径（μm）。

神经纤维的传导速度还与下列因素有关：有髓快，无髓慢；温度高快，低则慢。

神经纤维传导兴奋的特征：

（1）完整性：神经冲动沿神经纤维的正常传导，要求神经纤维在结构和生理功能上的完整性。

（2）绝缘性：一条神经干包含许多条神经纤维，但各条神经纤维的兴奋只沿本纤维各自传导，互不干扰。

（3）双向性：神经纤维的任何一点产生的动作电位都可沿神经纤维同时向两端传导。

（4）相对不疲劳性：神经冲动传导时耗能远小于突触传递，因此神经纤维的兴奋传导不易发生疲劳。

根据神经纤维兴奋传导速度的差异将哺乳动物的周围神经纤维分为 A、B、C 三类。

根据纤维直径和来源神经纤维又分为 Ⅰ、Ⅱ、Ⅲ、Ⅳ 四类。

（三）神经纤维的轴浆运输

1. 轴浆在胞体与轴突末梢之间流动完成物质运输的现象称为轴浆运输（axoplasmic transport）。

2. 通过轴浆流动和轴浆运输到达轴突终末端分泌为顺向运输；反之为逆向运输。

（四）神经的营养性作用和神经营养因子

1. 神经的营养性效应　如切断神经后所支配的肌肉萎缩。
2. 神经营养因子　如神经生长因子等。

二、神经元间的信息传递

（一）突触的类型和结构

1. 突触的概念与分类

概念：神经元之间相接触的部位（经典突触）。

分类：①轴突 - 树突式突触，轴 - 树突触；②轴突 - 胞体式突触，轴 - 胞突触；③轴突 - 轴突式突触，轴 - 轴突触。

2. 突触的基本结构（经典突触）　突触前膜、突触间隙和突触后膜。

（二）突触的传递过程

1. 突触传递过程　动作电位使突触前膜去极化→电压门控式钙通道开放→促进突触小泡与前膜接触→递质释放→递质与突触后膜受体结合→突触后电位产生。

2. 突触后电位

（1）兴奋性突触后电位（excitatory postsynaptic potential，EPSP）：后膜的膜电位在递质作用下发生去极化改变，使该突触后神经元对其他刺激的兴奋性提高，这种电位变化称为兴奋性突触后电位。形成机制为 Na^+ 内流大于 K^+ 外流。

（2）抑制性突触后电位（inhibitory postsynaptic potential，IPSP）：后膜的膜电位在递质的作用下产生超极化改变，使该突触后神经元的兴奋性下降，这种电位变化称为抑制性突触后电位。形成机制为 Cl^- 内流增加引起细胞内负离子增多，出现超极化电位。

3. 突触后神经元的兴奋与抑制　因为突触后电位有兴奋和抑制两种，也可以同时产生，其电位的改变取决于两者的代数和总趋势；当总趋势为超极化时，其表现为抑制；当总趋势为去极化时，其表现为兴奋。

4. 突触传递的调节　①对突触前末梢递质释放的调节（主要是对钙的调节）；②对突触后膜受体的调节（主要是对受体的调节）。

三、反射活动的一般规律

（一）反射与反射弧

反射弧包括感受器、传入神经、中枢、传出神经和效应器。

（二）中枢神经元的联系方式

1. 单线式联系　一个神经的轴突仅与另一个神经元形成突触联系的称为单线式联系。

2. 辐散和聚合式联系　一个神经元的轴突可通过其末梢与许多神经元建立突触联系为辐散；许多神经元的轴突末梢共同与一个神经元的细胞体或树突建立突触联系为聚合。

3. 链锁式和环式联系　是更加复杂的神经元间的联系方式，呈链锁状的为链锁式联系，有的还呈环状。

（三）中枢兴奋传递的特征

1. 单向传导　神经纤维的传导方向固定。即在反射活动中，兴奋经化学性突触传递，只能向一个方向传播，即从突触前末梢传向突触后神经元。

2. 中枢延搁　兴奋通过反射中枢时往往较慢，这一现象称为中枢延搁或突触延搁。原因是神经元间联系为突触联系，需要化学物质作为神经递质传递兴奋而出现时间耽搁。

3. 总和　有时间总和与空间总和。就是在反射活动中，单根神经纤维的传入冲动一般不能使中枢发出传出效应；而若干神经纤维的传入冲动同时到达同一中枢，才可能产生传出效应。

4. 兴奋节律的改变　受各种因素的影响，特别在多突触反射中，传出神经和传入神经的冲动频率往往不同。这是因为突触后神经元常同时接受多个突触前神经元的信号传递，突触后神经元自身的功能状态也可能不同，并且反射中枢常经过多个中间神经元接替，因此最后传出冲动的节律取决于各种影响因素的综合效应。

5. 后发放　在一反射过程中，刺激停止后，传出神经仍可在一定时间内继续发放冲动，此现象称为后发放。

6. 对内环境变化的敏感性和易疲劳性　缺氧、二氧化碳过多和酸性代谢产物等均可影响递质的合成与释放，改变突触的传递能力。同时神经递质耗竭也会影响突触传递。

（四）中枢抑制

1. 突触后抑制　是由抑制性中间神经元的活动引起的，主要包括：

（1）传入侧支性抑制：传入纤维进入中枢后，一方面通过突触联系兴奋某一中枢神经元；另一方面通过侧支兴奋一抑制性中间神经元，再通过后者的活动抑制另一中枢神经元。

（2）回返性抑制：中枢神经元兴奋时，传出冲动沿轴突外传，同时又经轴突侧支兴奋一个抑制性中间神经元，后者释放抑制性递质，反过来抑制原先发生兴奋的神经元及同一中枢的其他神经元。

2. 突触前抑制　在中枢内广泛存在，尤其多见于感觉传入通路中，对调节感觉传入活动具有重要意义。如轴突末梢 A 与运动神经元构成轴-胞式突触；轴突末梢 B 与轴突末梢 A 构成轴-轴式突触，但与运动神经元不直接构成突触联系。若仅 A 兴奋引起运动神经元产生一定大小的 EPSP；若仅 B 兴奋，则运动神经元不起反应。若 B 先兴奋，一定时间后 A 兴奋，则运动神经元的 EPSP 将明显减少。

突触前抑制现象：①轴突末梢 A 兴奋→运动神经元产生 EPSP；②轴突末梢 B 与末梢 A 构成轴-轴突触，与运动神经元无直接联系，末梢 B 单独兴奋不引起运动神经元产生反应；③如果末梢 B 先兴奋，间隔一定时间后兴奋末梢 A，则运动神经元产生的 EPSP 较没有末梢 B 参与时的 EPSP 明显减小，产生抑制作用。

机制：末梢 B 兴奋时，释放 GABA 作用于末梢 A 上的 $GABA_A$ 受体，引起末梢 A 的 Cl^-电导增加，膜发生去极化，使传到末梢 A 的动作电位变小，时程缩短，结果使进入末梢 A 的 Ca^{2+} 减少，由此而引起末梢 A 递质释放量减少，最终导致运动神经元的 EPSP 幅度减小。在某些轴突末梢上还存在 $GABA_B$ 受体，该受体激活时，通过增加第二信使 IP_3 和 DG，使膜上 K^+ 通道开放，K^+ 外流，使末梢 A 的 Ca^{2+} 的内流量减少，递质释放量减少从而产生抑制效应。

第二节 神经系统的感觉功能

一、脊髓的感觉传导功能

躯体感觉包括浅感觉和深感觉两大类。浅感觉又包括触 - 压觉、温度觉和痛觉；深感觉即为本体感觉，主要包括位置觉和运动觉。

深感觉传导路径：后索（脊髓部分）- 内侧丘系（脑干部分）传入系统——传导本体感觉和精细触 - 压觉。

浅感觉传导路径：前外侧传入系统。包括：脊髓丘脑侧束——传导痛温觉。脊髓丘脑前束——传导粗略触 - 压觉。

二、丘脑及其感觉投射系统

（一）丘脑及其感觉功能

丘脑是除嗅觉以外的各种感觉传入通路的重要中继站，并能对感觉传入进行初步的分析综合。丘脑的核团分为三大类。

第一类细胞群：接受第二级感觉投射纤维，换元后投射到大脑皮质感觉区，称特异感觉接替核。包括：

后腹核：是躯体感觉的中继站，来自躯体不同部位的投射纤维空间分布有一定的规律，躯干四肢的传入纤维在后外侧腹核，下肢的在最外侧部，头面部的在后内侧腹核。

内侧膝状体：是听觉传导通路的换元站。

外侧膝状体：是视觉传导通路的换元站。

第二类细胞群：接受来自特异感觉接替核和其他皮质下中枢的纤维，换元后投射到大脑皮质的特定区域，在功能上与各种感觉在丘脑和大脑皮质水平的联系协调有关，也称联络核。

第三类细胞群：靠近中线髓板内各种结构，主要是髓板内核群，包括中央中核、束旁核、中央外侧核等。这些细胞经过多突触换元接替，弥散地投射到整个大脑皮质，又称非特异投射核。

（二）感觉投射系统

1. 特异投射系统（specific projection system）

概念：丘脑特异感觉接替核和联络核及其投射至大脑皮质的神经通路称为特异投射系统。

特点：呈点对点的投射，投射纤维主要终止于皮质的第四层。

功能：引起特定感觉，并激发大脑皮质发出传出冲动。

2. 非特异投射系统（non-specific projection system）

概念：丘脑非特异投射核及其投射至大脑皮质的神经通路称为非特异投射系统。

特点：多次换元，弥散性投射，与大脑皮质无点对点的关系。

功能：维持和改变大脑皮质的兴奋状态。

三、大脑皮质的感觉分析功能

（一）体表感觉区

1. 第一感觉区（somatic sensory area Ⅰ） 位于中央后回。投射规律：①交叉投射（头面部为双侧）；②呈倒置安排（头面部是正立的）；③投射区域大小与感觉分辨精细程度有关。

第二感觉区：在中央前回与岛叶之间。投射特点：双侧、正立、定位性差。切除人脑第二感觉区并不产生显著的感觉障碍。

2．本体感觉代表区 位于中央前回（运动区）。

（二）躯体感觉

感觉的强度取决于：感觉神经纤维上动作电位的频率；参与反应的感受器数目。皮肤感觉与感受器的点状分布密切相关。

1．触 - 压觉 感受器呈点状分布，四肢尤其是手指尖较敏感，经内侧丘系和前外侧系两条通路传导，前者为精细感觉，后者为粗略定位。

2．本体感觉 包括位置觉和运动觉。

3．温度觉

冷感受器：主要感受低于体温（10～38℃）的温度刺激，传入纤维为 Aδ 和 C 类纤维，适宜刺激是温度差。

热感受器：主要感受高于体温（30～45℃）的温度刺激，其传入纤维属于 C 类纤维。

温度感受器也呈点状分布，冷点多于热点，躯干对冷的敏感性高于四肢。感受器对 20～40℃的温度可产生适应，高于 45℃时，热感觉消失，而出现痛觉。

（三）内脏感觉区

内脏感觉的投射区在第一、第二体感区，运动辅助区和边缘系统等部位与体表感觉投射区有较多的重叠，纤维投射范围较为弥散。

（四）本体感觉区

本体感觉区主要在中央前回，指肌肉、关节等的运动觉的投射区。

（五）视觉区和听觉区

视觉投射区在枕叶距状裂的上、下缘；听觉投射区在双侧皮质颞叶的颞横回与颞上回。

1．视觉 来自双眼鼻侧视网膜的视神经纤维交叉而形成视交叉，颞侧的传入纤维不交叉。皮质代表区在枕叶皮质的距状裂上、下缘。

2．听觉 听神经传入纤维→同侧脑干的耳蜗神经核换元→对侧上橄榄核（小部分不交叉）→外侧丘系→内侧膝状体→听放射→颞横回和颞上回。

（六）嗅觉区和味觉区

1．嗅觉皮质在边缘叶的前底部；味觉皮质在中央后回底部。

2．嗅觉投射到边缘叶的前底部；味觉投射到中央后回头面部感觉区的下侧。

四 、痛 觉

痛觉是机体受到伤害性刺激时所产生的一种复杂感觉，常伴有不愉快的情绪活动和防御反应。

（一）痛觉感受器

痛觉感受器是广泛存在于各器官组织中的游离神经末梢。

表 10-1　快痛和慢痛的比较

快痛	慢痛
受刺激时迅速发生	发生较慢，0.5～1 秒
撤除刺激后立即消失	持续几秒钟
尖锐而定位清楚的"刺痛"	定位不明确的"烧灼痛"
Aδ 类纤维	C 类纤维
第一、二感觉区	扣带回

（二）皮肤痛觉

当伤害性刺激作用于皮肤时，可先后出现两种性质不同的痛觉，即快痛（fast pain）和慢痛（slow pain）（表 10-1）。

体表痛：指发生在体表某处的痛感，一般表现为快痛。

深部痛：指发生在躯体深部，如骨关节、骨膜、肌腱、韧带和肌肉等处的痛感，一般表现为慢痛。

特点：定位不明确，可伴有恶心、出汗和血压的改变等自主神经反应。

（三）内脏痛与牵涉痛

1．内脏痛的特点　定位不明确，是内脏痛的主要特点，因为痛觉感受器在内脏的分布要比在躯体稀疏得多。

发生缓慢，持续时间长。

对扩张刺激或牵拉刺激敏感，而对切割、烧灼刺激不敏感。

特别能引起不愉快的情绪活动，并伴有恶心、呕吐和心血管及呼吸活动改变。

2．体腔壁痛　由于体腔壁浆膜受到刺激而产生的疼痛。与躯体痛相类似，也经躯体神经传入。

3．牵涉痛　某些内脏疾病往往引起远隔的体表部位感觉疼痛或痛觉过敏，这种现象称为牵涉痛（referred pain）。

第三节　神经系统对躯体运动的调节

一、脊髓对躯体运动的调节

（一）牵张反射

1．概念　骨骼肌在受到外力牵拉伸长时，引起被牵拉的同一肌肉收缩，称为牵张反射。

2．牵张反射的类型　分为腱反射和肌紧张两种类型。

腱反射：是快速牵拉肌腱时发生的牵张反射，突触接替单突触反射，同步收缩，有明显动作，反应迅速。

肌紧张：是指缓慢持续牵拉肌腱时发生的牵张反射，多突触反射，交替收缩，无明显动作，反应持久缓慢（表 10-2）。

表 10-2　腱反射与肌紧张的区别

项目	腱反射	肌紧张
概念	快速牵拉肌腱时发生的牵张反射	缓慢而持续地牵拉肌腱时所引起的牵张反射
表现	被牵拉肌肉快速而明显的缩短	被牵拉的肌肉轻度而持续地收缩
意义	通过检查腱反射，了解神经系统的某些功能状态	是维持躯体姿势最基本的反射活动

3．牵张反射的反射弧　感受器：肌梭是感受肌肉长度变化或牵拉刺激的本体感受器。肌

梭与梭外肌呈并联关系，与梭内肌呈串联关系。梭外肌收缩时肌梭受牵拉刺激减少，梭内肌收缩成分收缩时，肌梭受牵拉刺激，敏感性增加。梭内肌纤维分两类：核袋纤维和核链纤维。传入神经：Ⅰa类纤维、Ⅱ类纤维。中枢与传出神经：脊髓前角α运动神经元，发出α传出纤维支配梭外肌；γ运动神经元发出的γ传出纤维支配梭内肌。效应器：受牵拉肌肉的梭外肌。

（二）脊休克

1. 概念　当脊髓与高位脑中枢突然离断后，断面以下的脊髓会暂时丧失反射活动能力而进入无反应的状态，这种现象称为脊休克。

2. 主要表现　断面以下脊髓支配的躯体运动和内脏反射活动消失、骨骼肌紧张性下降、外周血管扩张、发汗反射消失、尿粪潴留等。

3. 恢复　恢复时间长短与动物进化水平和个体发育有关。

4. 产生原因　脊休克的产生，不是因脊髓损伤引起的，而是由于离断面以下的脊髓突然失去高位中枢的调控，使脊髓神经元兴奋性极低，于是出现了无反应的休克状态。

二、脑干对肌紧张的调节

（一）脑干网状结构易化区

1. 分布位置　延髓网状结构的背外侧部分、脑桥被盖、中脑的中央灰质和被盖以及下丘脑与丘脑中线核群等部位。

2. 作用　加强肌紧张和肌运动。

（二）脑干网状结构抑制区

1. 分布位置　位于延髓网状结构的腹内侧部分。

2. 作用　抑制肌紧张及肌运动。

（三）调节特点

1. 正常情况　易化区的活动略占优势，抑制区活动较弱，两者保持相对平衡，从而维持正常的肌紧张。

2. 去大脑僵直　在中脑上、下丘之间切断脑干，动物会出现伸肌紧张性亢进的现象，表现为四肢伸直、头尾昂起、脊柱挺硬等现象，这一现象称为去大脑僵直。去大脑僵直是一种增强的牵张反射。产生机制：切断高位中枢与脑干网状结构抑制区的功能联系，造成抑制区活动减弱而易化区活动增强，使易化区活动占明显优势，导致伸肌紧张性亢进，造成僵直现象。

三、小脑对躯体运动的调节

根据小脑的传入、传出纤维联系，可将小脑分为前庭小脑、脊髓小脑和皮质小脑三个功能部分。小脑对躯体运动的调节具有以下作用：

（一）维持身体平衡

前庭小脑主要由绒球小结叶构成，其主要功能是参与维持身体平衡。

（二）调节肌紧张

脊髓小脑包括小脑前叶和后叶的中间带区，对肌紧张的调节有易化和抑制双重作用。

（三）协调随意运动

脊髓小脑后叶中间带与大脑皮质运动区构成环路联系，参与协调随意运动；皮质小脑也与大脑的广大区域形成反馈环路，参与运动计划的形成及运动程序的编制。

四、基底神经节对躯体运动的调节

（一）基底神经节功能

基底神经节是大脑皮质下一些神经核团的总称，其作用是对调节随意运动、肌紧张、本体感觉传入信息的处理等。

（二）与基底神经核损害有关的疾病

1. 帕金森病　又称震颤麻痹，肌紧张过强而运动过少性疾病。

主要表现：肌紧张增高，肌肉僵直，随意运动减少，常伴有静止性震颤。

发病原因：双侧中脑黑质病变，多巴胺能神经元变性受损，引起直接通路活动减弱而间接通路活动增强，于是运动皮质活动减少。

2. 舞蹈病　也称亨廷顿病，肌紧张过强而运动过少性疾病。

主要表现：不自主的上肢和头部的舞蹈样动作，伴肌紧张低下。

发病原因：双侧新纹状体病变，新纹状体内 GABA 能神经元变性或遗传性缺损，引起间接通路活动减弱而直接通路活动增强，于是运动皮质活动增强，导致运动过多症状的出现。

五、大脑皮质对躯体运动的调节

（一）大脑皮质运动区

1. 主要运动区　中央前回和运动前区。

2. 功能特征　交叉支配；呈倒置安排，但头面部正立；功能定位精细，功能代表区大小与运动精细复杂程度有关。

（二）运动传导系统及其功能

1. 皮质脊髓束　80% 的纤维为皮质脊髓侧束，其功能主要是控制四肢远端肌肉，与精细和技巧性运动有关；其余约 20% 的纤维形成皮质脊髓前束，其功能主要是控制躯干和四肢近端肌肉，与姿势的维持和粗大运动有关。

2. 皮质脑干束　由皮质发出，经内囊到达脑干内各脑神经运动神经元的传导束。

第四节　神经系统对内脏活动及本能行为和情绪的调节

一、自主神经系统的功能

自主神经系统也称内脏神经系统，其功能主要在于调节心肌、平滑肌和腺体等内脏活动。

自主神经系统分为交感神经和副交感神经两部分。

（一）功能

交感神经和副交感神经的功能见表10-3。

表 10-3　交感神经和副交感神经的功能

器官	交感神经	副交感神经
循环器官	心率加快、传导加快、心肌收缩力增强，腹腔内脏血管、皮肤血管以及分布于唾液腺与外生殖器官的血管均收缩，骨骼肌血管收缩（肾上腺素能）或舒张（胆碱能）	心率减慢、传导减慢、心肌收缩减弱，部分血管（分布于外生殖器等处）舒张
呼吸器官	支气管平滑肌舒张	支气管平滑肌收缩，黏膜腺体分泌增加
消化器官	抑制胃肠运动，促进括约肌收缩，抑制胆囊活动，促进唾液腺分泌黏稠唾液	促进胃肠运动，促使括约肌舒张、胆囊收缩，促进胃液、胰液分泌，唾液腺分泌稀薄唾液
泌尿生殖器官	逼尿肌舒张，尿道括约肌收缩；已孕子宫收缩，未孕子宫舒张	逼尿肌收缩，尿道括约肌舒张
眼	虹膜辐射肌收缩，瞳孔开大	虹膜括约肌收缩，瞳孔缩小，促进泪腺分泌
皮肤	竖毛肌收缩，汗腺分泌	
代谢	糖原分解，肾上腺髓质分泌增加	胰岛素分泌增加

（二）功能特征

1. 双重神经支配。
2. 紧张性作用。
3. 受到效应器所处功能状态的影响。
4. 对整体生理功能调节的意义。

交感神经系统：活动具广泛性，但对不同的刺激表现为不同的整合形式，在紧急情况下占优势。生理意义在于动员机体潜能以适应环境的急变。

副交感神经系统：活动较局限，安静时活动占优势。生理意义在于保护机体、休整恢复、积蓄能量以及加强排泄和生殖功能，使机体保持安静时的生命活动。

二、各级中枢对内脏活动的调节

（一）脊髓

脊髓是某些内脏活动的初级中枢，如血管张力反射、发汗反射、排尿、排便反射，可在脊髓调节下完成。

（二）脑干

延髓是心血管运动、呼吸运动、消化运动等基本反射中枢，故称延髓为生命中枢。

（三）下丘脑

下丘脑是较高级的内脏活动调节中枢，可将内脏活动、内分泌活动和躯体活动联系起来，具有调节体温、摄食行为、水平衡、内分泌、情绪反应和生物节律等生理活动的功能。

（四）大脑皮质

大脑皮质是调节内脏活动的重要中枢，是通过边缘系统和新皮质的活动实现的。

三、神经系统对本能行为和情绪的调节

本能行为：是指动物在进化过程中形成并遗传固定下来的，对个体和种族生存具有重要意义的行为，如摄食、饮水和性行为等。

情绪：是指人类和动物对客观环境刺激所表达的一种特殊的心理体验和某种固定形式的躯体行为表现。

（一）本能行为的调节

1. 摄食行为　是动物维持个体生存的基本活动。
2. 饮水行为　是通过渴觉而引起的。引起渴觉的主要因素是血浆晶体渗透压升高和细胞外液量明显减少。前者经下丘脑前部的脑渗透压感受器而起作用；后者通过肾素 - 血管紧张素系统介导，血管紧张素Ⅱ可刺激间脑的室周器引起渴觉。
3. 性行为　是动物维持种系生存的基本活动。

（二）情绪的调节

1. 恐惧和发怒　是本能的防御反应，该反应也称为格斗 - 逃跑反应。防御反应区主要位于下丘脑腹内侧区。动物在间脑水平以上切除大脑可出现假怒。刺激下丘脑外侧区→攻击行为；背侧区→逃避行为。
2. 愉快和痛苦　愉快是一种积极的情绪，通常由那些能够满足机体需要的刺激所引起；痛苦是一种消极的情绪，一般是由伤害机体和精神的刺激或因需求得不到满足而产生的。

奖赏系统：能够引起自我满足和愉快的脑区。腹侧被盖区 - 隔核多巴胺能通路与之有关。

惩罚系统：能使动物感到嫌恶和痛苦的脑区。主要在下丘脑后部的外侧部分、中脑背侧、内嗅皮质等部位。

（三）情绪生理反应

情绪生理反应是在情绪活动中伴随发生的一系列生理变化。它主要由自主神经系统和内分泌系统活动的改变而引起。

1. 自主神经的情绪生理反应多表现为交感神经系统活动的相对亢进。
2. 内分泌系统的情绪生理反应涉及的激素种类很多，如促肾上腺皮质激素、糖皮质激素、肾上腺素、去甲肾上腺素、甲状腺激素、生长素、催乳素及性激素等。

第五节 脑电活动与脑的高级功能

一、大脑皮质的电活动

（一）正常脑电图的波形

按频率快慢将脑电图分为四种波形：α波、β波、θ波、δ波（表10-4）。

表10-4 脑电图四种波形的区别

波形	频率(Hz)	波幅（μV）	显著部位	主要特征
α波	8～13	20～100	枕叶	成人安静、清醒、闭眼时出现睁眼或接受刺激时立即消失（α波阻断）
β波	14～30	5～20	额叶、顶叶	睁眼或接受刺激时出现，是新皮层紧张活动状态的标志
θ波	4～7	100～150	颞叶、顶叶	成人困倦时出现
δ波	0.5～3	20～200	颞叶、枕叶	成人入睡后、极度疲劳或麻醉状态下出现，也常见于婴儿

（二）脑电图形成的机制

目前认为，皮质表面的电位变化主要是由大量神经元同步发生的突触后电位经总和形成的。

二、觉醒与睡眠

人类觉醒时，可从事各种活动以适应环境变化，觉醒状态的维持与脑干网状结构上行激动系统的作用有关，上行激动系统主要通过非特异感觉投射系统而到达大脑皮质。

（一）睡眠的时相

睡眠可分慢波睡眠和快波睡眠两个时相。

1. 慢波睡眠 脑电波特征为同步化慢波，人体感觉功能减退，骨骼肌活动减弱，腺垂体分泌生长激素明显增多。因此，慢波睡眠有利于促进生长和体力恢复。

2. 快波睡眠 脑电波特征为同步化快波，感觉功能进一步减退，不易唤醒，骨骼肌反射活动进一步减弱，肌肉几乎完全松弛，这一时相为梦境产生时相，脑内蛋白合成加快，但生长激素分泌减少。快波睡眠可促进学习记忆和精力恢复。

（二）睡眠的发生机制

睡眠是一个主动过程，位于脑桥下部和延髓的中缝核、孤束核以及间脑的部分区域与睡眠密切相关。

三、学习和记忆

学习：人和动物依赖于经验来改变自身行为以适应环境的神经活动过程。

记忆：将学习到的信息储存和"读出"的神经活动过程。

（一）学习的形式

1. 非联合型学习　不需要在刺激和反应之间形成某种明确的联系。其包括习惯化和敏感化。
2. 联合型学习　是在时间上很接近的两个事件重复地发生，最后在脑内逐渐形成联系，如条件反射的建立和消退。

（二）记忆的形式

1. 根据记忆的储存和回忆方式分类　可分为陈述性记忆和非陈述性记忆两类。
2. 以记忆保留时间的长短分类　可分为短时程记忆、中时程记忆和长时程记忆三类。

（三）记忆过程与遗忘

人类的记忆过程可以细分为四个阶段：
1. 感觉性记忆　由感觉系统获得信息后，首先在脑的感觉区内储存的阶段。历时短暂，不超过 1 秒。
2. 第一级记忆　由感觉性记忆信息经加工处理（口头表达和非口头表达）转移而来。保留时间平均为几秒钟。
3. 第二级记忆　通过反复学习运用，信息在第一级记忆中循环而转入。第二级记忆是大而持久的储存系统，可持续数分钟至数年不等。由于先前或后来的信息干扰导致遗忘。
4. 第三级记忆　长年累月运用的信息则不易遗忘，转入第三级记忆。
前两个阶段相当于短时程记忆，后两个阶段相当于长时程记忆。
遗忘是指部分或完全失去回忆和再认的能力。遗忘是一种正常的生理现象。产生原因：①条件刺激久不予强化引起消退抑制；②后来信息的干扰。

四、大脑皮质的语言中枢和一侧优势

（一）大脑皮质的语言中枢（表 10-5）

表 10-5　不同语言障碍的区别

语言障碍	损伤部位	症状			
		听不懂谈话含义	看不懂文字	懂谈话，不会写字	不会讲话
运动性失语症	中央前回底部前方	－	－	－	＋
失写症	额中回后部	－	－	＋	－
感觉性失语症	额上回后部	＋	－	－	－
失读症	角回	－	＋	－	－

（二）大脑皮质功能的一侧优势现象

语言活动的中枢主要集中在一侧大脑半球，称为语言中枢的优势半球。研究证明，惯用右手（右利手）的人，其优势半球在左侧，因此左侧语言区受损，可发生语言障碍，而右侧相应区域受损，则不出现语言障碍。

测 试 题

一、填空题

1. 牵张反射有_____和_____两种类型。

2. 脑干肌紧张的调节有_____作用和_____作用。在中脑上、下丘脑之间横断动物脑干，可以产生_____现象。

3. 在临床上，基底神经节损害主要有_____和_____两大类型。

4. 小脑的三个主要功能部分分别为_____、_____和_____；小脑的主要功能有_____、_____、_____。

5. 大脑皮质的主要运动通路包括_____和_____。

6. 自主神经系统由_____和_____两部分组成，其功能在于调节_____肌、_____肌和_____的活动。

7. 交感神经系统的活动显著加强时，_____分泌增多，即_____系统被立即调动，称为_____反应。

8. 下丘脑是较高级的内脏活动调节中枢，可将_____、_____和_____联系起来。

9. 刺激下丘脑外侧区动物出现_____行为，切除间脑水平以上大脑动物可出现_____现象。

10. 正常脑电波依据频率不同可分为_____、_____、_____和_____四种基本波形。

11. 睡眠的两个时相是_____和_____。

12. 学习的形式可分为_____和_____。

13. 记忆的过程包括_____、_____、_____和_____四个阶段。

14. 产生遗忘的主要原因是_____或_____。

15. 运动性失语症，大脑损伤部位在_____；失读症，大脑损伤部位在_____；感觉性失语症，大脑损伤部位在_____；失写症，大脑损伤部位在_____。

二、选择题

A 型题

1. 神经干中各条纤维上传导的兴奋基本上互不干扰，这称为

A．生理完整性　　B．传导的双向性

C．相对不疲劳性　D．传导的绝缘性

E．传导的不衰减性

2. 有髓纤维的传导速度

A．与髓鞘的厚度无关

B．不受温度的影响

C．与直径的平方成正比

D．与直径成正比

E．与刺激强度成正比

3. 关于神经纤维传导兴奋的叙述错误的是

A．结构的完整性　B．功能的完整性

C．单向传导　　　D．相对不疲劳性

E．绝缘性

4. 顺向快速轴浆运输主要运输

A．具有膜结构的细胞器

B．递质合成酶

C．微丝和微管

D．神经营养因子

E．细胞代谢产物

5. 关于神经纤维轴浆运输的叙述错误的是

A．具有快速的顺向运输方式

B．具有慢速的顺向运输方式

C．具有逆向运输方式

D．慢速运输主要运输线粒体和递质囊泡

E．狂犬病病毒可以轴浆运输方式从末梢转运至胞体

6. 神经的营养性作用

A．指神经对受支配组织功能活动的影响

B．通过神经末梢释放递质或调质而实现

C．依靠经常性释放神经营养因子而实现

D．能被持续应用局部麻醉药所阻断

E．不易觉察，切断神经后能明显表现出来

7. 神经冲动抵达末梢时，引起递质释放主要有赖于

A．Na^+　　　　　B．Cl^-

C．Mg^{2+}　　　　D．Ca^{2+}

E. K^+

8. 突触传递中，影响神经末梢递质释放量的关键因素是
   A. 传到末梢的动作电位幅度
   B. 末梢膜电位的水平
   C. 末梢膜内线粒体的数量
   D. 末梢膜内囊泡的数量
   E. 进入末梢内的 Ca^{2+} 量

9. 关于突触传递的叙述正确的是
   A. 双向传递   B. 不易疲劳
   C. 突触延搁   D. 不能总和
   E. 刺激停止后，传出冲动也立即停止

10. 关于突触后电位特征的叙述错误的是
    A. 电位大小随刺激的强度改变
    B. 有时间总和
    C. 有空间总和
    D. 是"全或无"的
    E. 以电紧张方式扩布

11. 兴奋性突触后电位的产生，是由于提高了下列哪种离子的通透性
    A. Ca^{2+}
    B. Cl^-
    C. K^+
    D. Na^+ 和 K^+，尤其是 Na^+
    E. Cl^- 和 K^+，尤其是 Cl^-

12. 兴奋性突触后电位突触后膜上发生的电位变化为
    A. 极化   B. 超极化
    C. 后电位   D. 复极化
    E. 去极化

13. 引起抑制性突触后电位是由于突触后膜对哪些离子的通透性增加
    A. Cl^-、K^+，尤其是对 Cl^-
    B. Na^+、K^+，尤其是对 Na^+
    C. Na^+、K^+、Ca^{2+}，尤其是对 Ca^{2+}
    D. Na^+、Cl^-、K^+，尤其是对 K^+
    E. Cl^-、K^+、Ca^{2+}，尤其是对 Ca^{2+}

14. 关于抑制性突触后电位的产生正确的叙述是
    A. 突触前轴突末梢超极化

B. 对 Ca^{2+}、K^+ 通透性增大
C. 突触后膜出现超极化
D. 突触后膜去极化
E. 突触后膜出现复极化

15. 兴奋性突触后电位与抑制性突触后电位的共同特征是
    A. 突触前膜均去极化
    B. 突触后膜均去极化
    C. 突触前膜释放的递质性质一样
    D. 突触后膜对离子的通透性一样
    E. 产生的突触后电位的最终效应一样

16. 关于化学性突触传递特征的叙述错误的是
    A. 双向性传递
    B. 兴奋节律的改变
    C. 对内环境变化敏感
    D. 总和
    E. 后放

17. 神经系统实现其调节功能的基本方式是
    A. 正反馈   B. 负反馈
    C. 兴奋   D. 反射
    E. 抑制

18. 反射弧中最易疲劳的环节是
    A. 中枢   B. 感受器
    C. 传入神经纤维 D. 传出神经纤维
    E. 效应器

19. 产生反馈性调节作用的结构基础的神经元联系方式是
    A. 单线式联系   B. 辐散式联系
    C. 聚合式联系   D. 环式联系
    E. 链锁式联系

20. 能产生兴奋总和效应的神经元联系方式为
    A. 聚合式联系   B. 辐散式联系
    C. 环式联系   D. 链锁式联系
    E. 传入侧支性联系

21. 反射活动后发放的结构基础是
    A. 聚合式联系   B. 辐散式联系
    C. 环式联系   D. 链锁式联系
    E. 单线式联系

22. 传入侧支性抑制和回返性抑制均属于

A. 突触前抑制　　B. 突触后抑制

C. 树突 - 树突型抑制

D. 轴突 - 轴突型抑制

E. 胞 - 胞型抑制

23. 突触后抑制的形成是由于

A. 进入突触前末梢 Ca^{2+} 量减少

B. 突触前末梢递质释放量减少

C. 抑制一个兴奋性中间神经元

D. 兴奋一个抑制性中间神经元

E. 突触后膜去极化程度减少

24. 某一传入纤维进入中枢后，一方面通过突触联系兴奋某一中枢神经元；另一方面通过侧支兴奋一抑制性中间神经元，再通过后者的活动抑制另一中枢神经元。这种抑制称为

A. 突触前抑制　　B. 传入侧支性抑制

C. 回返性抑制　　D. 同步抑制

E. 去极化抑制

25. 突触前抑制的结构基础是

A. 轴突 - 树突式突触和轴突 - 胞体式突触联合

B. 轴突 - 胞体式突触和轴突 - 胞体式突触联合

C. 轴突 - 轴突式突触和轴突 - 胞体式突触联合

D. 轴突 - 树突式突触和轴突 - 树突式突触联合

E. 轴突 - 胞体式突触和轴突 - 胞体式突触联合

26. 突触前抑制的特点是

A. 突触前膜超极化

B. 突触前膜释放兴奋性递质减少

C. 突触后膜的兴奋性降低

D. 突触后膜产生抑制性突触后电位

E. 突触前膜释放抑制性递质

27. 关于突触前抑制的叙述正确的是

A. 突触前膜超极化

B. 突触后膜超极化

C. 突触前膜去极化

D. 突触前膜释放抑制性递质

E. 潜伏期较短

28. 突触前抑制的发生是由于

A. 突触前膜兴奋性递质释放量减少

B. 突触前膜释放抑制性递质

C. 突触后膜超极化

D. 中间抑制性神经元兴奋的结果

E. 以上原因综合的结果

29. 特异性投射系统的主要功能是

A. 引起特定感觉并激发大脑皮质发出神经冲动

B. 维持大脑皮质的兴奋状态

C. 调节内脏功能

D. 维持觉醒

E. 协调肌紧张

30. 关于特异性感觉投射系统的描述正确的是

A. 仅指丘脑感觉接替核及其向大脑皮质的投射纤维

B. 感觉接替核在所有感觉传导通路中都是第三级神经元

C. 与大脑皮质有点对点的投射关系

D. 主要与大脑皮质第二层的神经元形成突触联系

E. 主要作用在于诱发大脑皮质小锥体细胞兴奋

31. 丘脑特异性投射系统的起始核团是

A. 接替核

B. 联络核

C. 接替核和联络核

D. 髓板内核群

E. 髓板内核群和联络核

32. 与丘脑感觉接替核无关的感觉传导是

A. 触 - 压觉　　B. 听觉

C. 视觉　　D. 听觉

E. 嗅觉

33. 关于非特异性感觉投射系统的描述正确的是

A. 包括丘脑投向大脑皮质的所有纤维

B. 自大脑皮质返回丘脑的纤维也可归入此系统

C. 是各种不同感觉的共同上传通路

D. 主要与大脑皮质第四层的神经元构成突触联系

E. 电刺激该系统可引起皮质感觉区持续放电

34. 非特异性投射系统的主要功能是

A. 引起特定感觉并激发大脑皮质发出神经冲动

B. 维持大脑皮质的兴奋状态

C. 调节内脏功能

D. 维持睡眠状态

E. 协调肌紧张

35. 丘脑非特异性投射系统的起始核团是

A. 接替核

B. 联络核

C. 接替核和联络核

D. 髓板内核群

E. 髓板内核群和联络核

36. 躯体感觉的皮质代表区主要位于

A. 中央前回　　　B. 中央后回

C. 岛叶皮质　　　D. 颞叶皮质

E. 边缘系统

37. 左侧大脑皮质中央后回受损后，躯体感觉障碍的部位是

A. 左半身　　　B. 右半身

C. 左侧头面部　　　D. 右侧头面部

E. 双侧头面部

38. 各种躯体感觉的感知取决于

A. 感受器的分布密度

B. 参与反应的感受器数目

C. 感觉神经纤维动作电位的频率

D. 参与的传入神经纤维数目

E. 大脑皮质兴奋的特定部位

39. 下列关于深部痛的描述错误的是

A. 发生在骨、关节、骨膜、肌腱、韧带和肌肉等处

B. 定位不明确，可伴有恶心、出汗和血压改变等反应

C. 反射性地引起邻近骨骼肌收缩

D. 局部组织释放 Lewis P 因子可使疼痛加剧

E. 不会发生牵涉痛

40. 内脏感觉主要是

A. 触 - 压觉　　　B. 本体感觉

C. 冷觉　　　D. 热觉

E. 痛觉

41. 内脏痛的特点是

A. 刺痛

B. 定位不明确

C. 必有牵涉痛

D. 牵涉痛的部位是内脏在体表的投影部位

E. 对电刺激敏感

42. 牵涉痛是指

A. 内脏痛引起体表特定部位的疼痛或痛觉过敏

B. 伤害性刺激作用于皮肤痛觉感受器引起的痛觉

C. 伤害性刺激作用于内脏痛觉感受器引起的痛觉

D. 肌肉和肌腱受牵拉时所产生的痛觉

E. 内脏及腹膜受牵拉时产生的感觉

43. 躯体运动的基本中枢在

A. 脊髓　　　B. 脑干

C. 小脑　　　D. 基底神经节

E. 大脑皮质

44. 脊髓前角 α 运动神经元轴突末梢释放的递质是

A. 乙酰胆碱　　　B. 多巴胺

C. 去甲肾上腺素　　　D. 甘氨酸

E. 肾上腺素

45. γ 运动神经元的功能是

A. 发动牵张反射

B. 直接支配梭外肌纤维使其收缩

C. 使肌梭在肌肉收缩时放电停止

D. 直接控制 α 运动神经元

E. 使肌梭感受器处于敏感状态

46. 脊髓前角 γ 运动神经元轴突末梢释放的递质是

A. 乙酰胆碱　　　B. 多巴胺

C. 去甲肾上腺素　　　D. 甘氨酸

E. 肾上腺素

47. 下列关于脊休克的描述正确的是

A. 脊休克表现由切断损伤的刺激本身所引起

B. 脊休克只发生在横断面水平以下的部分

C. 所有脊休克症状可完全恢复

D. 动物进化程度越高，恢复速度越快

E. 恢复后再次在脊髓断面下方切断脊髓可再出现脊休克

48. 脊髓高位离断的患者，在脊休克过去后的表现为

A. 离断面以下伸肌反射增强

B. 离断面以下屈肌反射减弱

C. 离断面以下感觉和随意运动能力永久丧失

D. 排便、排尿能力恢复正常

E. 血压回升至正常水平并保持稳定

49. 脊休克产生的原因是

A. 损伤刺激对脊髓的抑制作用

B. 脊髓中反射中枢被破坏

C. 脊髓失去了高位中枢的控制作用

D. 血压下降使脊髓缺血

E. 高位中枢抑制作用增强

50. 维持躯体姿势最基本的反射是

A. 屈肌反射　　　B. 肌紧张

C. 对侧伸肌反射　D. 翻正反射

E. 腱反射

51. 关于腱反射的论述错误的是

A. 为单突触反射

B. 感受器是腱器官

C. 是快速牵拉肌腱时发生的牵张反射

D. 效应器为同一肌肉的肌纤维

E. 主要发生于快肌纤维成分

52. 叩击跟腱引起与该肌腱相连的肌肉收缩，是刺激了

A. 腱器官　　　　B. 痛觉感受器

C. 肌梭　　　　　D. 皮肤感受器

E. 触 - 压觉感受器

53. 叩击跟腱引起相连的同一块肌肉收缩，属于

A. 肌紧张　　　　B. 腱反射

C. 屈肌反射　　　D. 姿势反射

E. 多突触反射

54. 下列关于肌紧张的描述正确的是

A. 由快速牵拉肌腱而引起

B. 感受器是肌梭

C. 人类以屈肌肌紧张为主要表现

D. 为单突触反射

E. 反射持久进行时易疲劳

55. 下列关于肌梭的描述正确的是

A. 梭外肌纤维呈串联关系

B. 适宜刺激是骨骼肌张力的变化

C. 接受 α 运动神经元的支配

D. 传入纤维有Ⅰa和Ⅰb两类纤维

E. 感受并传入有关肌肉活动状态的信息

56. 脊髓前角 α 运动神经元传出冲动增加时，可使

A. 梭外肌收缩

B. 梭内肌舒张

C. 肌梭传入冲动增多

D. 梭外肌和梭内肌同时收缩

E. 腱器官传入冲动减少

57. 当 γ 运动神经元的传出冲动增加时，可使

A. Ⅰa 类纤维传入冲动减少

B. 使 α 运动神经元传出冲动减少

C. 使肌梭的敏感性增加

D. 直接引起梭外肌舒张

E. 直接引起梭内肌舒张

58. 在中脑上、下丘之间切断脑干的动物将出现

A. 肢体麻痹　　　B. 去大脑僵直

C. 脊休克　　　　D. 腱反射加强

E. 动作不精确

59. 出现去大脑僵直现象是由于

A. 切除了大部分脑干网状结构抑制区

B. 切除了大部分脑干网状结构易化区

C. 切断了网状结构和大脑皮质及纹状体之间的联系

D. 切断了网状结构和小脑之间的联系

E. 切断了网状结构和前庭核之间的联系

60. 人出现去大脑僵直现象，意味着病变已严重侵犯

A. 脊髓　　　　　B. 延髓

C. 脑干　　　　　D. 小脑

E. 大脑皮质

61. 下列关于大脑皮质运动区的描述正确的是

A. 人大脑皮质主要运动区位于中央后回

B. 躯体骨骼肌运动为交叉性支配

C. 头面部肌肉运动均为双侧性支配

D. 躯体和头面部内部均为倒置性安排

E. 肢体远端代表区在前，而近端代表区在后

62. 舞蹈病与手足徐动症的主要病因是

A. 红核变性　　　B. 新小脑功能障碍

C. 前庭功能失常　D. 双侧新纹状体病变

E. 丘脑底核受损

63. 下列神经通路中，受损可导致帕金森病的是

A. 黑质 - 纹状体多巴胺能通路

B. 纹状体内胆碱能通路

C. 纹状体 - 黑质 γ- 氨基丁酸能通路

D. 结节 - 漏斗多巴胺能通路

E. 脑干网状结构胆碱能系统

64. 帕金森病患者的主要症状是

　　A. 肌张力降低　　B. 静止性震颤

　　C. 运动共济失调　D. 感觉迟钝

　　E. 随意运动过多

65. 下列部位或神经元中，受损可导致舞蹈病的是

　　A. 大脑皮质内胆碱能神经元

　　B. 大脑皮质 - 新纹状体谷氨酸能投射神经元

　　C. 大脑皮质 - 新纹状体 γ- 氨基丁酸能中间神经元

　　D. 黑质 - 纹状体多巴胺能投射神经元

　　E. 弓状核 - 正中隆起 γ- 氨基丁酸能投射神经元

66. 皮质小脑的主要功能是

　　A. 产生本体感觉　　B. 协调随意运动

　　C. 启动精巧运动　　D. 执行精巧运动

　　E. 参与随意运动的设计和程序的编写

67. 交感神经兴奋时可引起

　　A. 瞳孔缩小

　　B. 逼尿肌收缩

　　C. 消化道括约肌舒张

　　D. 汗腺分泌

　　E. 支气管平滑肌收缩

68. 自主神经系统活动的特点是

　　A. 内脏器官均接受交感神经和副交感神经双重支配

　　B. 交感神经系统的活动一般比较局限

　　C. 副交感神经系统的活动一般比较广泛

　　D. 对效应器的支配一般具有紧张性

　　E. 活动度高低与效应器的功能状态无关

69. 属于副交感神经作用的是

　　A. 瞳孔扩大

　　B. 糖原分解增加

　　C. 消化道括约肌收缩

　　D. 逼尿肌收缩

E. 骨骼肌血管舒张

70. 交感神经节前纤维直接支配的器官是

　　A. 甲状腺　　　　B. 性腺

　　C. 肾上腺皮质　　D. 肾上腺髓质

　　E. 汗腺

71. 人的基本生命中枢位于

　　A. 延髓　　　　　B. 脑桥

　　C. 下丘脑　　　　D. 丘脑

　　E. 大脑皮质

72. 摄食中枢位于

　　A. 延髓

　　B. 中脑

　　C. 下丘脑腹内侧核

　　D. 下丘脑外侧区

　　E. 大脑皮质

73. 防御反应区主要位于

　　A. 延髓　　　　　B. 脊髓

　　C. 低位脑干　　　D. 脑桥

　　E. 下丘脑

74. 正常人在安静、清醒、闭目状态时，所记录的脑电波形主要是

　　A. α 波　　　　　B. β 波

　　C. δ 波　　　　　D. θ 波

　　E. α 波和 β 波

75. 关于脑电图的叙述正确的是

　　A. 是中枢神经系统各部位的综合电位变化图

　　B. 是头皮表面记录到的自发脑电活动

　　C. 正常成人安静、清醒、闭目时出现 β 波

　　D. 兴奋、觉醒时出现 α 波

　　E. 由高幅慢波转为低幅快波表示抑制过程发展

76. 慢波睡眠的特征为

　　A. 脑电图呈现去同步化快波

　　B. 生长激素分泌减少

　　C. 多梦

　　D. 心率、呼吸加快，血压升高

　　E. 对促进生长、体力恢复有利

77. 慢波睡眠有利于

　　A. 脑内蛋白质的合成

　　B. 建立新的突触联系

C. 促进精力的恢复

D. 促进生长和体力恢复

E. 幼儿神经系统的成熟

78. 异相睡眠有利于

A. 促进体力恢复

B. 促进学习记忆和精力恢复

C. 加速细胞增殖和分化

D. 增进食欲和促进消化吸收

E. 促进机体的生长发育

79. 关于人类记忆过程的描述正确的是

A. 分为第一级记忆、第二级记忆、第三级记忆三个阶段

B. 第一级记忆、第二级记忆均为短时程记忆

C. 第一级记忆的保留时间不超过 1 秒

D. 第二级记忆的形成与突触的可塑性有关

E. 第三级记忆的形成与建立新突触有关

80. 大脑皮质功能一侧优势的产生是由于

A. 两半球结构不同

B. 两半球功能差异

C. 胼胝体联合纤维差异

D. 先天性遗传因素

E. 习惯于右手劳动

81. 大脑优势半球在下列何种功能或能力上占优势

A. 空间辨认　　B. 深度知觉

C. 语言活动　　D. 触觉认识

E. 音乐欣赏

B 型题

(1~2 题共用选项)

A. Na$^+$电导增大　　B. K$^+$电导减小

C. K$^+$电导增大　　D. Ca^{2+}电导减小

E. Cl$^-$电导增大

1. 形成快兴奋性突触后电位的离子基础主要是

2. 形成快抑制性突触后电位的离子基础主要是

(3~7 题共用选项)

A. 动作电位　　B. 局部去极化

C. 阈电位　　D. 超极化

E. 后电位

3. 神经冲动是指在神经纤维上传导的

4. 兴奋性突触后电位是

5. 抑制性突触后电位是

6. 沿神经纤维不衰减传导的电位变化是

7. 突触前抑制时，GABA 递质引起的是

(8~12 题共用选项)

A. 左肩和左上臂　　B. 右肩和右肩胛

C. 上腹部或脐周　　D. 左上腹和左肩胛

E. 腹股沟区

8. 胃溃疡、胰腺炎时，发生的牵涉痛部位常见于

9. 胆囊炎、胆石症发作时，牵涉痛常发生于

10. 心肌缺血时，疼痛常发生于

11. 肾结石肾绞痛时，疼痛常发生于

12. 阑尾炎时，发病开始时疼痛发生在

(13~17 题共用选项)

A. 中央后回　　B. 中央前回

C. 颞叶皮质　　D. 枕叶皮质

E. 边缘叶

13. 视觉的皮质投射区位于

14. 听觉的皮质投射区为

15. 嗅觉的皮质投射区为

16. 肌肉本体感觉投射区为

17. 体表感觉投射区位于

(18~22 题共用选项)

A. 脊髓　　B. 延髓

C. 脑桥　　D. 中脑

E. 下丘脑

18. 牵张反射的基本中枢位于

19. 排尿、排便反射的初级中枢位于

20. 基本生命中枢位于

21. 防御反射区位于

22. 与情绪反应密切相关的部位为

(23~25 题共用选项)

A. 黑质病变　　B. 上运动神经元受损

C. 纹状体受损　　D. 下运动神经元受损

E. 小脑后叶受损

23. 舞蹈病是由于

24. 帕金森病是由于

25. 意向性震颤是由于

(26~29 题共用选项)

A. 失读症　　B. 感觉性失语症

C. 失写症　　　D. 运动性失语症

E. 失明

26. 角回受损将引起

27. 额中回后部（接近于中央前回手部代表区）受损将引起

28. 能看书、写字，听懂谈话，但不能说话，该症状为

29. 能说能写能看书，但不能听懂谈话含义，该症状为

（30～32 题共用选项）

A. α 波　　　　B. β 波

C. θ 波　　　　D. δ 波

E. α 波阻断

30. 成人在清醒、安静并闭目时脑电波为

31. 成人在清醒、安静、突然睁眼时脑电波的变化称为

32. 婴儿时期常见的脑电波为

X 型题

1. 影响神经纤维传导速度的因素有

A. 纤维直径　　B. 有无髓鞘

C. 纤维长度　　D. 温度

E. 动物进化程度

2. 神经纤维传导兴奋的特征是

A. 生理完整性　　B. 绝缘性

C. 相对不疲劳性　　D. 单向性

E. 双向性

3. 化学性突触的结构特点是

A. 由突触前膜、突触间隙和突触后膜三部分构成

B. 轴突末梢膨大成突触小体

C. 突触小体中有囊泡

D. 囊泡中含神经递质

E. 突触后膜上有受体

4. 突触传递的特点有

A. 单向传递　　B. 中枢延搁

C. 总和　　　　D. 相对不疲劳性

E. 易受环境、药物影响

5. 抑制性突触后电位

A. 是"全或无"式的

B. 有总和现象

C. 是突触后膜对 Cl^- 和 K^+ 通透性增加的结果

D. 幅度较 EPSP 大

E. 呈电紧张性扩布

6. 抑制性突触后电位能抑制运动神经元是因为

A. 使膜电位绝对值增大

B. 改变神经元的阈电位

C. 后膜超极化

D. 缩短动作电位的时程

E. 后膜产生抑制性突触后电位

7. 关于兴奋通过突触传递特征的叙述错误的是

A. 突触传递只能从突触前神经末梢传向突触后神经元

B. 突触传递兴奋时需要的时间与冲动传导差不多

C. 在中枢神经系统内，只有兴奋可以发生总和，而抑制不会产生总和

D. 在反射活动中，传入神经上的冲动频率往往与传出神经发出的冲动频率一致

E. 突触传递过程极易受内环境变化的影响

8. 回返性抑制

A. 属突触前抑制

B. 属传入侧支性抑制

C. 属突触后抑制

D. 使同一中枢内许多神经元的活动同步化

E. 属交互抑制

9. 对突触后抑制的叙述错误的是

A. 必须通过抑制性中间神经元才能实现

B. 是由于突触后膜呈超极化

C. 它的产生仅与抑制性突触后电位有关，而与兴奋性突触后电位无关

D. 该抑制为一种典型的反馈抑制

E. 该抑制按其特点不同可分为传入侧支性抑制和回返性抑制

10. 突触前抑制的产生是由于

A. 突触后膜的兴奋性发生改变

B. 突触前膜去极化

C. 突触后膜超极化

D. 突触后膜产生兴奋性突触后电位幅度减少

E. 突触后膜产生抑制性突触后电位

11. 有关特异投射系统的叙述错误的是
    A. 各种特定感觉均经该系统投射至大脑皮质
    B. 丘脑感觉接替核和联络核均属于该系统
    C. 有特定的感觉传导路
    D. 点对点投射到大脑皮质特定感觉区域
    E. 引起特定感觉,并可改变大脑皮质的兴奋状态

12. 对内脏痛主要特点的叙述错误的是
    A. 疼痛缓慢、持久
    B. 对痛的定位不精确
    C. 对切割和烧灼等刺激敏感
    D. 可以引起某些皮肤区域发生疼痛或痛觉过敏
    E. 与皮肤痛一样,有快痛和慢痛之分

13. 脊休克后脊髓反射恢复的特征为
    A. 低等动物反射恢复快
    B. 人类不能恢复
    C. 屈肌反射、腱反射恢复快
    D. 血压逐渐回升到一定水平
    E. 随意运动不能恢复

14. 下列关于牵张反射的叙述错误的是
    A. 感受器是肌梭
    B. 效应器是梭外肌
    C. 肌紧张是单突触反射
    D. 传入纤维是 C 类纤维
    E. 中枢是脊髓 α 运动神经元

15. 肌紧张是
    A. 缓慢持续牵拉肌腱时发生的牵张反射
    B. 多突触反射
    C. 感受器为肌梭
    D. 效应器主要是肌肉内快肌纤维成分
    E. 易疲劳

16. 下列哪些为腱反射和肌紧张的共同点
    A. 都是作用于肌腱所引起的
    B. 感受器、中枢和传出神经都不一样
    C. 都使受牵拉的同一肌肉发生收缩
    D. 都属于多突触反射
    E. 都有位相性运动改变

17. 属于姿势反射的是

A. 牵张反射   B. 对侧伸肌反射
C. 颈紧张反射   D. 屈肌反射
E. 翻正反射

18. 去大脑僵直产生的原因是
    A. 脑干网状结构抑制区的作用减弱
    B. 脊髓 α 神经元发放的冲动增多
    C. 脊髓 γ 神经元发放的冲动增多
    D. 脑干网状结构易化区活动明显占优势
    E. 由于丘脑损伤而直接引起

19. 大脑皮质运动区的功能特征有
    A. 一侧皮质支配对侧躯体的肌肉
    B. 头面部肌肉多受双侧皮质支配
    C. 总体安排是倒置的,头面部内部安排是正立的
    D. 肌肉的运动越精细复杂,其代表区的面积越大
    E. 躯体和近端肢体的代表区在前部(6区)

20. 临床上基底神经核损伤的表现可能为
    A. 舞蹈病   B. 震颤麻痹
    C. 手足徐动症   D. 遗忘症
    E. 小儿麻痹症

21. 患帕金森病时
    A. 随意运动减少   B. 肌紧张增强
    C. 意向性震颤   D. 静止性震颤
    E. 多巴胺神经元变性受损

22. 关于小脑对躯体运动调节作用的叙述正确的是
    A. 维持身体平衡
    B. 调节肌紧张
    C. 协调随意运动
    D. 小脑受损可出现意向性震颤
    E. 参与熟练运动程序的编制和储存

23. 脊髓小脑受损伤时出现
    A. 运动共济失调   B. 肌紧张减弱
    C. 平衡失调   D. 意向性震颤
    E. 静止性震颤

24. 自主神经支配
    A. 骨骼肌   B. 平滑肌
    C. 心肌   D. 腺体
    E. 脂肪组织

25. 副交感神经系统兴奋时
    A. 心率减慢　　　B. 瞳孔缩小
    C. 肠运动加强　　D. 糖原分解增加
    E. 促进胰岛素分泌
26. 迷走神经的生理功能包括
    A. 膀胱逼尿肌舒张
    B. 膀胱括约肌收缩
    C. 支气管平滑肌收缩
    D. 心跳减慢
    E. 促进胃肠运动
27. 交感神经的生理功能包括
    A. 心跳加快
    B. 支气管平滑肌收缩
    C. 抑制胃肠运动
    D. 瞳孔扩大
    E. 无孕子宫舒张
28. 慢波睡眠的特征是
    A. 多梦
    B. 生长激素分泌明显升高
    C. 眼球快速运动
    D. 脑电图呈现同步化慢波
    E. 血压升高
29. 大脑优势半球
    A. 为语言功能占优势侧的大脑半球
    B. 多为左侧大脑半球
    C. 与习惯用右手有关
    D. 少年时受损可在对侧重建
    E. 是在后天形成的

三、名词解释

1. 神经冲动　　　　2. 突触
3. 兴奋性突触后电位　4. 抑制性突触后电位
5. 突触后抑制　　　6. 突触前抑制
7. 非特异性投射系统　8. 特异性投射系统
9. 牵涉痛　　　　　10. 脊休克
11. 牵张反射　　　　12. 肌紧张
13. 腱反射　　　　　14. 去大脑僵直

四、简答题

1. 神经纤维传导兴奋有什么特征?
2. 简述中枢神经元之间化学性突触传递过程及其机制。
3. 突触后电位有哪些类型? 各有何作用? 举例说明。
4. 试比较兴奋性突触和抑制性突触传递原理的异同。
5. 何谓突触前抑制? 说明其产生机制。
6. 何谓内脏痛? 其与皮肤痛相比,有何特点?
7. 何谓脊休克? 产生的原因是什么?
8. 何谓牵张反射? 它有几种类型?
9. 腱反射是如何发生的? 试举一实例说明。
10. 何谓去大脑僵直? 其形成机制是什么?
11. 小脑主要功能有哪些?
12. 简述自主神经对心脏、支气管、胃肠、瞳孔、汗腺活动及糖代谢的作用。

五、论述题

1. 神经元间传递信息的基本方式有哪些?
2. 反射弧中枢部分兴奋传布的特征有哪些?
3. 何谓突触后抑制? 突触后抑制有几种形式? 试述其产生机制。
4. 说明突触前抑制与突触后抑制的异同。
5. 特异性和非特异性投射系统有何区别?
6. 何谓牵涉痛? 有何实例? 其可能的产生机制是什么?
7. 试比较腱反射和肌紧张的异同点。
8. 自主神经系统的结构和功能有何特点?
9. 试比较慢波睡眠与快波睡眠的特点。
10. 试述人类的记忆过程。
11. 学习的形式有哪些?

第十一章 内 分 泌

学习要求

1. 掌握：激素分泌的调节；生长激素；甲状腺激素的生物学作用；甲状腺激素分泌的调节；甲状旁腺的内分泌与调节钙、磷代谢的激素；肾上腺皮质激素；肾上腺髓质激素；胰岛素；胰高血糖素。

2. 熟悉：激素及其分类；激素作用的一般特性；激素的作用机制；下丘脑调节肽；催乳素；神经垂体激素；甲状腺激素的合成与代谢。

3. 了解：促黑（素细胞）激素；生长抑素和胰多肽；前列腺素；褪黑素；瘦素。

第一节 概 述

内分泌系统（endocrine system）：是由内分泌腺和分散于某些器官组织中的内分泌细胞组成的一个重要的信息传递系统。

一、激素及其分类

（一）激素的概念及作用方式

1. **激素（hormone）的概念** 由内分泌腺或散在的内分泌细胞所分泌的高效能生物活性物质，是细胞与细胞之间信息传递的化学媒介。

2. **激素的作用方式** 接受信息的器官、组织或细胞分别称为靶器官、靶组织或靶细胞。

（1）远距分泌：内分泌细胞→激素→血→靶组织或靶细胞等。例如，肾上腺髓质→肾上腺素→血→心脏和血管。

（2）旁分泌：内分泌细胞→激素→组织液→邻近细胞。例如，胃窦黏膜D细胞→生长抑素→抑制胃酸分泌。

（3）自分泌：内分泌细胞分泌的激素在局部扩散后又作用于该内分泌细胞。例如，下丘脑生长激素释放激素对其自身释放的反馈调节作用。

（4）神经分泌：下丘脑许多神经细胞既能产生和传导冲动，又能合成和释放激素，这种细胞称为神经内分泌细胞。其产生的激素称神经激素。神经激素可沿轴突借轴浆流动运送至末梢而释放入血液，这种方式称神经内分泌。

（二）激素的分类

1. **含氮类激素**

（1）蛋白质激素：如胰岛素和甲状旁腺激素。

（2）肽类激素：如下丘脑调节性多肽、神经垂体激素和胃肠激素等。

（3）胺类激素：如E（A）、NE（NA）、T_3 和 T_4。

2. **类固醇激素** 由肾上腺皮质和性腺分泌，包括皮质醇、醛固酮、雌激素、孕激素和雄激素等。

3. **固醇类激素** 维生素 D_3 和 1，25-二羟维生素 D_3。

4. **脂肪酸衍生物** 如前列腺素。

二、激素作用的一般特性

1. 激素的信息传递作用。
2. 高效能生物放大作用。
3. 激素作用的相对特异性。
4. 激素间的相互作用。

表现为：竞争作用、协同作用、拮抗作用和允许作用。

允许作用（permissive action）：有的激素本身并不能直接对某些器官组织或细胞产生生物效应，但在它存在的条件下，使另一种激素的作用明显加强。

例如，糖皮质激素本身对心肌和血管平滑肌并无收缩作用，但是在它存在时，儿茶酚胺才能充分发挥对心血管的调节作用。

三、激素作用的机制

（一）含氮类激素的作用机制

第一信使：含氮激素。

第二信使：cAMP、cGMP、IP_3、DG、Ca^{2+}等。

1. G蛋白耦联受体途径

（1）AC-cAMP-PKA途径：激素与受体结合→G蛋白偶联（Gs或Gi）→腺苷酸环化酶激活或抑制→cAMP↑（↓）→PKA→底物蛋白磷酸化→生物学作用。

（2）PLC-IP_3/DG-CaM/PKC途径：激素与受体结合→G蛋白偶联→PLC→使PIP_2分解，生成IP_3和DG，DG可激活PKC，使多种蛋白质和酶发生磷酸化；IP_3与内质网的IP_3受体结合激活Ca^{2+}通道，使细胞内Ca^{2+}浓度升高，Ca^{2+}与CaM结合，激活依赖CaM的蛋白激酶，从而调节细胞的活动。

（3）GC-cGMP-PKG途径：鸟苷酸环化酶（GC）主要参与心房钠尿肽和内皮舒张因子的信号转导。

2. 酶耦联受体途径　有些激素，如胰岛素等可经酶耦联受体调节靶细胞的功能。这类受体结构比较简单，膜外部分有与激素结合的部位，膜内部分具有酪氨酸激酶的活性。通过激活酪氨酸激酶引起一系列细胞内的信号转导和生物效应。

（二）类固醇激素的作用机制

1. 类固醇激素作用的基因调节机制　激素与胞质受体结合→激素-胞质受体复合物→进入核内形成激素-核受体复合物→调节mRNA生成→诱导蛋白质合成。

类固醇激素核受体结构：激素结合结构域；DNA结合结构域和转录激活结构域。

2. 类固醇激素作用的非基因调节机制　有些类固醇激素的作用效应出现很快，这种快速作用是细胞膜上受体介导的，称类固醇激素的快速非基因效应。

四、激素分泌的调节

（一）下丘脑-腺垂体-靶腺轴的调节

下丘脑-腺垂体-靶腺轴在甲状腺激素、肾上腺皮质激素和性激素分泌的调节中起重要作用，构成三级水平功能的轴心。一般来说，上位内分泌腺分泌的激素对下位内分泌腺细胞的活动起促进作用。下位分泌腺分泌的激素对上位内分泌腺细胞的活动有反馈作用，多数为负反馈。

神经中枢

下丘脑

释放激素　释放抑制激素
（＋）　　（－）

腺垂体

（＋）

靶腺

靶腺激素

—→ 促进　---→ 抑制

（二）反馈调节

长反馈（long-loop feedback）：靶腺分泌的激素对下丘脑和腺垂体的负反馈作用。

短反馈（short-loop feedback）：腺垂体分泌的促激素对下丘脑的负反馈作用。

超短反馈（ultra-short-loop feedback）：下丘脑分泌的某些释放肽还可能在下丘脑内部刺激和它相应的释放抑制肽的细胞，实现负反馈调节。

（三）神经调节

许多内分泌腺的活动直接或间接受中枢神经系统活动的调节。如应急时，交感神经活动增强，导致肾上腺素和去甲肾上腺素分泌增加。

此外，激素的分泌受到体内生物节律的影响。

第二节　下丘脑和垂体的内分泌

下丘脑 - 垂体功能单位：下丘脑 - 腺垂体系统和下丘脑 - 神经垂体系统。

一、下丘脑调节肽

（一）概念

下丘脑调节肽：由下丘脑促垂体区肽能神经元分泌的，能调节腺垂体活动的肽类激素。

（二）主要的下丘脑调节肽（表 11-1）

表 11-1　下丘脑调节肽的化学性质和主要作用

名称	缩写	对腺垂体的主要作用
促甲状腺激素释放激素	TRH	TSH↑，PRL↑
促性腺激素释放激素	GnRH	LH↑，FSH↑
促肾上腺皮质激素释放激素	CRH	ACTH↑
生长激素释放激素	GHRH	GH↑
生长激素释放抑制激素（生长抑素）	GHRIH	GH↓，LH↓，FSH↓，TSH↓，PRL↓，ACTH↓
催乳素释放因子	PRF	PRL↑

续表

名称	缩写	对腺垂体的主要作用
催乳素释放抑制因子	PIF	PRL↓
促黑激素释放因子	MRF	MSH↑
催黑激素释放抑制因子	MIF	MSH↓

（三）下丘脑调节肽分泌的调节

下丘脑调节肽分泌受高位中枢及外周传入信息的影响。

神经递质：一类是肽类如脑啡肽等；另一类是单胺类神经递质如多巴胺、去甲肾上腺素和5-羟色胺等。

二、腺垂体激素

腺垂体是体内最重要的内分泌腺，可分泌七种激素：GH、PRL、MSH、TSH、ACTH、LH和FSH。

形成三条重要的内分泌轴：下丘脑-腺垂体-甲状腺轴；下丘脑-腺垂体-肾上腺皮质轴；下丘脑-腺垂体-性腺轴。

（一）生长激素

1．生长激素（growth hormone，GH）的生理作用

（1）促生长作用：生长素促生长作用是由于生长素能促进骨、软骨、肌肉及其他组织细胞的分裂增殖和蛋白质合成，从而使骨骼和肌肉生长发育加快。幼年期缺乏导致侏儒症，幼年期过多导致巨人症，成年过多导致肢端肥大症。

（2）促代谢作用：促进蛋白质合成；促进脂肪分解，增强脂肪酸氧化；抑制糖利用，提高血糖水平。GH分泌过多，因血糖升高而引起糖尿，称垂体性糖尿。

2．生长激素的作用机制　GH与细胞膜上的GH受体结合，通过JAK-STAT途径（Janus酪氨酸激酶途径）及PLC-DG途径，引起靶细胞的生物效应。实验证明，GH能诱导靶细胞产生生长激素介质，与软骨、骨骼肌等细胞上相应受体结合后，通过酶耦联受体或G蛋白耦联受体介导，间接引起靶细胞的生物效应。

3．生长素分泌的调节

（1）下丘脑对生长素分泌的调节：GH的分泌受下丘脑GHRH与GHRIH的双重调节，前者促进GH分泌，后者则抑制其分泌。

（2）反馈调节：GH对下丘脑和腺垂体发挥负反馈调节作用。

（3）其他调节：性别主要影响GH的分泌模式；睡眠：慢波睡眠时，GH分泌增加，转入快波睡眠后，GH分泌减少；代谢因素：能量供应缺乏或耗能增加，GH分泌增多，低血糖是刺激GH分泌的最有效因素；激素的作用：甲状腺激素、雌激素等均能促进GH分泌。

（二）催乳素

1．催乳素的生理作用

（1）对乳腺的作用：催乳素（prolactin，PRL）可促进乳腺发育，引起并维持泌乳。在妊

娠期及青春期，PRL、雌激素、孕激素、胰岛素、T_3 和 T_4 可促进乳腺进一步发育。分娩后，雌二醇和孕酮大量减少，而 PRL 发挥其启动和维持泌乳的作用。

（2）对性腺的作用：可影响黄体的功能。

小剂量时促进雌激素和孕激素合成。大剂量时起抑制作用。

闭经泌乳综合征：表现为溢乳、闭经与不孕，与 PRL 增高有关。

（3）在应激反应中的作用：PRL、ACTH 和 GH 是应激反应中腺垂体分泌的三种主要激素。

（4）对免疫的调节作用：促进淋巴细胞增殖，以及分泌 IgM 和 IgG 增多。

2. PRL 分泌的调节

（1）下丘脑调节肽的调节：PRL 受 PRF 和 PIF 双重控制，PRF 促进 PRL 分泌，PIF 抑制 PRL 分泌。

（2）负反馈调节：血中 PRL 水平升高，可通过下丘脑多巴胺能神经元抑制 GnRH 和 PRL 的分泌。

（三）促黑激素

主要作用：刺激黑色素细胞，使细胞内的酪氨酸转化为黑色素，皮肤和毛发颜色加深。

分泌的调节：主要受下丘脑 MIF 和 MRF 的调控。

三、神经垂体激素

神经垂体激素包括视上核和视旁核合成而储存于神经垂体的血管升压素和催产素。

（一）血管升压素

生理剂量：抗利尿作用。

大剂量：升高和维持血压，维持体液平衡的作用。

（二）催产素

1. 生理作用

（1）对乳腺的作用：哺乳期乳腺分泌乳汁储存于腺泡中，腺泡周围肌上皮细胞有收缩作用。吸吮乳头时，可反射性地使催产素释放入血，引起腺泡周围的肌上皮细胞收缩，乳汁排出。

（2）对子宫的作用：催产素可促进子宫收缩，其作用与子宫的功能状态有关。对非孕子宫的作用较弱，而对妊娠子宫的作用比较强。

2. 催产素分泌的调节　属于神经内分泌调节，下丘脑 GnRH 神经元的活动受多巴胺及 β-内啡肽的影响。

第三节　甲状腺的内分泌

一、甲状腺激素的合成与代谢

甲状腺激素（thyroid hormone）：四碘甲腺原氨酸（T_4）和三碘甲腺原氨酸（T_3）。

原料：碘和甲状腺球蛋白。

合成步骤：聚碘、活化、碘化和偶联等。

（一）甲状腺腺泡的聚碘

部位：腺泡微绒毛与腺泡腔交界处。

聚碘过程：碘由肠吸收入血后逆浓度差（20～25倍）和电位差进入细胞内，因此摄碘是个主动过程。

碘泵：用毒毛花苷抑制ATP酶活性后，聚碘作用发生障碍。

临床上常用甲状腺摄取放射性碘示踪法检查和判断甲状腺的聚碘能力及其功能状态。

（二）碘的活化

进入上皮细胞的I^-，在过氧化酶的作用下活化。

部位：在腺泡上皮细胞顶端膜的微绒毛与腺泡腔的交界处进行。

（三）酪氨酸碘化与甲状腺激素的合成

碘化发生在甲状腺球蛋白结构上的酪氨酸残基上，由活化的碘取代酪氨酸残基苯环上的H^+，生成一碘酪氨酸（MIT）和二碘酪氨酸（DIT）。

1分子MIT与1分子DIT偶联生成T_3；2分子DIT偶联生成T_4。

（四）储存、释放、运输与代谢

1. 储存

特点：①细胞外储存；②储量大，可供机体利用50～120天。

意义：适应碘的多变，短时缺碘影响小；抗甲状腺药需要较长时间才能显效。

2. 释放　MIT、MDT入血后被脱碘酶脱碘。T_3、T_4释放入血，T_4释放远远超过T_3，但T_3生物活性强于T_4。

3. 运输　99%与血浆甲状腺素结合球蛋白、甲状腺结合前白蛋白及白蛋白结合，游离T_4为0.04%，T_3为0.4%。

4. 代谢　①主要部位：肝、肾、垂体和骨骼肌；②主要降解方式：脱碘。

T_4在外周组织脱碘酶的作用下生成T_3和rT_3，成为血中T_3的主要来源。

二、甲状腺激素的生物学作用

（一）对代谢的影响

1. 产热效应　提高绝大多数组织的氧耗率，增加产热量，尤以心、肝、骨骼肌和肾脏最为显著。

2. 物质代谢　①蛋白质：加速蛋白质合成。甲状腺激素过少导致黏液性水肿，甲状腺激素过多导致蛋白质分解加速。②糖：既升高血糖，又加强利用。③脂肪：加速分解氧化。④胆固醇：促合成<促分解。甲状腺功能亢进时，患者血中胆固醇含量低于正常。

（二）对生长发育的影响

T_3、T_4主要影响脑和长骨的生长发育，出生后4个月内影响最大。

胚胎时间缺碘而导致甲状腺合成不足或出生后甲状腺功能低下的婴幼儿，脑的发育有明显障碍，智力低下，身材矮小，称为呆小症（cretinism）。

（三）对神经系统的影响

甲状腺功能亢进，中枢神经系统及交感神经兴奋性明显增高；甲状腺功能低下，中枢神经系统兴奋性降低。

（四）对心血管活动的影响

甲状腺激素可使心率增加，心肌收缩力增强，心排血量增大，故收缩压增高；同时能使血管平滑肌舒张，外周阻力减小，故舒张压下降。因此，脉压增大。

（五）其他作用

甲状腺激素还可影响生殖、消化等。

三、甲状腺功能的调节

（一）下丘脑－腺垂体对甲状腺功能的调节

1. 下丘脑　TRH 可促进腺垂体 TSH 的合成和释放。
2. 腺垂体
TSH 作用：
（1）促进 T_3、T_4 的合成与释放，作用于 T_3、T_4 合成的所有环节（聚碘、活化、碘化等）。
（2）甲状腺细胞增生，腺体肥大。
作用机制：TSH 与甲状腺腺泡上皮的细胞膜上 TSH 受体结合→G 蛋白→cAMP 和 IP_3/DG 信号通路促进甲状腺激素的合成和释放。

（二）甲状腺激素对腺垂体和下丘脑的反馈性调节

T_3、T_4↑→腺垂体促甲状腺细胞产生抑制性蛋白→TSH 合成释放↓，垂体对 TRH 反应性↓→TSH↓。

（三）甲状腺的自身调节

概念：指在没有神经和体液因素的影响下，甲状腺能适应碘的变化，调节自身摄碘及 T_3、T_4 合成与释放。I_2↑→T_3、T_4 合成↑；I_2↑↑→T_3、T_4 合成↓，若血碘浓度达到 10mmol/L 时，甲状腺聚碘作用完全消失。I_2↑↑↑→T_3、T_4 合成↑（高碘的适应）。

（四）自主神经对甲状腺功能的作用

交感神经兴奋可使 T_3、T_4 合成增加。
副交感神经兴奋可使 T_3、T_4 合成减少。

第四节　甲状旁腺的内分泌与调节钙、磷代谢的激素

一、甲状旁腺激素

（一）生物学作用

甲状旁腺激素（parathyroid hormone，PTH）的主要作用是升高血钙和降低血磷。

1. PTH 对肾脏的作用　PTH 促进远端小管对钙的重吸收，使尿钙减少，血钙升高，同时还抑制近端小管对磷的重吸收，增加尿磷酸盐的排出，使血磷降低。

2. PTH 对骨的作用

（1）快速效应：数分钟即可发生，骨细胞膜对 Ca^{2+} 的通透性↑→骨液中的钙进入细胞↑→钙泵↑→血钙↑。

（2）延迟效应：PTH 作用后 12～14 小时出现，几天甚至几周后达高峰。效应是通过刺激破骨细胞活动，加速骨组织溶解，使钙、磷释放入血。

3. PTH 对小肠吸收钙的作用　通过激活肾内的 1α- 羟化酶，促进 1,25（OH）$_2$D$_3$ 的生成，促进小肠黏膜对钙、磷的吸收。

（二）分泌的调节

1. 血钙　是主要调节因素，血钙升高可使 PTH 分泌增加。

2. 其他因素　如血磷、血镁、儿茶酚胺和 PGE$_2$ 等。血磷浓度升高，可使血钙降低，从而刺激 PTH 分泌；儿茶酚胺可通过 cAMP 的介导促进 PTH 的分泌。

二、降　钙　素

（一）降钙素的生物学作用

降钙素（calcitonin，CT）的主要作用是降低血钙和血磷。

1. 对骨的作用　抑制破骨细胞活动，促进成骨过程，使血钙降低及血磷降低。

2. 对肾的作用　抑制肾小管对钙、磷等离子的重吸收。

（二）降钙素分泌调节

1. 血钙水平　CT 分泌主要受血钙水平的调节，血 Ca^{2+} 升高可使 CT 分泌增多。

2. 其他机制　进食刺激 CT 分泌，血 Mg^{2+} 升高也可刺激 CT 分泌。

三、1，25- 二羟维生素 D$_3$

（一）1，25- 二羟维生素 D$_3$ 的生成

维生素 D$_3$→25- 羟化酶作用下生成 25- 羟维生素 D$_3$→1α- 羟化酶作用下生成 1，25- 二羟维生素 D$_3$。

（二）1，25- 二羟维生素 D$_3$ 的生物学作用

1. 促进小肠黏膜对钙的吸收。

2. 调节骨钙的沉积和释放。

3. 促进肾小管对钙、磷的重吸收。

1，25- 二羟维生素 D$_3$ 的生成受血钙、血磷、PTH 及 1α- 羟化酶等因素的影响。

第五节　肾上腺的内分泌

一、肾上腺皮质激素

皮质球状带：盐皮质激素，以醛固酮为代表；皮质束状带：糖皮质激素，以皮质醇为代

表；皮质网状带：性激素以脱氢表雄酮为代表。

皮质激素进入血液后，90% 为结合型，主要与皮质类固醇结合球蛋白结合；5%～10% 为游离型，游离型才能进入靶细胞发挥生物学作用；主要在肝中代谢，测尿 17- 羟类固醇可反映肾上腺皮质激素的分泌水平。

（一）糖皮质激素

1. 糖皮质激素的生物学作用

（1）对物质代谢的影响

糖代谢：是调节糖代谢的重要激素之一。糖异生↑及葡萄糖的利用↓→血糖↑。

库欣综合征→血糖↑；艾迪生病→血糖↓。

蛋白质代谢：分解↑。

脂肪代谢：四肢脂肪分解↑，腹、面、肩、背脂肪合成↑。糖皮质激素↑→满月脸、水牛背、将军肚及向心性肥胖。

（2）对水盐代谢的影响：降低肾小管入球小动脉阻力，增加肾血流量，肾小球滤过率↑→水排出↑。皮质激素↓→水中毒。

皮质醇有较弱的保钠排钾作用。

（3）对血液系统的影响：红细胞、血小板和中性粒细胞↑；淋巴细胞和嗜酸粒细胞↓。

（4）对循环系统的影响：维持正常血压所必需。对儿茶酚胺缩血管作用具有允许作用，降低毛细血管壁的通透性。

（5）在应激反应中的作用：应激（stress）是指内外环境中各种有害刺激引起血中 ACTH、糖皮质激素分泌增加的反应。

（6）其他作用：促进胎儿肺的发育及肺表面活性物质的合成等。

2. 糖皮质激素分泌的调节 糖皮质激素的分泌分为基础分泌和应激分泌。

（1）下丘脑 - 腺垂体对肾上腺皮质功能的调节：CRH→ACTH↑→糖皮质激素↑。

CRH 释放呈日周期节律和脉冲式释放，一般在清晨 6～8 时达高峰，午夜分泌最少。

（2）糖皮质对下丘脑和腺垂体的反馈调节：糖皮质激素↑→CRH 和 ACTH↓。

（二）盐皮质激素

盐皮质激素主要包括醛固酮、11- 去氧皮质酮和 11- 去氧皮质醇，醛固酮对水盐代谢的作用最强，其次为去氧皮质酮。

1. 盐皮质激素的生物学作用　促进远端小管、集合管对 Na^+ 和水的重吸收以及 K^+ 的排出。
2. 盐皮质激素分泌的调节　肾素 - 血管紧张素 - 醛固酮系统；血 K^+ 和血 Na^+ 的浓度。

二、肾上腺髓质激素

肾上腺髓质：分泌肾上腺素和去甲肾上腺素，以肾上腺素为主。

（一）肾上腺髓质激素的合成与代谢

原料：酪氨酸。
储存：肾上腺髓质嗜铬细胞的嗜铬颗粒中。
降解：单胺氧化酶和儿茶酚 -O- 位甲基转移酶。

（二）肾上腺髓质激素的生物学作用

肾上腺髓质激素参与应急反应（emergency reaction）。应急是当机体遭遇特殊紧急情况时，交感 - 肾上腺髓质系统发生的适应性反应。

（三）肾上腺髓质激素的分泌调节

1. 交感神经的作用　短时间：交感神经兴奋→E、NE 释放增加；长时间：交感神经兴奋→E、NE 合成增加。
2. ACTH 与糖皮质激素的作用　促进作用。
3. 儿茶酚胺合成的反馈性调节　儿茶酚胺↑→抑制某些合成酶→儿茶酚胺↓。

第六节　胰岛的内分泌

A 细胞：胰高血糖素；B 细胞：胰岛素；D 细胞：生长抑素；PP 细胞：胰多肽。

一、胰岛素

（一）胰岛素的生物学作用

1. 对糖代谢的影响
血糖↓：促进葡萄糖摄取和利用，糖原合成；抑制糖异生；促进葡萄糖转变为脂肪酸。
缺乏→糖尿病。
2. 对脂肪代谢的影响　促进脂肪合成，抑制脂肪分解。
缺乏→脂代谢紊乱。
3. 对蛋白质代谢的影响　促进蛋白质合成，抑制蛋白质分解。
缺乏→蛋白质合成减少，分解加强，妨碍生长。
4. 对电解质代谢的影响　胰岛素可促进 Ca^{2+}、Mg^{2+} 及 PO_4^{3-} 进入细胞，使血 K^+ 降低。

（二）胰岛素的作用机制

1. 胰岛素受体　细胞内区具有酪氨酸蛋白激酶的活性，胰岛素与胰岛素受体结合后，受体构型发生改变，激活细胞内区酪氨酸激酶，催化底物蛋白上的酪氨酸残基磷酸化。

2. 受体后机制　激活胰岛素受体底物（insulin receptor substrate，IRS），IRS 为 IRS-1 和 IRS-2。

（三）胰岛素分泌调节

1. 血糖浓度　是调节胰岛素分泌的最主要因素，血糖↑→胰岛素↑，其分泌分三个阶段：

（1）血糖升高 5 分钟后，胰岛素与 B 细胞膜上相应受体结合后，使 cAMP 与 Ca^{2+} 增多，胰岛素分泌可增加 10 倍。

（2）血糖升高 15 分钟后，通过激活胰岛素合成的酶系，引起第二次分泌增加，2～3 小时达高峰。

（3）血糖持续 1 周，通过刺激 B 细胞增殖，引起胰岛素分泌的进一步增加。

2. 氨基酸和脂肪酸　精氨酸、赖氨酸刺激胰岛素分泌的作用最强；脂肪酸和酮体增多也促进胰岛素分泌。

3. 激素对胰岛素分泌的调节

（1）胃肠激素：促胃液素、促胰液素、缩胆囊素和抑胃素均可刺激胰岛素分泌。

肠 - 胰岛轴（entero-insular axis）：胃肠激素与胰岛素分泌之间的关系。

（2）生长素、皮质醇、甲状腺激素：通过升高血糖间接刺激胰岛素分泌。

（3）胰高血糖素和生长抑素：胰高血糖素和生长抑素引起胰岛素分泌增多。

（4）神经肽和递质：TRH、GHRH、CRH、VIP 等促进胰岛素分泌；肾上腺素等抑制胰岛素分泌。

4. 神经调节　交感神经兴奋使胰岛素分泌减少；迷走神经兴奋使胰岛素分泌增多。

二、胰高血糖素

（一）胰高血糖素的生物学作用

胰高血糖素有很强的促分解代谢作用，可促进糖原分解，升高血糖，还可促进氨基酸转化为葡萄糖，抑制蛋白质的合成，促进脂肪分解。

（二）胰高血糖素分泌的调节

1. 血糖与氨基酸水平对胰高血糖素分泌的调节

血糖↓→胰高血糖素↑；氨基酸：可刺激胰高血糖素的分泌。

2. 激素的调节

（1）胰岛素：胰岛素和生长抑素可直接抑制胰高血糖素的分泌，胰岛素还可通过降低血糖间接刺激胰高血糖素的分泌。

（2）胃肠激素：缩胆囊素和促胃液素促进胰高血糖素的分泌，促胰液素相反。

3. 神经调节　交感神经兴奋，胰高血糖素分泌增多；迷走神经兴奋，胰高血糖素分泌减少。

三、生长抑素和胰多肽

生长抑素（SS）：SS_{14} 和 SS_{28}，主要抑制胰岛 A、B 细胞和 PP 细胞的分泌，参与胰岛激素分泌的调节。

胰多肽：由胰岛 PP 细胞分泌，主要作用是抑制胰酶分泌，减少胆汁的排出。

第七节 其他腺体或组织的内分泌

一、前列腺素

（一）前列腺素的合成

磷脂 $\xrightarrow{\text{磷脂酶 } A_2}$ 花生四烯酸 $\longrightarrow$ PGG$_2$→PGH$_2$→TXA$_2$，PGI$_2$，PGE$_2$，PGF$_{2\alpha}$。

（二）前列腺素的生物学作用

不同的组织细胞存在不同的前列腺素（PG）PG 前列腺素（PG）受体，因此其对 PG 的反应也不同。如 TXA$_2$ 能使血小板聚集及血管收缩。

二、褪黑素

松果体分泌的激素：吲哚类（褪黑素）和多肽类（如 GnRH、TRH 等）。

褪黑素的生物学作用：

1. 对生殖系统的影响　褪黑素可抑制下丘脑 GnRH 的释放，影响垂体促性腺激素的合成和释放，对性腺发育起抑制作用。

2. 对甲状腺和肾上腺的影响　抑制下丘脑 – 垂体 – 甲状腺轴和肾上腺皮质功能的作用。

3. 调节衰老过程　延缓衰老，减少老年病的发生。

4. 调整生物节律　褪黑素具有促进睡眠的作用。

三、瘦素

瘦素主要由白色脂肪组织合成和分泌。瘦素的分泌具有昼夜节律，夜间分泌的水平较高，体内脂肪储存量是影响分泌的主要因素。

瘦素的生物学效应：调节体内脂肪储存量和维持能量平衡的作用。

 测 试 题

一、选择题

A 型题

1. 下列物质中，不属于激素的是

　A. 前列腺素　　　B. 肝素

　C. 胰岛素　　　　D. 生长激素

　E. 维生素 D$_3$

2. 内分泌腺细胞分泌的激素只通过局部扩散而作用于邻近细胞称为

　A. 外分泌　　　　B. 旁分泌

　C. 神经分泌　　　D. 远距分泌

　E. 自分泌

3. 关于激素信息传递作用的叙述错误的是

　A. 不能添加成分

　B. 不能提供能量

　C. 不仅仅起"信使"的作用

　D. 能减弱靶细胞原有的生理生化过程

　E. 能加强靶细胞原有的生理生化过程

4. 血中激素含量极低，但生理作用很明显，这是因为

　A. 激素的特异性很高

　B. 激素的半衰期很长

　C. 激素分泌的持续时间长

　D. 激素随血流分布的范围广

　E. 细胞内存在高效能的生物放大系统

5. 关于激素作用机制的叙述错误的是
  A. 含氮激素是通过第二信使传递机制发挥作用
  B. 类固醇激素通过调控基因表达而发挥作用
  C. 含氮激素也可通过 cAMP 调节转录过程
  D. 有些类固醇激素也可作用于细胞膜上，引起一些非基因效应
  E. 甲状腺激素属于含氮激素，是通过第二信使而发挥作用的

6. 通过细胞膜受体起作用的激素是
  A. 糖皮质激素   B. 盐皮质激素
  C. 肾上腺素   D. 睾酮
  E. 雌二醇

7. 下列哪一个激素可通过细胞膜与核受体结合而起作用
  A. 生长素   B. 胰岛素
  C. 醛固酮   D. 肾上腺素
  E. 抗利尿激素

8. 类固醇激素作用的主要特点是
  A. 不能通过细胞膜
  B. 细胞膜上有特异受体
  C. 细胞核内无特异受体
  D. 诱导新蛋白质的合成
  E. 通过第二信使 cAMP 起作用

9. 下列物质中属于第一信使的是
  A. Ca^{2+} B. cAMP
  C. cGMP   D. IP$_3$
  E. 生长激素

10. 下列物质属于第二信使的是
  A. ATP   B. ADP
  C. AMP   D. cAMP
  E. GTP

11. cAMP 作为第二信使，它的作用是先激活
  A. DNA   B. 磷酸化酶
  C. 蛋白激酶 A   D. 磷酸二酯酶
  E. 腺苷酸环化酶

12. 关于第二信使学说的叙述错误的是
  A. 是大多数含氮激素的作用机制
  B. cAMP 是唯一的第二信使
  C. 激素是第一信使

  D. 腺苷酸环化酶可催化 ATP 转变为 cAMP
  E. 细胞膜中的 G 蛋白参与受体对腺苷酸环化酶活性的调节

13. 下丘脑与腺垂体之间主要通过下列哪条途径联系
  A. 神经纤维   B. 神经纤维和门脉系统
  C. 垂体门脉系统   D. 垂体束
  E. 轴浆运输

14. 下列哪个激素不是腺垂体分泌的
  A. 促甲状腺激素   B. 黄体生成素
  C. 抗利尿激素   D. 催乳素
  E. 促肾上腺皮质激素

15. 下列哪种激素的分泌不受腺垂体的调节
  A. 糖皮质激素   B. 甲状腺激素
  C. 甲状旁腺激素   D. 雌激素
  E. 雄激素

16. 由腺垂体分泌的激素是
  A. 促肾上腺皮质激素释放激素
  B. 催产素
  C. 促肾上腺皮质激素
  D. 肾上腺皮质激素
  E. 生长素释放激素

17. 幼年时生长素分泌过多会导致
  A. 肢端肥大症   B. 黏液性水肿
  C. 向心性肥胖   D. 侏儒症
  E. 巨人症

18. 成年人生长素分泌过多会导致
  A. 肢端肥大症   B. 巨人症
  C. 黏液性水肿   D. 侏儒症
  E. 向心性肥胖

19. 人幼年时生长素缺乏会导致
  A. 呆小症   B. 侏儒症
  C. 黏液性水肿   D. 糖尿病
  E. 肢端肥大症

20. 生长素对代谢的作用是
  A. 促进蛋白质合成，抑制脂肪分解，促进葡萄糖氧化
  B. 促进蛋白质合成，抑制脂肪分解，抑制葡萄糖氧化
  C. 促进蛋白质合成，加速脂肪分解，抑制葡

萄糖氧化

D. 抑制蛋白质合成，加速脂肪分解，抑制葡
萄糖氧化

E. 抑制蛋白质合成，抑制脂肪分解，促进葡
萄糖氧化

21. 生长激素通过哪种物质促进软骨生长
    A. T_3、T_4
    B. 生长素原
    C. 生长素释放激素
    D. 生长抑素
    E. 生长素介质

22. 对于生长素作用的叙述错误的是
    A. 提高血糖浓度
    B. 可促使肝脏产生生长素介质
    C. 对婴幼儿期神经细胞生长发育有促进作用
    D. 可促进蛋白质合成
    E. 可促进脂肪分解

23. 关于生长素作用的叙述不正确的是
    A. 加速蛋白质合成
    B. 促进脑的发育
    C. 加速脂肪分解
    D. 促进软骨的生长发育
    E. 提高血糖水平

24. 催乳素引起并维持乳腺泌乳的时期是
    A. 青春期   B. 妊娠早期
    C. 妊娠后期   D. 分娩后
    E. 以上各期

25. 神经垂体分泌的激素是指
    A. 催乳素与生长素
    B. 催乳素与催产素
    C. 血管升压素与催产素
    D. 醛固酮与抗利尿激素
    E. 催乳素与血管升压素

26. 血管升压素主要产生部位是
    A. 神经垂体   B. 致密斑
    C. 近球细胞   D. 正中隆起
    E. 视上核和室旁核

27. 血管升压素的主要生理作用是
    A. 使血管收缩，维持血压

B. 促进肾脏 Na^+ 的重吸收
C. 促进肾脏的保 Na^+ 排 K^+ 作用
D. 降低肾远曲小管和集合管对水的通透性
E. 增加肾远曲小管和集合管对水的通透性

28. 催产素产生在
    A. 神经垂体   B. 卵巢
    C. 腺垂体   D. 视上核和室旁核
    E. 致密斑

29. 下列关于催产素的叙述错误的是
    A. 由下丘脑视上核和室旁核合成
    B. 由神经垂体释放
    C. 促进妊娠子宫收缩
    D. 促进妊娠期乳腺生长发育
    E. 促进哺乳期乳腺排乳

30. 催产素的主要生理作用是
    A. 促进非孕子宫收缩
    B. 刺激输卵管收缩，促进卵子运行
    C. 刺激催乳素分泌，促进乳汁分泌
    D. 促进卵泡发育
    E. 刺激乳腺肌上皮细胞收缩，使乳汁排出

31. 射乳反射是哪种激素反射性分泌的结果
    A. 孕激素   B. 催产素
    C. 生长素   D. 升压素
    E. 雌激素

32. 血液中生物活性最强的甲状腺激素是
    A. 一碘甲腺原氨酸
    B. 二碘甲腺原氨酸
    C. 三碘甲腺原氨酸
    D. 四碘甲腺原氨酸
    E. 逆 - 三碘甲腺原氨酸

33. 影响神经系统发育最重要的激素是
    A. 肾上腺素   B. 甲状腺激素
    C. 生长素   D. 胰岛素
    E. 醛固酮

34. 甲状腺激素促进生长发育，主要促进
    A. 内脏和骨骼   B. 神经系统和肌肉
    C. 骨骼和肌肉   D. 神经系统和骨骼
    E. 肌肉和内脏

35. 呆小症的发生是由于幼年时缺乏

A. 生长素　　　　 B. 胰岛素

C. 维生素 D_3　　 D. 甲状腺激素

E. 甲状旁腺激素

36. 治疗呆小症应在出生后何时补充甲状腺激素才能奏效

　　A. 3 个月内　　　 B. 6 个月内

　　C. 8 个月内　　　 D. 10 个月内

　　E. 12 个月内

37. 使基础代谢率增高的主要激素是

　　A. 糖皮质激素　　 B. 肾上腺素

　　C. 甲状旁腺素　　 D. 甲状腺激素

　　E. 生长素

38. 甲状腺激素能够降低

　　A. 糖酵解　　　　 B. 糖原异生

　　C. 胰岛素分泌　　 D. 血浆胆固醇水平

　　E. 血浆游离脂肪酸水平

39. 下列哪一项不是甲状腺激素的生理作用

　　A. 增加糖原分解

　　B. 促进外周细胞对糖的利用

　　C. 适量时促进蛋白质合成

　　D. 提高神经系统的兴奋性

　　E. 减慢心率和减弱心肌收缩力

40. 地方性甲状腺肿的主要发病原因是

　　A. 食物中缺少钙

　　B. 食物中缺少碘

　　C. 食物中缺少酪氨酸

　　D. 促甲状腺激素分泌过少

　　E. 甲状腺激素合成过多

41. 下列属于甲状旁腺激素作用的是

　　A. 抑制骨钙进入血液

　　B. 抑制远曲小管和集合管对钙的重吸收

　　C. 使血磷升高

　　D. 使血糖浓度降低

　　E. 促进 1, 25- 二羟维生素 D_3 形成

42. 关于甲状旁腺激素作用的叙述错误的是

　　A. 升高血钙, 降低血磷

　　B. 促进骨钙入血

　　C. 使尿钙减少

　　D. 促进 1, 25- 二羟维生素 D_3 的生成

E. 升高血钙的作用缓慢、短暂

43. 调节降钙素和甲状旁腺激素分泌的主要因素是

　　A. 血钾浓度　　　 B. 血钠浓度

　　C. 血钙浓度　　　 D. 血糖浓度

　　E. 神经作用

44. 降钙素的主要靶器官是

　　A. 甲状旁腺　　　 B. 骨

　　C. 腺垂体　　　　 D. 胃肠道

　　E. 下丘脑

45. 下列哪种维生素的激活形式可以影响钙的吸收

　　A. 维生素 A　　　 B. 维生素 B 复合体

　　C. 维生素 C　　　 D. 维生素 D

　　E. 维生素 E

46. 可促进小肠对钙吸收的是

　　A. 维生素 A　　　 B. 维生素 B

　　C. 维生素 C　　　 D. 维生素 D_3

　　E. 维生素 B_{12}

47. 关于肾上腺皮质激素分泌的叙述正确的是

　　A. 束状带主要分泌糖皮质激素

　　B. 束状带主要分泌性激素

　　C. 网状带主要分泌糖皮质激素

　　D. 网状带主要分泌盐皮质激素

　　E. 球状带主要分泌性激素

48. 不是肾上腺皮质分泌的激素的是

　　A. 皮质醇　　　　 B. 醛固酮

　　C. 性激素　　　　 D. 肾上腺素

　　E. 盐皮质激素

49. 糖皮质激素的作用是

　　A. 抑制蛋白质分解

　　B. 使血糖浓度降低

　　C. 使肾脏排水能力降低

　　D. 使红细胞数量减少

　　E. 参与应激反应

50. 关于糖皮质激素生理作用的叙述不正确的是

　　A. 血中嗜酸粒细胞增加

　　B. 增加胃酸和胃蛋白酶的分泌

　　C. 促进肝外蛋白的分解

　　D. 增强机体对有害刺激的耐受力

　　E. 促进四肢脂肪分解

51. 关于糖皮质激素作用的叙述错误的是
    A. 使淋巴细胞减少
    B. 使红细胞数目增加
    C. 增加机体抗伤害刺激的能力
    D. 对正常血压的维持很重要
    E. 对水盐代谢无作用

52. 糖皮质激素对血液中中性粒细胞（N）、淋巴细胞（L）和嗜酸粒细胞（E）数量的影响是
    A. N 增加，L 增加，E 增加
    B. N 增加，L 增加，E 减少
    C. N 增加，L 减少，E 减少
    D. N 减少，L 增加，E 增加
    E. N 减少，L 减少，E 减少

53. 糖皮质激素对代谢的作用是
    A. 促进葡萄糖的利用，促进肌肉组织蛋白质分解
    B. 促进葡萄糖的利用，抑制肌肉组织蛋白质分解
    C. 促进葡萄糖的利用，促进肌肉组织蛋白质合成
    D. 抑制葡萄糖的利用，抑制肌肉组织蛋白质分解
    E. 抑制葡萄糖的利用，促进肌肉组织蛋白质分解

54. 纠正"水中毒"应补充
    A. 糖皮质激素   B. 盐皮质激素
    C. 抗利尿激素   D. 甲状腺激素
    E. 甲状旁腺激素

55. 糖皮质激素无收缩血管作用，但能加强去甲肾上腺素的缩血管作用，这种作用称为
    A. 拮抗作用   B. 协同作用
    C. 允许作用   D. 正反馈作用
    E. 负反馈作用

56. 关于应激反应的叙述错误的是
    A. 缺氧、创伤、精神紧张等有害刺激时出现
    B. 有多种激素参与
    C. 是一种特异性反应
    D. 血中 ACTH、糖皮质激素浓度升高
    E. 交感 - 肾上腺髓质系统活动加强

57. 长期服用糖皮质激素的患者
    A. 血中淋巴细胞和嗜酸粒细胞增多
    B. 面部、躯干和背部脂肪明显减少
    C. 血压往往低于服药前水平
    D. 可引起肾上腺皮质束状带萎缩
    E. 可以突然停药

58. 肾上腺皮质功能亢进可导致
    A. 血糖浓度降低   B. 淋巴细胞数量增多
    C. 四肢脂肪增加   D. 蛋白质合成增加
    E. 面、肩、腹部脂肪增加

59. 关于促肾上腺皮质激素分泌的叙述错误的是
    A. 受下丘脑促肾上腺皮质激素释放激素的调节
    B. 受糖皮质激素的负反馈调节
    C. 受醛固酮的负反馈调节
    D. 在应激状态下分泌增多
    E. 长期大量使用糖皮质激素的病人，其分泌减少

60. ACTH 是下列哪种激素合成与分泌调节中最主要的生理因素
    A. 盐皮质激素   B. 糖皮质激素
    C. 醛固酮   D. 性激素
    E. 甲状腺激素

61. 关于醛固酮的叙述错误的是
    A. 血钠降低可刺激其分泌
    B. 血钾下降可刺激其分泌
    C. 血压下降、血容量减少可使其分泌增加
    D. 有保钠排钾、保水的作用
    E. 能增强血管平滑肌对儿茶酚胺的敏感性

62. 醛固酮的主要作用是
    A. 增加肾髓袢保钠排钾
    B. 增加肾近曲小管保钾排钠
    C. 增加肾近曲小管保钠排钾
    D. 增加肾远曲小管和集合管保钠排钾
    E. 增加肾远曲小管和集合管保钾排钠

63. 下列因素中，不影响醛固酮分泌的是
    A. 血 Na^+ 水平的降低
    B. 血 Na^+ 水平的升高
    C. 血 K^+ 水平的降低
    D. 血 K^+ 水平的升高

E. 血 Cl^- 水平的升高

64. 下列哪种激素与水、钠代谢无关
    A. 醛固酮　　　B. 雌激素
    C. 氢化可的松　D. 胰高血糖素
    E. 抗利尿激素

65. 下列激素中对腺垂体 ACTH 分泌具有负反馈作用的是
    A. 氢化可的松　B. 肾素
    C. 肾上腺素　　D. 促肾上腺皮质激素
    E. 去甲肾上腺素

66. 关于肾上腺髓质激素的叙述错误的是
    A. 肾上腺素和去甲肾上腺素都是由髓质分泌的
    B. 髓质激素的化学本质是类固醇
    C. 肾上腺素受体有 α 和 β 两大类
    D. 去甲肾上腺素升血压作用强于肾上腺素
    E. 肾上腺髓质激素的分泌受交感神经支配

67. 肾上腺髓质的分泌细胞（嗜铬细胞）直接受
    A. 交感神经节前纤维支配
    B. 副交感神经节前纤维支配
    C. 交感神经节后纤维支配
    D. 副交感神经节后纤维支配
    E. 躯体运动神经支配

68. 胰岛中分泌胰岛素的细胞是
    A. A 细胞　　　B. B 细胞
    C. D_1 细胞　　D. D 细胞
    E. PP 细胞

69. 关于胰岛素对代谢的调节，下述错误的是
    A. 促进组织对葡萄糖的摄取和利用
    B. 促进糖原合成
    C. 促进糖异生
    D. 促进蛋白质的合成
    E. 促进脂肪合成与储存

70. 降低血糖的激素是
    A. 胰岛素　　　B. 糖皮质激素
    C. 胰高血糖素　D. 甲状旁腺激素
    E. 生长素

71. 调节胰岛素分泌最重要的因素是
    A. 血糖水平
    B. 血脂水平

C. 血中氨基酸水平
D. 血 Na^+ 浓度
E. 血 Ca^{2+} 浓度

72. 不影响糖代谢的激素是
    A. 甲状腺激素　B. 生长素
    C. 皮质醇　　　D. 胰岛素
    E. 甲状旁腺激素

73. 下列激素中，没有促进蛋白质合成作用的是
    A. 甲状腺激素　B. 甲状旁腺激素
    C. 生长素　　　D. 胰岛素
    E. 雄激素

74. 下列有关胰高血糖素作用的叙述正确的是
    A. 是一种促进合成代谢的激素
    B. 促进糖原合成
    C. 促进葡萄糖异生
    D. 促进蛋白质合成
    E. 促进脂肪的合成

B 型题

（1～3 题共用选项）
    A. TSH　　　　B. 甲状旁腺激素
    C. ADH　　　　D. 甲状腺激素
    E. CRH

1. 由下丘脑释放的激素是
2. 属于神经垂体激素的是
3. 由腺垂体释放的激素是

（4～6 题共用选项）
    A. 呆小症　　　B. 侏儒症
    C. 巨人症　　　D. 肢端肥大症
    E. 黏液性水肿

4. 幼年时生长素缺乏可导致
5. 婴幼儿甲状腺激素分泌过少可导致
6. 成年人生长素分泌过多可导致

（7～9 题共用选项）
    A. cAMP　　　　B. 激素
    C. 下丘脑　　　D. 腺垂体
    E. 神经垂体

7. 被称为第二信使的是
8. 能合成血管加压素的是
9. 能合成生长激素的是

（10～12题共用选项）

　　A．甲状腺激素　　B．胰高血糖素

　　C．甲状旁腺激素　D．糖皮质激素

　　E．胰岛素

10．在激素储存量上居首位的是

11．调节血钙与血磷水平最重要的激素是

12．缺乏时可引起水中毒的激素是

（13～15题共用选项）

　　A．生长素　　　　B．生长抑素

　　C．生长素介质　　D．胰岛素

　　E．1，25-二羟维生素 D_3

13．由肝脏产生的激素是

14．由腺垂体产生的激素是

15．由胰岛D细胞产生的激素是

（16～18题共用选项）

　　A．生长素　　　　B．胰岛素

　　C．生长抑素　　　D．促胰液素

　　E．胰高血糖素

16．胰岛A细胞产生的是

17．胰岛B细胞产生的激素是

18．胰岛D细胞产生的激素是

X型题

1．激素的作用方式有

　　A．自分泌　　　　B．旁分泌

　　C．外分泌　　　　D．神经分泌

　　E．远距分泌

2．关于激素间相互作用的叙述正确的是

　　A．协同作用

　　B．拮抗作用可发生在受体水平

　　C．拮抗作用

　　D．协同作用可发生在受体水平

　　E．允许作用

3．下列物质属于第二信使的是

　　A．Ca^{2+}　　　　B．cAMP

　　C．cGMP　　　　D．G蛋白

　　E．蛋白激酶

4．下丘脑产生的激素有

　　A．TRH　　　　　B．ADH

　　C．催产素　　　　D．FSH和LH

　　E．TSH

5．下列哪些是腺垂体分泌的促激素

　　A．TSH　　　　　B．ACTH

　　C．PRL　　　　　D．LH

　　E．FSH

6．关于生长素的叙述正确的是

　　A．生长作用主要通过IGF-I介导

　　B．加速蛋白质的合成

　　C．促进脂肪分解

　　D．抑制外周组织对葡萄糖的利用

　　E．对脑发育有重要的作用

7．关于抗利尿激素（ADH）的描述正确的是

　　A．ADH经垂体门脉由下丘脑运至神经垂体

　　B．ADH增加肾脏远曲小管及集合管对水的通透性

　　C．血浆晶体渗透压下降是刺激ADH分泌的主要因素

　　D．血容量减少可使ADH分泌增多

　　E．ADH是由神经垂体合成的

8．关于甲状腺激素生理作用的叙述正确的是

　　A．使绝大多数组织的氧耗量增加

　　B．促进蛋白质及各种酶的合成

　　C．促进小肠对糖的吸收

　　D．促进胆固醇的合成及降解

　　E．对脑和骨的发育尤为重要

9．参与血钙浓度调节的激素有

　　A．降钙素　　　　B．甲状腺激素

　　C．甲状旁腺激素　D．维生素 D_3

　　E．胰岛素

10．肾上腺皮质分泌的激素有

　　A．盐皮质激素　　B．糖皮质激素

　　C．性激素　　　　D．肾上腺素

　　E．去甲肾上腺素

11．有关糖皮质激素作用的叙述正确的是

　　A．促进蛋白质分解

　　B．促进脂肪分解，增强脂肪酸在肝内的氧化过程，有利于糖异生

　　C．对水的排出有促进作用，有较弱的保钠排钾作用

D. 可增强血管平滑肌对儿茶酚胺的敏感性

E. 参与应激反应

12. 有关盐皮质激素生理作用的叙述正确的是

　　A. 有保钠排钾作用

　　B. 受肾素 - 血管紧张素的调节

　　C. 血钾浓度升高可促进醛固酮分泌

　　D. 血钠浓度减少可促进醛固酮分泌

　　E. 缺少时可导致水中毒

13. 下列哪些细胞是胰岛中的细胞

　　A. A 细胞　　　　　B. B 细胞

　　C. D 细胞　　　　　D. G 细胞

　　E. PP 细胞

14. 有关胰岛素作用的叙述正确的是

　　A. 促进肝糖原和肌糖原的合成

　　B. 促进组织对葡萄糖的摄取和利用

　　C. 促进脂肪合成

　　D. 促进蛋白质合成

　　E. 促进组织蛋白质分解

15. 胰岛素降低血糖的途径有

　　A. 促进糖原合成

　　B. 抑制糖原异生

　　C. 促进组织对葡萄糖的摄取

　　D. 促进组织对葡萄糖的氧化利用

　　E. 抑制小肠对葡萄糖的吸收

16. 参与糖、蛋白和脂肪代谢的激素有

　　A. 甲状腺激素　　B. 生长激素

　　C. 甲状旁腺激素　D. 糖皮质激素

　　E. 胰岛素

17. 下列激素具有促进生长作用的激素有

　　A. 甲状腺激素　　B. 生长激素

　　C. 甲状旁腺激素　D. 糖皮质激素

E. 醛固酮

18. 能促进蛋白质合成的激素有

　　A. 生长激素　　　B. 甲状腺激素

　　C. 甲状旁腺激素　D. 去甲肾上腺素

　　E. 胰岛素

二、名词解释

1. 激素（hormone）　　2. 靶细胞（target cell）

3. 旁分泌（paracrine）　4. 自分泌（autocrine）

5. 神经分泌（neurocrine）

6. 激素的允许作用（permissive action）

7. 第二信使（second messenger）

8. 长反馈（long-loop feedback）

9. 短反馈（short-loop feedback）

10. 下丘脑调节肽（hypothalamic regulatory peptides，HRP）

11. 应激（stress）

三、简答题

1. 简述激素作用的一般特性。

2. 试举例说明激素的允许作用。

3. 生长激素的生理作用。

4. 甲状腺激素的生理学作用。

5. 简述长期缺碘导致甲状腺肿大的机制。

6. 糖皮质激素的生理作用。

7. 胰岛素的生理作用。

8. 试列举 5 种能影响正常生长发育的激素。

四、论述题

1. 影响钙磷代谢的激素有几种？它们是如何调节钙磷代谢的？

2. 影响糖代谢的激素有几种？它们是如何调节糖代谢的？

第十二章 生 殖

学习要求

1. 掌握：睾丸的生精和内分泌功能；卵巢的生卵和内分泌功能；月经周期及形成机制。
2. 了解：睾丸功能的调节；受精、着床和妊娠的维持与激素调节；分娩。

第一节 男 性 生 殖

一、睾丸的功能

（一）睾丸的生精作用

1. 精子（sperm）生成的部位 精曲小管。

精曲小管由生精细胞和支持细胞构成。

2. 精子的生成过程 精原细胞→初级精母细胞→次级精母细胞→精子细胞→精子。

（二）睾丸的内分泌功能

$$
睾丸
\begin{cases}
曲细精管
\begin{cases}
生殖细胞 \\
支持细胞：抑制素
\end{cases} \\
间质细胞：雄激素
\end{cases}
$$

1. 雄激素 睾丸间质细胞分泌的雄激素主要有睾酮（testosterone，T）。

（1）睾酮的合成、运输与代谢：97%～99% 的睾酮与血浆蛋白结合。1%～3% 的睾酮以游离的形式存在，游离的睾酮具有生物活性。

睾酮主要在肝内灭活。

（2）睾酮的生理作用：①维持生精作用；②刺激生殖器官，男性副性征生长发育，维持正常的性欲；③促进蛋白质合成，骨骼生成；④促进骨骼生长、钙磷沉积和红细胞生成。

2. 抑制素 对 FSH 的合成和分泌有很强的抑制作用。而生理剂量的抑制素对 LH 分泌无明显影响。

二、睾丸功能的调节

睾丸功能主要受下丘脑 - 腺垂体 - 睾丸轴调节。

（一）下丘脑 – 腺垂体对睾丸活动的调节

1. 下丘脑　促性腺激素释放激素（gonadotropin-releasing hormone，GnRH）→腺垂体→促卵泡激素（follicle-stimulating hormone，FSH）与黄体生成素（luteinizing hormone，LH）。

2. 腺垂体对生精作用的调节　FSH→支持细胞受体→雄激素结合蛋白（androgen binding protein，ABP）↑→ABP 与睾酮结合→生精细胞↑→生精↑（FSH 对生精过程有启动作用，睾酮则具有维持效应；LH 刺激睾丸间质细胞分泌睾酮而间接发生作用）。

3. 腺垂体对间质细胞睾酮分泌的调节　LH→间质细胞→睾酮↑；FSH 具有增强 LH 刺激睾酮分泌的作用。

（二）睾丸激素对下丘脑 – 腺垂体的反馈调节

1. 雄激素　睾酮↑→下丘脑和腺垂体（负反馈）→GnRH 和 LH 分泌↓（对 FSH 无影响）。

2. 抑制素　抑制素→FSH↓（对 LH 无影响）。

（三）睾丸内的局部调节

睾丸局部产生一些细胞因子或生长因子通过旁分泌或自分泌的方式参与睾丸功能的局部调节。

第二节　女　性　生　殖
一、卵　巢　的　功　能

（一）卵巢的生卵功能

1. 卵泡的发育　原始卵泡（卵母细胞和卵泡细胞）→生长卵泡→成熟卵泡。

2. 排卵（ovulation）　成熟卵泡壁破裂，出现排卵孔，卵细胞与透明带、放射冠及卵泡液被排出卵泡的过程。

3. 黄体的生成　排卵后，残余的卵泡壁内陷，血液进入卵泡腔，发生凝固，形成血体。随着血液被吸收，残留的颗粒细胞与卵泡膜细胞黄体化，形成外观为黄色的黄体（corpus luteum）。

（二）卵巢的内分泌功能

内分泌功能 $\begin{cases} 雌激素（雌二醇） \\ 孕激素（孕酮） \\ 抑制素 \end{cases}$

少量的雄激素及多种肽类激素。

1. 雌激素（estrogen）　包括雌二醇（E_2）、雌酮和雌三醇（E_3），以 E_2 活性最强。雌激素的作用：

（1）促进女性生殖器官的发育

卵巢：协同 FSH 促进卵泡发育，诱导排卵前 LH 峰的出现，促进排卵。

子宫：①促子宫发育，使内膜发生增生期变化；②子宫颈分泌清亮稀薄的黏液；③使子宫对催产素敏感性增加。

输卵管：促进输卵管上皮增生、分泌及输卵管运动。

阴道：促增生、角化，合成糖原，自净作用。

（2）促进女性副性征的出现。

（3）对代谢的作用：①促蛋白质合成和生长发育；②增强成骨细胞活动，抑制破骨细胞活动；③提高血载脂蛋白的含量，降低血胆固醇；④致水钠潴留。

2．孕激素　主要包括孕酮（progesterone，P），以孕酮的生物活性最强。

孕激素的生理作用：

（1）影响生殖器官的生长发育和功能活动：使增生期子宫进入分泌期，为受精卵的生存和着床提供适宜的环境；降低子宫平滑肌对催产素的敏感性；降低子宫肌细胞膜的兴奋性；子宫颈黏液少、黏稠。

（2）乳腺：促进乳腺腺泡发育，为泌乳做准备。

（3）使基础体温升高：临床上常用基础体温的变化作为判断有无排卵的标志之一。

二、卵巢功能的调节

（一）下丘脑 - 腺垂体对卵巢活动的调节

下丘脑合成分泌的促性腺激素释放激素（GnRH）经过垂体门脉系统运输到腺垂体作用于促性腺激素细胞，引起黄体生成素（LH）和卵泡刺激素（FSH）释放，进而来调节卵巢的活动。LH 与 FSH 协同促使发育中的卵泡分泌雌激素，促进成熟卵泡排卵，并且促进排卵后卵泡残存物转变为黄体，使黄体分泌孕激素与雌激素；FSH 的作用主要是促使卵泡生长、发育和成熟，并在 LH 的协同作用下促进卵泡分泌雌激素。

（二）卵巢激素对下丘脑 - 腺垂体的反馈作用

雌激素对下丘脑与腺垂体激素分泌既有负反馈作用，又有正反馈作用，其作用性质和血浆中雌激素的浓度有关。小剂量的雌激素对下丘脑产生负反馈作用，抑制下丘脑 GnRH 的释放，继而抑制腺垂体 LH 和 FSH 的释放，高水平雌激素有正、负反馈双重作用。排卵前，卵泡发育成熟，大量分泌雌激素，刺激下丘脑 GnRH 和腺垂体 LH、FSH 的大量释放，形成排卵前 LH、FSH 高峰。排卵后，血中雌激素和孕激素水平明显升高，抑制 LH 和 FSH 的合成与分泌。

三、月经周期及其形成机制

（一）月经周期

女性从青春期开始起，性激素的分泌和生殖器官的形态功能每月均发生周期性变化，其中最明显的表现是每月一次的子宫内膜剥脱和出血的周期性变化，称为月经周期。月经周期历时 20～40 天，平均为 28 天。一般 12～14 岁开始第一次来月经，称为初潮。50 岁左右月经周期停止，此后称为绝经期。

根据子宫内膜功能层周期性的变化，可将月经周期分为三期：

1．月经期

时间：月经第 1～4 天。

子宫内膜特点：子宫内膜缺血、脱落和出血。

激素水平变化：血中雌、孕激素降至最低水平。

子宫内膜特点：子宫内膜缺血、脱落和出血。

激素水平变化：血中雌、孕激素降至最低水平。

2. 增殖期

时间：第 5～14 天。

子宫内膜特点：子宫内膜显著增殖、血管增生、腺体增多，为雌激素作用的结果。

激素水平变化：排卵前一天，雌激素达高峰，FSH 和 LH 分泌增加，尤以 LH 分泌增加更为明显，形成 LH 峰。第 14 天，LH 峰是引发排卵的关键因素，在排卵日女性的基础体温最低，因此可根据月经周期中基础体温的变化来判断排卵日。

3. 分泌期

时间：第 15～28 天。

子宫内膜特点：子宫内膜腺体呈分泌状态，为孕激素作用的结果。

激素水平变化：雌激素第二高峰，孕激素高峰。

（二）月经周期形成的机制

月经周期的形成主要是下丘脑 - 腺垂体 - 卵巢轴活动的结果。

1. 月经期　若卵子未受精→黄体萎缩→血中雌激素、孕激素水平急剧下降→子宫内膜脱落、出血，形成月经。

2. 增殖期　此期前，血中孕激素和雌激素浓度较低→对下丘脑、腺垂体的抑制作用解除→促性腺激素释放激素、卵泡刺激素和黄体生成素浓度开始上升→卵泡开始发育→分泌雌激素→子宫内膜发生增殖期变化，排卵前一天雌激素分泌达到高峰→正反馈作用使促性腺激素释放激素、卵泡刺激素分泌增加，黄体生成素明显增多→卵巢排卵。

3. 分泌期　此期在黄体生成素的作用下→黄体形成→分泌大量的孕激素和雌激素→两者共同作用→子宫内膜发生分泌期变化。此期血中高浓度的孕激素和雌激素→负反馈作用使黄体生成素及卵泡刺激素分泌减少。

由此可见，卵巢周期性变化和月经周期的产生，是在大脑皮质控制下由下丘脑 - 腺垂体 - 卵巢轴的调控完成的。卵巢的周期性变化是月经周期形成的基础。

第三节　妊娠与避孕

妊娠（pregnancy）：是指子代新个体的产生和孕育的过程，包括受精、着床、妊娠的维持和胎儿的生长。

分娩（parturition）：是成熟胎儿及其附属物从母体子宫产出体外的过程。

一、妊　　娠

（一）受精

受精（fertilization）：是精子穿入卵子并与卵子相互融合的过程。

1. 精子的运行。

2. 精子获能　精子必须在子宫或输卵管中停留几小时，才能获得使卵子受精的能力。

3. 顶体反应　精子与卵子接触后，精子的顶体外膜与精子头部细胞膜融合、破裂，形成许多小孔，释放出顶体酶，使卵子外围的放射冠及透明带溶解，这一过程，称为顶体反应。

（二）着床

着床是指胚泡植入子宫内膜的过程。

（三）妊娠的维持及激素调节

胎盘是妊娠期间一个重要的内分泌器官，可分泌多种激素，对妊娠的维持起重要作用。

1. 人绒毛膜促性腺激素（human chorionic gonadotropin，hCG） 由胎盘绒毛组织的合体滋养层细胞分泌，妊娠 8～10 周达高峰，随后分泌减少，是诊断早期妊娠的一个指标。

2. 其他蛋白质激素和肽类激素　胎盘分泌人绒毛膜生长激素、绒毛膜促甲状腺激素等。

3. 类固醇激素

（1）孕激素：由胎盘的合体滋养层细胞分泌，妊娠 6 周，胎盘开始分泌孕酮，12 周后迅速增加，妊娠末期达高峰。

（2）雌激素：是由胎盘和胎儿共同参与合成的。因此，检测孕妇尿中雌三醇的含量，可以反映胎儿在子宫内的情况。

（四）分娩

成熟的胎儿及其附属物从子宫娩出体外的过程，称为分娩。子宫节律性收缩是胎儿及其附属物从子宫娩出的主要力量，缩宫素、雌激素及前列腺素是调节子宫平滑肌收缩的重要因素。

分娩的动力：子宫肌节律性收缩。

机制：糖皮质激素、雌激素、孕激素、催产素、松弛素、前列腺素及儿茶酚胺等参与分娩的启动和分娩过程。

三个阶段：胎儿头部紧抵子宫颈（数小时）；胎儿由宫腔经子宫颈和阴道娩出体外（1～2小时）；胎盘与子宫分离并排出母体。

二、避　孕

避孕是应用科学手段使妇女暂时不受孕。主要控制生殖过程中的以下环节来达到避孕的目的：①抑制精子与卵子产生；②阻止精子与卵子结合；③使女性子宫内的环境不利于胚泡的着床和生长；④使女性生殖道内的环境不适合精子的运动和生存等。例如，目前应用的女性避孕药，主要成分是人工合成的雌激素和孕激素，通过抑制卵巢排卵，使子宫颈黏液变稠、干扰子宫内膜发育、改变输卵管蠕动、抑制精子获能、抑制或杀死精子等几个环节来达到避孕目的。使用安全套是男性常用的避孕方法。

测 试 题

一、选择题

A 型题

1. 月经血不发生凝固的原因是

　　A. 孕激素可阻止血凝

　　B. 雌激素可阻止血凝

　　C. 子宫内有大量肝素

　　D. 子宫内有丰富的纤溶酶原激活物

　　E. 子宫内膜分泌大量的抗凝血酶从而抑制血凝

2. 卵巢分泌的雌激素主要是
   A. 雌二醇　　　B. 雌三醇
   C. 孕酮　　　　D. 雌酮
   E. 己烯雌酚

3. 孕酮的化学性质是
   A. 蛋白质　　　B. 肽类
   C. 胺类　　　　D. 类固醇
   E. 固醇类

4. 下列有关孕激素作用的叙述正确的是
   A. 促进子宫内膜发生增生期变化
   B. 促进子宫内膜发生分泌期变化
   C. 子宫发育
   D. 促进并维持女性特征
   E. 促进子宫收缩

5. 育龄期女子基础体温的双相变化与下列哪种激素有关
   A. 雌激素　　　B. 孕激素
   C. 甲状腺激素　D. LH
   E. FSH

6. 下列有关女子基础体温的叙述错误的是
   A. 随雌激素水平的波动而变化
   B. 随孕激素及其代谢产物的变化而波动
   C. 在排卵前较低
   D. 排卵后升高 0.5℃左右
   E. 在黄体期一直维持在高水平上

7. 月经周期正常的妇女，其月经黄体能维持
   A. 3～5 天　　　B. 5～7 天
   C. 7～9 天　　　D. 9～11 天
   E. 12～15 天

8. 雌激素和孕激素作用的相同点是
   A. 促进阴道上皮细胞角化
   B. 促进乳腺导管增生和延长
   C. 使子宫输卵管平滑肌活动减弱
   D. 使子宫内膜增生变厚
   E. 减少子宫颈黏液的分泌

9. 月经周期中诱发排卵最重要的激素是
   A. FSH　　　　B. GH
   C. PRL　　　　D. LH
   E. GnRH

10. 女性月经周期中，月经来潮是由于血中的
    A. E_2 浓度下降，P 浓度升高
    B. E_2 浓度升高，P 浓度下降
    C. E_2 和 P 浓度均下降
    D. FSH 和 LH 浓度均下降
    E. LH 浓度显著升高而形成 LH 峰

11. 排卵后形成的黄体可以分泌
    A. 雌激素　　　B. 孕激素
    C. LH　　　　　D. 雌激素和孕激素
    E. 雌激素、孕激素和 LH

12. 引起排卵发生的最关键性因素是
    A. FSH 高峰
    B. 孕激素高峰
    C. 雌激素第二个高峰
    D. LH 高峰
    E. 催乳素高峰

13. 排卵前血液中出现 LH 高峰的原因是
    A. 血中孕激素对下丘脑的正反馈作用
    B. 血中高水平雌激素对下丘脑的正反馈作用
    C. 少量黄体生成素本身的短反馈作用
    D. 血中雌激素和孕激素的共同作用
    E. 卵泡刺激素的作用

14. 下列血中哪一种激素出现高峰可作为排卵的标志
    A. 催乳素　　　B. 卵泡刺激素
    C. 黄体生成素　D. 催乳素释放因子
    E. 催乳素释放抑制因子

15. 妊娠时维持黄体功能的主要激素是
    A. 雌激素　　　B. 孕激素
    C. FSH　　　　D. LH
    E. 绒毛膜促性腺激素

B 型题
（1～2 题共用选项）
　A. 卵巢颗粒细胞　B. 卵巢内膜细胞
　C. 睾丸间质细胞　D. 睾丸支持细胞
　E. 睾丸生精细胞

1. 睾丸生成雄激素的细胞是
2. 卵巢产生雄激素的细胞是
（3～5 题共用选项）

A. 雌激素   B. 孕激素

C. FSH   D. LH

E. hCG

3. 使基础体温升高的激素是

4. 促进阴道上皮细胞增生角化的激素是

5. 维持妊娠黄体功能的是

X 型题

1. 睾丸的生理作用有

A. 产生精液   B. 产生精子

C. 分泌睾酮   D. 分泌双氢睾酮

E. 分泌抑制素

2. 睾酮的生理作用有

A. 抑制垂体分泌 LH

B. 促进生殖器官的生长

C. 促进骨骼生长

D. 引起负氮平衡

E. 促进红细胞增多

3. 孕激素的生理作用有

A. 使子宫平滑肌的活动减弱

B. 促进增生的子宫内膜分泌

C. 在雌激素作用的基础上使子宫内膜进一步增生

D. 在雌激素作用的基础上使乳腺发育

E. 使基础体温升高

4. 关于月经周期的叙述正确的是

A. 排卵与血液中 LH 水平突然升高有关

B. 月经期是因子宫内膜失去雌激素和孕激素支持所致

C. 雌激素使子宫内膜增殖

D. 月经血是不凝固的

E. 月经周期是固定不变的

5. 与排卵有关的表现有

A. 排卵前血中 LH 达高峰

B. 排卵前雌激素达高峰

C. 排卵前孕激素达高峰

D. 排卵前基础体温短暂降低

E. 排卵后基础体温升高

二、名词解释

1. 月经   2. 受精

3. 着床   4. 排卵

三、简答题

1. 简述雌激素的主要生理作用。

2. 简述孕激素的主要生理作用。

3. 简述月经周期中子宫内膜的周期性变化及其与激素的关系。

参 考 答 案

第1章 绪 论

一、填空题

1. 细胞和分子水平　器官和系统水平　整体水平
2. 条件反射　非条件反射
3. 感受器　传入神经　神经中枢　传出神经　效应器
4. 神经调节　体液调节　自身调节
5. 同化作用　异化作用
6. 组织液　血浆　淋巴液　脑脊液
7. 体液调节
8. 反射
9. 正反馈
10. 负

二、选择题

A 型题

　1. C　2. C　3. E　4. A　5. D　6. A　7. C　8. E　9. B　10. E
　11. D　12. D　13. B　14. D　15. B　16. C　17. D　18. C　19. C

B 型题

　1. A　2. B　3. C　4. C　5. A　6. E　7. A　8. A　9. C

X 型题

　1. ABCE　　　2. ABCDE　　　3. BDE　　　4. ABD　　　5. ACD

三、名词解释

1. 内环境：指细胞直接生活的环境，即细胞外液。
2. 稳态：内环境理化性质保持相对稳定的状态称为稳态。
3. 负反馈：反馈信息对控制部分产生抑制，使其活动减弱的反馈。
4. 正反馈：反馈信息使控制部分活动加强，起加强控制信息作用的反馈。

四、简答题

1. 内环境稳态对保证生命活动正常进行具有重要意义：提供机体细胞生命活动必要的各种理化条件，使细胞各种酶促反应和生理功能正常进行；为细胞新陈代谢提供各种营养物质，并通过循环系统运走细胞的代谢产物，保证了细胞新陈代谢的正常进行。

2. 负反馈调节在机体内普遍存在，是维持内环境稳态的重要调节方式。机体多数生理功能的调节是通过负反馈调节实现的。例如，体内多种激素正常水平的维持、人体正常血压相对稳定的调节等。负反馈调节的生理意义在于使某种生理功能保持相对稳定。

五、论述题

非条件反射是与生俱来的先天遗传的反射，如吸吮反射等。这类反射的共同点是数量有限，有固定的反射弧，是人体的基本反射。条件反射是在非条件反射的基础上，经过多次训练才建立的反射，如人们在看到或谈论酸梅时引起的唾液分泌反射就是条件反射。条件反射的特点是数量无限，反射弧不稳定，长期不用就消失，使机体更具有预见性、主动性。

第2章 细胞的基本功能

一、名词解释

1. 脂溶性物质由膜的高浓度一侧向低浓度一侧移动的过程称为单纯扩散。

2. 非脂溶性的物质在细胞膜上特殊蛋白质的帮助下，由膜的高浓度一侧向低浓度一侧扩散的过程，称为易化扩散。

3. 细胞膜通过本身的某种耗能过程，将分子或离子由膜的低浓度一侧向高浓度一侧转运的过程，称为主动转运。

4. 依赖离子泵转运而储备的势能，从而完成其他物质的逆浓度差的跨膜转运，称为继发性主动转运。

5. 入胞又称胞吞，是指物质进入细胞的过程。如进入的物质是固体，称为吞噬；进入的是液体，则称吞饮。

6. 出胞又称胞吐，是指物质由细胞排出的过程。如各种细胞的分泌活动，其分泌物大都形成分泌颗粒或分泌囊泡，渐渐向细胞膜移动，贴靠以后膜融合并出现裂孔，于是将内容物一次性全部排空。

7. Na^+-K^+泵是细胞膜上的 Na^+-K^+依赖式 ATP 酶。当细胞内 Na^+浓度或细胞外 K^+浓度增高时被激活，并分解 ATP 释放能量，对 Na^+、K^+逆浓度差或电位差进行转运。

8. 细胞在安静时，存在于细胞膜内外两侧的电位差，称为静息电位。

9. 可兴奋细胞受到有效刺激时，在静息电位的基础上，细胞膜产生一次快速、可逆、可扩布的电位变化称为动作电位。

10. 能引发动作电位的临界膜电位值称为阈电位。

11. 细胞受到阈下刺激时，在局部产生的局部微小的电位变化称为局部电位。

12. 兴奋收缩偶联是把肌细胞的电兴奋与肌细胞的机械收缩连接起来的中介过程。

二、填空题

1. 单纯扩散

2. 载体 通道

3. 单纯扩散 易化扩散

4. 逆 能量

5. 结构特异性 饱和现象 竞争抑制性

6. 脂质 蛋白质

7. 入胞 出胞

8. 安静 电位差

9. K^+ K^+

10. 动作电位 兴奋

11. Na^+ K^+

12. 跳跃式传导 快

13. Ca^{2+} 三联管

14. 突触（神经肌肉接头）　乙酰胆碱　胆碱能（N）　终板（局部）

15. 等长收缩　等张收缩　单收缩　复合收缩

三、选择题

A 型题

  1. B　2. E　3. D　4. C　5. C　6. D　7. C　8. A　9. E　10. C

11. A　12. C　13. E　14. B　15. E　16. D　17. E　18. E　19. B　20. A

21. A　22. C　23. C　24. C　25. D　26. D　27. B

B 型题

  1. D　2. E　3. B　4. E　5. B　6. D　7. E　8. A　9. E　10. B

11. C　12. D　13. A　14. B　15. C　16. D　17. B　18. A　19. C　20. C

21. B　22. E

X 型题

  1. ABCDE　　2. ABC　　　3. BCDE　　4. ABCE　　5. ABCE

  6. ABCDE　　7. AB　　　　8. ABCD　　9. ABCE　　10. ABC

四、简答题

1. 不同点：被动转运是顺化学梯度和电位梯度进行转运的，转运过程中的动力来自有关化学物质的化学梯度或电位梯度所储存的势能，因此不需要细胞额外消耗能量，主动转运是逆化学梯度或电位梯度进行的，转运过程中需要细胞本身消耗能量。

相同点：两者都是快速跨膜转运离子通道，均有门控机制；均转运的是小分子的物质。

2. 安静状态下存在于细胞膜两侧的电位差称为静息电位。表现为内负外正。形成机制：①细胞膜两侧各种离子分布不均匀。细胞内 K^+ 和大分子有机负离子的浓度高于细胞外，细胞外 Na^+ 和 Cl^- 高于细胞内，形成膜内外的离子浓度差。②安静状态下，细胞膜对 K^+ 的通透性高于 Na^+，而对有机负离子则几乎不通透。因此，K^+ 借助于浓度差外流，而膜内的有机负离子不能外流，K^+ 的外流使细胞膜外电位升高，产生阻止 K^+ 外流的电场排斥力，当电场排斥力与浓度差形成的扩散力相等时，K^+ 外流停止，此时的膜电位称为 K^+ 的平衡电位。因此，静息电位就是 K^+ 的平衡电位，主要是由 K^+ 外流形成的。

3. 动作电位是细胞受刺激时细胞膜产生的一次可逆的并且是可扩布的电位变化，它包括峰电位和后电位。动作电位产生的机制是：①有效刺激使膜对 Na^+ 的通透性增加→Na^+ 顺浓度梯度部分内流→膜产生部分去极化→达到阈电位→Na^+ 通道大量开放→Na^+ 快速内流→膜电位急剧升高→动作电位的上升支；②Na^+ 通道的失活，K^+ 通道开放→K^+ 外流→膜内电位下降→复极化形成动作电位的下降支；③钠泵的作用。在动作电位产生的过程中由于 Na^+ 的内流和 K^+ 的外流，使细胞内 Na^+、细胞外 K^+ 浓度升高→激活钠泵→将 Na^+ 泵到细胞外，将 K^+ 泵到细胞内→恢复兴奋前细胞内外离子的分布。

4. 细胞受到阈下刺激时，在局部产生的小于阈电位的电位变化谓之局部电位。局部电位具有等级性。动作电位是"全或无"的；局部电位可以总和，动作电位不能发生总和而呈脉冲式；局部电位以电紧张性扩布的距离短，影响范围小，动作电位可进行远距离的不衰减性传导。

5. 神经冲动传至运动神经末梢，使接头前膜对 Ca^{2+} 的通透性增加，Ca^{2+} 进入接头前膜内，引起前膜内囊泡前移并与前膜融合，囊泡内递质乙酰胆碱通过出胞作用释放到接头间隙，乙酰胆碱与终板膜胆碱能 N 受体结合，终板膜对 Na^+ 的通透性增高，Na^+ 内流，产生局部去极化，即终板电位，终板电位总和达到肌膜阈电位时，肌膜爆发动作电位。

神经 - 肌肉接头信息传递易受环境因素影响。Ca^{2+} 促进乙酰胆碱的释放；肉毒杆菌毒素选择性地阻止接头前膜释放乙酰胆碱；筒箭毒与乙酰胆碱竞争受体；有机磷农药抑制胆碱酯酶，使乙酰胆碱不受破坏，延长乙酰胆碱的作用时间等，都会影响神经 - 肌肉接头处的信息传递。

6. 骨骼肌肌丝滑行学说认为：肌肉收缩并非是肌丝本身的缩短，而是肌小节两端的细肌丝向中间的粗肌丝滑行使肌小节缩短。其过程：当肌浆 Ca^{2+} 浓度升高时，Ca^{2+} 与细肌丝上的肌钙蛋白结合，使原肌凝蛋白构型发生改变，暴露细肌丝上肌纤蛋白与横桥结合的结合位点，横桥与结合位点结合，激活 ATP 酶，分解 ATP 释放能量，横桥摆动拖动细肌丝向粗肌丝之间滑行，肌小节缩短，出现肌肉收缩；当肌浆中 Ca^{2+} 浓度降低时，Ca^{2+} 与肌钙蛋白分离，肌钙蛋白与原肌凝蛋白的分子构型恢复，原肌凝蛋白掩盖在肌纤蛋白的结合位点上，横桥不再与肌纤蛋白结合，细肌丝向外滑出，肌小节伸长，出现肌肉舒张。

7. 兴奋收缩偶联是把肌细胞的电兴奋与肌细胞的机械收缩连接起来的中介过程；肌细胞膜上的兴奋（动作电位）沿横管（T 管）传导到肌细胞深部的三联管处，进而引起终末池 Ca^{2+} 的释放、储存和再聚集，引发肌肉收缩和舒张。

8. 肌肉在收缩之前所遇到的负荷或阻力称为前负荷。它使肌肉在收缩之前具有一定的初长度。在一定范围内，肌肉收缩产生的张力与收缩前肌肉的初长度成正比；超过某一限度，则又成反比。肌肉在最适初长度（最适前负荷）时，收缩产生最大张力。即在肌肉处于最适初长度时若开始等长收缩，则产生的张力最大；若进行等张收缩，则缩短速度最快，缩短的程度最大，做功效率最高。

后负荷是指肌肉开始收缩之后所遇到的负荷或阻力。在有后负荷的条件下，肌肉收缩时，首先是张力增加，然后再出现肌肉的缩短。在一定范围内，后负荷越大，产生的张力越大，且肌肉开始缩短的时间推迟，缩短速度就越慢，当后负荷增加到某一数值时，肌肉产生的张力达到最大限度，此时肌肉可完全不出现缩短，初速度等于零，肌肉所产生的张力和它收缩时的初速度成反比关系。

第 3 章　血　液

一、选择题
A 型题
1. D　2. C　3. C　4. C　5. E　6. A　7. B　8. A　9. C　10. D
11. B　12. E　13. D　14. A　15. B　16. A　17. A　18. A　19. B　20. B
B 型题
1. C　2. D　3. E　4. B　5. A　6. C　7. D
X 型题
1. ACDE　　2. ABDE　　3. ABCD　　4. ABCDE　　5. ABCD
二、名词解释
1. 血细胞比容：血细胞在全血中所占的容积百分比。
2. 血量：指人体内血液的总量，正常成人血量占体重的 7%～8%。

3．血浆：加入抗凝剂的血液经离心后分离出来的液体，是血细胞的细胞外液。

4．血浆晶体渗透压：血浆中晶体物质所形成的渗透压。

5．血浆胶体渗透压：血浆中胶体物质血浆蛋白（主要是白蛋白）所形成的渗透压。

6．等渗溶液：指与血浆渗透压相等的溶液。

7．血液凝固：血液由流体状态变为不能流动的凝胶状态的过程。

8．生理性止血：小血管受损后引起的出血在几分钟内会自行停止，这种现象称为生理性止血。

9．血清：血液凝固后血凝块逐渐回缩，析出淡黄色透明的液体。

10．血沉：即红细胞沉降率，指红细胞在血浆中沉降的速度，简称血沉。将抗凝血加入血沉管中垂直静置，记录第一小时末红细胞下降的距离，即血沉管上部出现的血浆毫米数表示红细胞沉降的速度。

11．出血时间：血管破损，血液自行流出到自然停止所需的时间称为出血时间，正常值为1～4分钟。

12．凝血时间：血液流出血管到出现纤维蛋白细丝所需的时间称为凝血时间，正常值为2～8分钟。

13．血型：指血细胞（主要为红细胞）膜上特异性抗原的类型。

三、简答题

1．概念：血浆渗透压指血浆中的溶质颗粒通过半透膜吸引水的力量。

分类：血浆晶体渗透压和血浆胶体渗透压。血浆晶体渗透压由晶体物质（主要是 Na^+ 和 Cl^-）形成；血浆胶体渗透压由胶体物质（主要是白蛋白）形成。前者是构成血浆渗透压的主体。

作用：血浆晶体渗透压主要维持细胞内外水平衡，而血浆胶体渗透压主要维持血管内外水平衡。

2．血液凝固的基本过程：凝血酶原复合物的形成、凝血酶的形成和纤维蛋白的形成。

内、外源性凝血途径的主要区别：①启动因子不同，内源性途径为因子Ⅻ；外源性途径为因子Ⅲ。②参与的凝血因子不同，参与内源性凝血的因子多，且全部在血管内；参与外源性凝血的因子少，且启动因子在血管外。③发生条件不同，内源性途径为血管损伤；外源性途径为组织损伤。

3．血液的生理功能：①运输功能（基本功能），运输 O_2、CO_2、营养物质、激素及代谢产物等；②防御和保护功能，血液中白细胞能防御细菌、病毒等对机体的侵害；③调节功能，血液中存在多组缓冲物质，可调节酸碱平衡，血液还参与体温的调节，在维持机体内环境稳态中有非常重要的作用。

4．输血的基本原则：①鉴定血型：输血前，首先必须鉴定血型，保证供血者与受血者的 ABO 血型及 Rh 血型相合，即是同型血。②交叉配血试验：即使是同型血，在输血前也必须要进行交叉配血试验。把供血者的红细胞与受血者的血清进行配合试验，称为交叉配血主侧；再将受血者的红细胞与供血者的血清作配合试验，称为交叉配血次侧。如果交叉配血试验的两侧均未发生凝集反应，即为配血相合，可以进行输血；如果主侧发生凝集反应，则为配血不合，绝对不可以输血；如果主侧不发生凝集反应，而次侧发生凝集反应称为配血基本相合，这种情况可见于将 O 型血输给其他血型的受血者或 AB 型受血者接受其他血型的血液，在紧急情况下可以少量输血，且输血时每次量应少，不能超过200ml，速度应慢。输血中一旦发现输血反应现象，应立即停止输血并紧急救治。总之，输血是一个多环节的过程，每个环节上的失误都可能造成严重事故。因此，在进行输血操作时，必须严格遵守输血原则。

第4章 血液循环

一、选择题
A型题

1. B 2. B 3. E 4. B 5. A 6. A 7. C 8. D 9. C 10. C
11. C 12. D 13. D 14. E 15. B 16. B 17. E 18. E 19. D 20. C
21. C 22. E 23. D 24. C 25. B 26. D 27. E 28. E 29. B 30. D
31. E 32. A 33. B 34. E 35. D 36. C 37. D 38. D 39. A 40. B
41. D 42. D 43. E 44. C 45. B 46. C 47. E 48. C 49. E 50. E
51. D 52. B 53. B 54. D 55. B 56. E 57. C 58. E 59. B 60. E
61. B 62. B 63. C 64. C 65. A 66. E 67. D 68. E 69. B 70. E
71. B 72. B 73. C 74. B 75. B 76. B 77. E 78. E 79. C 80. D
81. C 82. D 83. E 84. B 85. C 86. E 87. B 88. E 89. E 90. D
91. A 92. B 93. A 94. C 95. E 96. B 97. C 98. B 99. B 100. E
101. D 102. E 103. B 104. E 105. E 106. E 107. C 108. D 109. B 110. C

B型题

1. B 2. E 3. A 4. B 5. E 6. D 7. B 8. C 9. A 10. C
11. B 12. E 13. D 14. A 15. C 16. A 17. C 18. A 19. B 20. E
21. A 22. C 23. B 24. B 25. D

X型题

1. ABCDE 2. ABCE 3. ABE 4. ABCDE 5. ABCE
6. ABCD 7. ABCE 8. BCD 9. AC 10. BCD
11. BDE 12. ACDE 13. DE 14. ACE 15. ACE
16. ACDE 17. AC 18. ABCE 19. AE 20. BCD
21. ABCD 22. ABCDE 23. ABCD 24. ABCDE 25. ABCD
26. ABCE 27. ABCDE 28. ABCDE 29. ACDE 30. ABCDE
31. BCE 32. ABDE 33. ABCDE 34. ABCDE 35. ABDE
36. CDE 37. BDE 38. ABCDE 39. ABCDE 40. ACE

二、名词解释

1. 期前收缩：在心室的有效不应期之后，下一次窦房结兴奋达到之前，心室受到一次外来刺激，则可产生一次提前出现的收缩，称为期前收缩。

2. 代偿性间歇：在一次期前收缩之后往往会出现一段比较长的心室舒张期，称代偿性间歇。

3. 正常起搏点：心脏中窦房结细胞的自律性最高，是主导整个心脏兴奋和搏动的部位，称为正常起搏点。

4. 房室延搁：房室交界是唯一联系心房与心室的兴奋通路。兴奋在房室交界区传导速度缓慢，因此兴奋由心房传至心室需要经过一段延搁，这个现象称为房室延搁。

5. 心动周期：心脏一次收缩和舒张构成一个机械活动周期称为心动周期。

6. 等容收缩期：心室开始收缩，从房室瓣关闭到半月瓣开启之前的这段时间称为等容收缩期。

7. 等容舒张期：心室开始舒张，从半月瓣关闭到房室瓣开放之前的这段时间，称为等容舒张期。

8. 射血分数：每搏输出量占心室舒张末期容积的百分比称为射血分数。

9. 每搏输出量：一次心搏中由一侧心室射出的血量称为每搏输出量。

10. 心排血量：一侧心室每分钟射出的血液量称为心排血量。

11. 心指数：单位体表面积计算的心输出量。

12. 心率：心脏每分钟搏动的次数。

13. 心泵功能储备：心排血量随机体代谢需要而增加的能力称为心泵功能储备。

14. 异长调节：改变心肌细胞的初长度而引起心肌收缩强度改变的调节称为异长调节。

15. 等长调节：心脏泵血功能的调节是通过收缩力这个与初长度无关的心肌内在功能状态的改变而实现的，这称为等长调节。

16. 血压：指血管内血液对单位面积血管壁的侧压力。

17. 收缩压：心室收缩时，主动脉压急剧升高，在收缩期的中期达到最高值，这个血压值称收缩压。

18. 平均动脉压：指一个心动周期中每一瞬间动脉血压的平均值，等于舒张压＋1/3脉压。

19. 中心静脉压：通常将右心房和胸腔内大静脉的血压称中心静脉压。

20. 微循环：循环系统中在微动脉和微静脉之间的部分。

三、简答题

1. 浦肯野细胞自律性形成的机制主要是随时间增强的内向流（I_f）和随时间衰减的外向流（I_K）的综合作用。在浦肯野细胞4期自动去极化中发挥主要作用的离子电流是起搏电流I_f，是一种主要由Na^+负载的内向电流。

2. 窦房结细胞具有以下特点：①最大复极电位和阈电位的绝对值小于浦肯野细胞；②0期去极化幅度较小；③没有明显的复极1期和2期；④4期自动去极化速度快于浦肯野细胞。

3. 在心室的有效不应期之后、下一次窦房结兴奋达到之前，心室受到一次外来刺激，则可产生一次提前出现的收缩，称为期前收缩。

由于期前兴奋也有自己的有效不应期，当紧接在期前兴奋之后的一次窦房结兴奋传至心室时，如果落在期前兴奋的有效不应期内，则不能引起心室的兴奋和收缩，形成一次兴奋和收缩的脱失，必须等到再一次传来窦房结兴奋时，才能引起心肌兴奋和收缩。于是心肌在期前收缩之后，出现一次较长的舒张期，称为代偿间歇。

4. 房室交界处兴奋传导速度较慢，使兴奋通过房室交界时，延搁的时间较长，称为房-室延搁。其生理意义是使心室收缩必定发生在心房收缩之后，避免房室收缩重叠，保证心室充分充盈和射血。

5. 心肌的传导性取决于心肌细胞的结构特点和电生理特性。

结构因素：细胞的直径与细胞内的电阻呈反变的关系，直径小的细胞，细胞内的电阻大，兴奋的传导速度较慢。

生理因素：0期去极速度和幅度；邻近未兴奋部位膜的兴奋性。

6. ①对细胞外Ca^{2+}的依赖性：心肌细胞的肌浆网不如骨骼肌发达，储Ca^{2+}量少，因此在收缩过程中有赖于细胞外Ca^{2+}内流；②"全或无"式收缩：对心室来说，阈下刺激不能引起心室肌收缩，而当刺激强度达到阈值后，所有心室肌细胞几乎同步收缩，称"全或无"式收缩；③不发生强直收缩：与骨骼肌和神经细胞相比，心肌细胞的有效不应期特别长，一直延续到心肌细胞的舒张期开始之后，因此心肌不产生强直收缩以保证心脏的泵血功能。

7. 前负荷、后负荷、心肌收缩能力和心率。

8. 动脉血压↑→每搏输出量↓→心室剩余血量↑→心室舒张末期容积↑→通过异长调节使每搏输出量恢复正常水平；此外神经体液因素，通过等长调节使心肌收缩能力↑、每搏输出量↑。

9. 每搏输出量、心率、外周阻力、主动脉和大动脉的弹性贮器作用及循环血量和血管容量的比例。

10. 中心静脉压是指胸腔大静脉或右心房内的压力。正常值为 $0.39\sim1.18$ kPa（4～12cmH$_2$O）。其高低取决于：①心脏射血能力：射血能力强，及时将回流入心脏的血液射入动脉，中心静脉压就较低；反之亦然。②静脉回流速度：回流速度快，中心静脉压也升高。

11. 影响外周静脉压、中心静脉压和静脉阻力的因素，都能影响静脉回心血量。①体循环平均充盈压；②心脏收缩力量；③体位改变；④骨骼肌的挤压作用；⑤呼吸运动。

12. 心交感神经支配窦房结、房室交界、房室束、心房肌和心室肌。心交感节后神经元为肾上腺素能神经元，兴奋时释放去甲肾上腺素，可与心肌细胞膜 β 受体结合，可致正性变时、变力和变传导作用。

13. 心迷走神经支配窦房结、心房肌、房室交界、房室束及其分支，心迷走神经后纤维释放递质乙酰胆碱，与心肌细胞膜上 M 受体结合，可致负性变时、变力和变传导作用。

四、论述题

1. （1）0 期：在外来刺激作用下，首先引起部分电压门控式 Na$^+$ 通道开放和少量 Na$^+$ 内流，造成细胞膜部分去极化。当去极化达到阈电位水平（−70mV）时，膜上 Na$^+$ 通道的开放概率明显增加，出现再生性 Na$^+$ 内流，Na$^+$ 顺浓度梯度和电位梯度由膜外快速进入膜内，使膜进一步去极化，膜内电位由原来的负电位向正电位转化，直至接近 Na$^+$ 平衡电位。

（2）1 期（快速复极初期）：快 Na$^+$ 通道已经失活，在去极化过程中又发生一过性外向电流的激活，I$_{to}$ 的主要离子成分是 K$^+$。因此，由 K$^+$ 负载的 I$_{to}$ 是心室肌细胞 1 期复极化的主要原因。

（3）2 期（平台期）：平台期的外向离子流是由 K$^+$ 携带的。平台期的内向离子流是由 Ca^{2+} 和少量的 Na$^+$ 负载的。在平台期的早期，Ca^{2+} 的内流和 K$^+$ 的外流所负载的跨膜正电荷量相当，因此膜电位稳定于 1 期复极所达到的电位水平。随着时间的推移，Ca^{2+} 通道逐渐失活，K$^+$ 外流（I$_K$）逐渐增加，其结果是膜内电位逐渐下降，形成平台期的晚期。

（4）3 期（快速复极末期）：L 型 Ca^{2+} 通道失活关闭，内向离子流终止，而外向 K$^+$ 流（I$_K$）进一步增加所致。

（5）4 期（静息期）：Na$^+$-K$^+$ 泵、Na$^+$-Ca^{2+} 交换使细胞内外 K$^+$、Na$^+$、Ca^{2+} 浓度差逐渐恢复。

2. 心肌细胞在一次兴奋过程中，膜电位将发生一系列有规律的变化。其变化可分为以下几期：①有效不应期：由动作电位 0 期开始到复极 3 期膜电位达−60mV。这段时间里，无论再给它一个多强的刺激，都不能引起再次兴奋。在有效不应期的前一时期，即从动作电位 0 期开始到膜电位复极到−55mV，无论多强的刺激也不能引起膜的任何去极化，此期称为绝对不应期。绝对不应期之后，在膜电位由−55mV 恢复到−60mV 这段时间里，足够强的刺激可引起很小的局部去极化反应，但仍不能全面去极化产生动作电位，此期称为局部反应期。绝对不应期细胞兴奋性为零。局部反应期时细胞兴奋性较绝对不应期稍有提高。②相对不应期：在有效不应期之后，膜电位由$-60mV$复极到$-80mV$这段时间内，若给予心肌细胞一个高于阈值的刺激，可以引起动作电位，此期兴奋性有所恢复，但低于正常。③超常期：相对不应期之后膜电位由$-80mV$恢复到$-90mV$这段时间里，一个低于阈值的刺激就可使心肌细胞产生动作电位。可见，这一时期内心肌的兴奋性超过正常，故称为超常期。心肌兴奋时，兴奋性变化的主要特点是：有效不应期长，相当于整个收缩期和舒张早期。其生理意义是心肌不会像骨骼肌那样产生强直收缩，从而保持心脏收缩和舒张交替的节律性活动。

3. 心脏内兴奋传播的途径为：窦房结→心房肌→房室交界→房室束→左、右束支→浦肯野纤维→心室肌。决定和影响传导性的因素有：

（1）解剖因素：心肌细胞的直径是决定传导性的主要解剖因素，直径小的细胞电阻大，传导速度慢；反之，则传导速度快。

（2）生理因素：①动作电位0期去极速度和幅度：0期去极速度越快、幅度越大，局部电位形成速度快、局部电流大，电流扩布的距离也越大，兴奋传导快。②邻近部位阈电位水平：邻近部位阈电位水平下移，静息电位与阈电位之间的距离变小，从静息电位到达阈电位的时间缩短，邻近部位易发生兴奋，则兴奋传导快；阈电位水平上移，则兴奋传导慢。

4.（1）等容收缩期：心室开始收缩时，室内压迅速上升，当室内压超过房内压时，房室瓣关闭，而此时主动脉瓣亦处于关闭状态，故心室处于压力不断增加的等容封闭状态。当室内压超过主动脉压时，主动脉瓣开放，进入射血期。

（2）射血期：在射血期的前1/3左右时间内，心室压力上升很快，射出的血量很大，称为快速射血期；随后，心室压力开始下降，射血速度变慢，这段时间称为减慢射血期。

（3）等容舒张期：心室开始舒张，主动脉瓣和房室瓣处于关闭状态，故心室处于压力不断下降的等容封闭状态。当心室舒张至室内压低于房内压时，房室瓣开放，进入心室充盈期。

（4）心室充盈期：在充盈初期，由于心室与心房压力差较大，血液快速充盈心室，称为快速充盈期，随后，心室与心房压力差减小，血液充盈速度变慢，这段时间称为减慢充盈期。

（5）心房收缩期：在心室舒张末期，心房收缩，心房内压升高，进一步将血液挤入心室。随后心室开始收缩，进入下一个心动周期。

5. 一侧心室每分钟射出的血液量称为心排血量。

影响因素：心排血量的大小取决于每搏输出量和心率，因此凡能影响每搏输出量或心率的因素都会影响心排血量。

（1）前负荷：是指肌肉收缩前所负载的负荷。在心脏，心室肌的前负荷是心室舒张末期容积。在一定范围内，增加前负荷，心肌收缩力量加强，每搏输出量增加；反之，每搏输出量减少。

（2）后负荷：是指肌肉收缩开始时才遇到的负荷，对心室而言，大动脉血压起着后负荷的作用。动脉血压↑→每搏输出量↓→心室剩余血量↑→心室舒张末期容积↑→通过异长调节使每搏输出量恢复至正常水平；此外神经体液因素，通过等长调节使心肌收缩能力↑、每搏输出量↑。

（3）心肌收缩能力：心室收缩力越强，每搏输出量越大，心排血量也越大。交感神经兴奋或血液中去甲肾上腺素水平升高，均可使心室收缩力增强，心排血量增加。

（4）心率：在一定范围内，心率加快，心排血量增加。但心率过快，超过160～180次/分时，由于心动周期缩短，特别是舒张期缩短，就会影响心室的充盈，使心排血量反而减少。心率过慢，低于 40 次/分, 此时心舒期的延长不能再进一步增加充盈量和每搏输出量, 因此心排血量减少。

6. 动脉血压形成的机制: 循环系统内足够的血液充盈和心脏射血是形成动脉血压的基本因素, 此外还具有外周阻力。心室收缩射血入动脉, 在心缩期内有 1/3 流至动脉系统, 2/3 暂时储存在主动脉和大动脉内, 使主动脉和大动脉进一步扩张, 主动脉压增高。心室舒张时, 射血停止, 弹性贮器血管管壁发生弹性回缩, 将心缩期多容纳的那部分血液继续向前推进, 使动脉血压在心舒期仍能维持在较高的水平。

影响因素: 每搏输出量、心率、外周阻力、主动脉和大动脉的弹性贮器作用及循环血量和血管容量的比例。

各种因素对动脉血压的影响见表 4-4。

表 4-4　影响动脉血压的因素

	收缩压	舒张压	脉压
心脏每搏输出量↑	↑↑	↑	↑
心率↑	↑	↑↑	↓
外周阻力↑	↑	↑↑	↓
主动脉和大动脉的顺应性↑	↑	↓	↑
循环血量/血管容量↓	↓	↓	↓

7. 微循环是指微动脉和微静脉之间的血液循环。

(1) 迂回通路

路径: 微动脉→后微动脉→毛细血管前括约肌→真毛细血管网→微静脉。

特点: 壁薄、透性好、流速慢。

作用: 物质交换。

(2) 直捷通路: 主要存在于骨骼肌中。

路径: 微动脉→后微动脉→通血毛细血管→微静脉。

特点: 经常开放、流速快、物质交换少。

作用: 使部分血液迅速通过微循环由静脉回流入心。

(3) 动静脉短路: 主要存在于皮肤、皮下组织中。

路径: 微动脉→动-静脉吻合支→微静脉。

特点: 壁厚、流速快、无物质交换。

作用: 体温调节。

8. (1) 心脏神经支配: 心交感神经和心迷走神经。

心交感神经兴奋, 去甲肾上腺素作用于心肌细胞膜上的 β 受体→正性变时变力变传导作用。

心迷走神经兴奋, 乙酰胆碱作用于心肌细胞膜上的 M 受体→负性变时变力变传导作用。

(2) 血管的神经支配

交感缩血管纤维: 血管平滑肌都受交感神经纤维的支配, 不同部位的血管中缩血管纤维分布的密度不同, 皮肤最密, 骨骼肌和内脏的血管次之, 冠状血管和脑血管中分布较少; 在同一器官中, 动脉高于静脉, 微动脉中密度最高, 毛细血管前括约肌神经纤维很少。

交感缩血管纤维兴奋, 去甲肾上腺素作用于血管平滑肌 α 受体可导致血管平滑肌收缩。

交感缩血管神经纤维在调节不同器官的血流阻力和血流量方面起重要作用。

交感舒血管纤维：如支配骨骼肌微动脉的交感神经中，除缩血管纤维外，还有舒血管纤维，在情绪激动和防御反应中起作用，使骨骼肌血管舒张，血流量增加。

副交感舒血管神经纤维：少数器官如脑膜、唾液腺、胃肠道的外分泌腺和外生殖器等，接受副交感舒血管纤维的支配。作用：对所支配的器官组织的局部血流起调节作用，对总外周阻力影响不大。

此外还接受脊髓背根舒血管纤维和血管活性肠肽神经元的调节。

9. 电刺激迷走神经中枢端，血压不变，刺激减压神经外周端，血压下降。

切断家兔迷走神经，刺激其外周端，迷走神经节兴奋释放乙酰胆碱，可与心肌细胞膜上 M 胆碱受体结合，使心肌细胞膜对 K^+ 通透性增加，K^+ 外流增多，导致窦房结自律性降低；房室传导延缓；心肌收缩力减弱，表现为负性变时、变力和变传导作用，最终使心排血量减少，血压下降。刺激迷走神经中枢端，中枢的传出冲动不能到达心脏，因此血压不变。

10. 压力感受性反射的感受装置是位于颈内与颈外动脉分叉处的颈动脉窦和主动脉弓血管外膜下的感受神经末梢，称为动脉压力感受器。压力感受器能感受血压变化对动脉管壁的刺激。颈动脉窦压力感受器和主动脉弓压力感受器的传入神经分别为窦神经和减压神经，传出神经为心迷走神经、心交感神经以及支配血管的神经。效应器为心脏和血管。当血压升高时，压力感受器发放冲动的频率增加，经传入神经传入延髓的心血管中枢，使心迷走中枢活动加强，心交感中枢和缩血管中枢活动减弱。结果心脏活动受抑制，心排血量下降，血管扩张，外周阻力降低，回心血量减少，最后导致血压回降，接近正常水平，即产生降压效应。当血压下降时，通过上述相反的过程，使血压回升到接近正常水平，即出现升压效应。压力感受性反射是一种负反馈调节机制，其生理意义在于使动脉血压保持相对稳定。

11. 电刺激完整减压神经及其中枢端，血压下降；刺激减压神经外周端，血压不变。

动脉压力感受器为颈动脉窦和主动脉弓，兔的颈动脉窦压力感受器的传入神经自成一束，称减压神经。因此，减压神经为压力感受性反射的传入神经。刺激完整减压神经或刺激减压神经中枢端，传入冲动增加，延髓的心迷走中枢活动加强，心交感中枢和缩血管中枢活动减弱。结果心脏活动受抑制，心排血量下降，血管扩张，外周阻力降低，回心血量减少，最后导致血压回降。

刺激减压神经外周端，兴奋不能上传，血压不变。

12. 压力感受性反射的感受装置是位于颈内动脉与颈外动脉分叉处的颈动脉窦和主动脉弓血管外膜下的感受神经末梢，称为动脉压力感受器。压力感受器能感受血压变化对动脉管壁的牵张刺激。兔的颈动脉窦压力感受器的传入神经自成一束，称减压神经。

牵拉颈总动脉，刺激了颈动脉窦压力感受器，兴奋沿减压神经上传到达延髓的心血管中枢，使心迷走中枢活动加强，心交感中枢和缩血管中枢活动减弱。结果心脏活动受抑制，心排血量下降，血管扩张，外周阻力降低，回心血量减少，最后导致血压回降。

夹闭兔的颈总动脉后，流经颈总动脉的血流量减少，因此颈动脉窦压力感受器被抑制，减压神经发放冲动减少，使心迷走中枢活动减弱，心交感中枢和缩血管中枢活动增强。结果心脏活动加强，心排血量增加，血管收缩，外周阻力增加，回心血量增多，最后导致血压升高。

13.

（1）肾素 - 血管紧张素系统：血管紧张素原 $\xrightarrow{\text{肾素}}$ 血管紧张素 I $\xrightarrow{\text{血管紧张素转换酶}}$ 血管紧张素 II → 血管紧张素 III。

血管紧张素 I 不具有活性，血管紧张素 II 作用于血管平滑肌，使全身微动脉收缩，血压增高。

（2）肾上腺素和去甲肾上腺素

肾上腺素：与心肌 β 受体结合，产生正性变时、变力和变传导作用。肾上腺素对血管的作用取决于血管平滑肌上 α 和 β 受体的分布情况。皮肤、肾脏和胃肠道的血管平滑肌上，α 受体占优势，骨骼肌和肝血管的 β 受体占优势。小剂量肾上腺素以兴奋 β 受体的效应为主，引起血管舒张，大剂量时也兴奋 α 受体，引起血管收缩。

去甲肾上腺素：主要与 α 受体结合，全身血管广泛收缩，血压增高，也能与心肌 β_1 受体结合，使心肌收缩力增强，但和血管平滑肌的 β_2 受体结合的能力较弱。

（3）血管升压素：在正常情况下，血管升压素首先出现抗利尿效应，当血浆浓度明显高于正常时，引起升压效应。

（4）血管内皮生成的血管活性物质：①舒血管物质：NO、PGI_2 等；②缩血管物质：内皮素。

（5）激肽释放酶 - 激肽系统：激肽具有舒血管活性，可能对血压和局部组织血流有调节作用。

（6）心房钠尿肽。

第 5 章　呼　吸

一、填空题

1. 气体在血液中运输　内呼吸
2. 肺通气　肺换气
3. 肺内压与大气压之差　呼吸运动
4. 肋间外肌　膈肌
5. 吸气　呼气
6. 肋间外肌　膈肌
7. 低于　低于
8. 肺泡 II 型上皮细胞　二棕榈酰卵磷脂
9. 降低　增大
10. 增大　减小
11. 潮气量　呼吸频率
12. 弹性阻力　非弹性阻力
13. 补呼气量　残气量
14. 无效腔气量　呼吸频率
15. 0.84　降低
16. 50g/L　发绀
17. 氧合血红蛋白　碳酸氢盐形式
18. 颈动脉体　主动脉体
19. 增加　降低
20. 延髓　脑桥

二、选择题

A 型题

　1. D　2. C　3. E　4. E　5. C　6. C　7. B　8. B　9. A　10. C

11．D　12．B　13．C　14．D　15．E　16．C　17．E　18．C　19．D　20．A
21．A　22．D　23．E　24．E　25．C　26．E　27．E　28．A　29．D　30．B
31．D　32．E　33．B　34．E　35．D　36．C　37．C　38．C　39．E　40．E
41．C　42．C　43．E　44．A　45．A　46．D　47．B　48．E　49．E　50．A
51．D　52．A　53．C　54．C　55．B　56．C　57．E　58．A　59．D　60．C
61．D　62．A　63．D　64．A　65．C　66．A　67．E　68．B　69．C　70．C

B 型题

　1．B　　2．C　　3．E　　4．A　　5．E　　6．B　　7．A　　8．D　　9．A　　10．E
11．B　12．D　13．E　14．B　15．C　16．E　17．C　18．A　19．E　20．D
21．D　22．A

X 型题

　1．DE　　　　　2．BCD　　　　　3．ABCDE　　　4．ABD　　　5．ADE
　6．ABCDE　　　7．ABCDE　　　8．BCE　　　　9．AC　　　10．BCE
11．AC　　　　12．AB　　　　　13．BD　　　　14．ABCDE　15．ABCDE
16．ABC　　　17．ACE　　　　18．BC　　　　19．ACE　　　20．ACD

三、名词解释

1．肺通气：肺与外界环境之间的气体交换过程。

2．肺内压：肺泡内的压力。

3．潮气量：每次呼吸时吸入或呼出的气体量。

4．肺活量：尽力吸气后，从肺内所能呼出的最大气体量。

5．时间肺活量：一次最大吸气后再尽力尽快呼气时，在一定时间内所能呼出的气体量，通常以它所占用力肺活量的百分数表示。

6．肺通气量：每分钟吸入或呼出的气体总量。

7．肺泡通气量：每分钟吸入肺泡的新鲜空气量。

8．通气／血流值：每分钟肺泡通气量和每分钟肺血流量之间的比值。

9．血液氧容量：100ml 血液中，Hb 所能结合的最大 O_2 量。

10．血液氧含量：100ml 血液中，Hb 实际结合的 O_2 量。

11．血液氧饱和度：Hb 氧含量与氧容量的百分比。

12．氧解离曲线：表示血液 PO_2 与 Hb 氧饱和度关系的曲线。

四、简答题

1．呼吸过程由三个环节组成：①外呼吸或肺呼吸，包括肺通气和肺换气；②气体在血液中的运输；③内呼吸或组织呼吸。意义：通过呼吸，机体从外界环境摄取新陈代谢所需要的 O_2，排出代谢过程中产生的 CO_2。因此，呼吸是维持机体生命活动所必需的基本生理过程之一，一旦呼吸停止，生命便将终结。

2．胸膜腔负压的形成与作用于胸膜的两种力有关：一种是肺内压；另一种是肺回缩产生的压力。胸膜腔内的压力是这两种方向相反的力的代数和，即胸膜腔内压＝肺内压—肺回缩压，在吸气末与呼气末，肺内压等于大气压，可见胸膜腔负压实际上是由肺的回缩造成的。意义：①有利于肺扩张；②有利于静脉血和淋巴液的回流。

3．吸气时，肺容积增大，使肺回缩力增大，胸膜腔内压变得更负；同时肺容积增大使肺内压下降，低于大气压，外界空气在压力差的推动下进入肺泡，随着肺内气体逐渐增加，肺内压也逐渐升高，至吸气末，肺内压升高到与大气压相等的水平，气流停止。呼气时，肺容积缩小，使肺回缩力减小，胸膜腔负压值减小；同时肺容积减小使肺内压升高并超过大气压，气体由肺内流出，肺内气体逐渐减少，肺内压逐渐下降，至呼气末，肺内压又降到与大气压相等的水平。

4. 肺表面活性物质由肺泡 II 型细胞合成并释放，主要成分为二软脂酰卵磷脂（DPPC）和表面活性物质结合蛋白。肺表面活性物质的作用是降低肺泡液 - 气界面的表面张力，因此具有重要的生理作用：①有助于维持肺泡的稳定性；②减少肺间质和肺泡内的组织液生成，防止肺水肿的发生；③降低吸气阻力，减少吸气做功。

5. 肺通气量＝潮气量 × 呼吸频率＝500×14＝7000ml/min；肺泡通气量＝（潮气量－无效腔气量）× 呼吸频率＝（500－150）×14＝4900ml/min。

6. ①气体分压差、扩散系数、温度：各因素与气体扩散速率成正比；②呼吸膜的厚度：呼吸膜越厚，扩散速率越小；③呼吸膜的面积：扩散面积与气体扩散速率成正比；④通气 / 血流值：适宜的通气 / 血流值才能实现适宜的肺换气，无论该比值增大或减小，都会妨碍有效的气体交换。

7. 不会。这是由 Hb 与 O_2 结合的特征决定的。当 PO_2 处于 60～100mmHg 时，氧解离曲线较平坦，PO_2 的变化对 Hb 氧饱和度影响不大。只要 PO_2 不低于 60mmHg，Hb 的氧饱和度仍能维持在 90% 以上，血液仍可携带足够量的 O_2，不致发生明显的低氧血症。

8. ① pH 和 PCO_2：pH 降低和 PCO_2 升高时，Hb 对 O_2 的亲和力降低，曲线右移；反之，曲线左移。②温度：温度升高时，氧解离曲线右移，促进 O_2 的释放；温度降低时，曲线左移，不利于 O_2 的释放。③ 2,3-DPG：2,3-DPG 浓度升高时，Hb 对 O_2 的亲和力降低，曲线右移；反之，曲线左移。④其他因素：Hb 与 O_2 的结合还受其自身性质的影响，如 Hb 分子中的 Fe^{2+} 氧化成 Fe^{3+} 便失去运输 O_2 的能力等。

9. 减弱或暂停。CO_2 是调节呼吸运动的最重要的生理性化学因素，一定水平的 PCO_2 对维持呼吸中枢的基本活动是必要的。过度通气后，CO_2 大量排出使肺泡气 PCO_2 下降，血液 PCO_2 也下降，这种低 PCO_2 的血液到达脑部，呼吸中枢因缺少足够的 CO_2 刺激而抑制，于是呼吸变慢变浅甚至停止。

10. 切断家兔双侧迷走神经后，家兔吸气过程延长，吸气加深，呼吸变深变慢。这是因为肺扩张反射的反射弧被破坏所致。肺扩张反射的感受器位于气管到细支气管的平滑肌内，兴奋时冲动沿迷走神经粗纤维传入延髓，在延髓内通过一定的神经联系使吸气转为呼气。这个反射的生理意义在于加速吸气过程向呼气过程的转换，使呼吸频率增加。

五、论述题

1. 氧解离曲线是表示血液 PO_2 与 Hb 氧饱和度关系的曲线。由于 Hb 的变构效应，氧解离曲线呈 "S" 形。

特点及其生理意义：①曲线上段比较平坦：表明 PO_2 在 60～100mmHg 变化时对 Hb 氧饱和度影响不大，可以认为是反映 Hb 与 O_2 结合的部分。其生理意义在于当肺部 PO_2 在相当大范围波动时，血液仍可结合足够 O_2 供机体利用，而不致发生明显的低氧血症。②曲线中段较陡：表明 PO_2 在 40～60mmHg 时 PO_2 的轻度变化对 Hb 氧饱和度影响很大，是反映 HbO_2 释放 O_2 的部分。其生理意义在于因组织细胞 PO_2 低，可释放大量的 O_2 供组织细胞利用。③曲线下段：相当于 PO_2 在 15～

40mmHg 时 Hb 的氧饱和度，是反映 HbO_2 与 O_2 解离的部分，也可反映血液中 O_2 的储备。其生理意义在于当组织活动加强时，组织液 PO_2 降低可使 O_2 释放增多，保证足够的 O_2 供组织细胞利用。

2. ① CO_2 增多可使呼吸加深加快。CO_2 刺激呼吸是通过两条途径实现的：一是 CO_2 透过血 - 脑屏障进入脑脊液，与 H_2O 结合生成 H_2CO_3，后者解离出 H^+，H^+ 刺激位于延髓腹外侧浅表部位的中枢化学感受器，再经神经联系兴奋呼吸中枢，从而使呼吸加强；二是刺激颈动脉体和主动脉体化学感受器（外周化学感受器），冲动分别经窦神经和迷走神经传入延髓，反射性地使呼吸加深加快。②动脉血 H^+ 浓度升高可使呼吸加深加快。由于 H^+ 通过血 - 脑屏障的速度较慢，限制了它对中枢化学感受器的作用，其刺激呼吸主要是通过刺激外周化学感受器实现的。③ PO_2 降低时呼吸加深加快。低 O_2 对呼吸运动的刺激作用完全是通过外周化学感受器实现的，其对中枢的直接作用是抑制性的。

3. 呼吸将加深加快。其原因有：

（1）接一根长橡皮管于气管插管中，相当于增大了解剖无效腔，根据：肺泡通气量＝（潮气量－无效腔气量）× 呼吸频率，无效腔增加时肺泡通气量减小，通过肺部气体交换，使血液中 PCO_2 升高，H^+ 浓度增加，PO_2 下降，引起呼吸加深加快。具体机制为：① CO_2 刺激呼吸是通过两条途径实现的：一是 CO_2 透过血 - 脑屏障进入脑脊液，与 H_2O 结合生成 H_2CO_3，后者解离出 H^+，H^+ 刺激位于延髓腹外侧浅表部位的中枢化学感受器，再经神经联系兴奋呼吸中枢，使呼吸加强；二是刺激颈动脉体和主动脉体化学感受器（外周化学感受器），冲动分别经窦神经和迷走神经传入延髓，反射性地使呼吸加深加快。② H^+ 通过血 - 脑屏障的速度较慢，限制了它对中枢化学感受器的作用，其刺激呼吸主要是通过刺激外周化学感受器实现的。③低 O_2 对呼吸运动的刺激作用完全是通过外周化学感受器实现的，其对中枢的直接作用是抑制性的。

（2）接一橡皮管后，可使肺通气阻力增大，通过呼吸肌本体感受器反射，使呼吸做功增加。具体机制为：当呼吸道阻力增大时，呼吸肌活动增强，反射性地使脊髓运动神经元兴奋性增强，进一步加强呼吸肌的活动。由于呼吸阻力增大，呼吸频率可能变慢。

4. 在自然呼吸停止时，用人工方法保持呼吸功能，称为人工呼吸。其基本原理是人为地建立肺内压与大气压之间的压力差，以维持肺通气的目的。其是对呼吸骤停患者进行抢救的一种常用方法。

5. 动脉血氧分压的下降会引起呼吸兴奋，这一效应完全是通过刺激外周化学感受器所致。慢性阻塞性肺疾病患者，动脉血长期处于低氧和高二氧化碳状态，长期的高二氧化碳使中枢化学感受器发生适应，而外周化学感受器一般对低氧不发生适应，此时低氧对外周化学感受器的刺激成为驱动呼吸的主要刺激，如给予患者高浓度氧气，则会因呼吸中枢失去兴奋来源而导致呼吸停止。

第6章 消化与吸收

一、选择题

A 型题

1. E 2. E 3. E 4. C 5. A 6. B 7. D 8. A 9. A 10. E
11. B 12. D 13. D 14. E 15. C 16. B 17. D 18. C 19. D 20. B
21. A 22. B 23. E 24. C 25. E 26. C 27. E 28. B 29. D 30. E
31. C 32. D 33. B 34. C 35. B 36. E 37. B 38. D 39. C 40. B
41. D 42. C 43. C 44. B 45. C 46. D 47. C 48. B 49. C 50. E

51. E　52. A　53. B

B 型题

1. A　2. B　3. C　4. C　5. D　6. A　7. D　8. B　9. A　10. E

11. C　12. E　13. E

X 型题

1. ACDE	2. ABCD	3. ABCD	4. ACE	5. BDE
6. ABC	7. AC	8. ABD	9. ACD	10. ACD
11. ACD	12. ABC	13. ABC	14. ACD	15. ACE

二、名词解释

1. 消化：食物在消化道内被分解为小分子物质的过程。

2. 吸收：是指食物经消化后形成的小分子物质以及维生素、无机盐和水透过消化道黏膜进入血液或淋巴的过程。

3. 化学性消化：是指通过消化液中消化酶将大分子物质分解为小分子物质的过程。

4. 机械性消化：是指通过消化管肌肉舒缩运动，将食物磨碎，并与消化液充分混合，同时向消化道远端推送的过程。

5. 慢波：消化道平滑肌在静息电位的基础上，可自发地产生周期性的去极化和复极化，形成缓慢的节律性电位波动，由于其频率较慢，因而称为慢波。

6. 脑 - 肠肽：在胃肠道和中枢神经系统内双重分布的肽。

7. 黏液 - 碳酸氢盐屏障：胃黏膜分泌的黏液和 HCO_3^- 具有减少机械损伤和防止胃酸、胃蛋白酶对黏膜侵蚀的作用。

8. 容受性舒张：当咀嚼和吞咽时，食物对咽、食管等处感受器的刺激，可通过迷走神经反射性地引起胃底和胃体上端平滑肌的舒张，称为容受性舒张。

9. 胃排空：食糜由胃排入十二指肠的过程称为胃排空。

三、简答题

1. ①消化道平滑肌兴奋性较低，收缩速度较慢；②具有较大的伸展性；③有自发性节律运动；④紧张性收缩；⑤对化学、温度、机械牵拉敏感，对电刺激不敏感。

2. 胃酸分泌缺乏主要由于壁细胞功能障碍→内因子产生障碍

→维生素 B_{12} 吸收障碍→红细胞成熟障碍

胃酸缺乏→进入小肠的酸减少→Fe^{2+} 吸收受阻 ⎫
　　　　　　　　　　　　　　　　　　　　　　⎬→贫血

3. ①杀死随食物进入胃内的细菌，维持胃和小肠内的无菌状态；②激活胃蛋白酶原，提供胃蛋白酶作用所需的酸性环境；③进入小肠后，促进胰液、胆汁等分泌；④使蛋白变性，易于消化；⑤与钙、铁形成可溶性盐，促进吸收。

4. ①头期胃液分泌量占整个消化期分泌量的 30%，酸度和胃蛋白酶含量均高；②胃期占整个消化期分泌量的 60%，酸度也很高，但胃蛋白酶含量却比头期少；③肠期分泌较少，大约占胃液分泌总量的 10%。

5. 胆汁的主要作用：①胆盐、胆固醇和卵磷脂等都可作为乳化剂，使脂肪乳化成微滴，增加了胰脂肪酶的作用面积，促进脂肪的消化；②胆盐可与脂肪的分解产物，如脂肪酸、甘油一酯等形成水溶性复合物（混合微胶粒），促进脂肪的吸收；③胆盐与脂溶性维生素（A、D、E、K）结合，促进脂溶性维生素的吸收。此外，胆盐通过肠 - 肝循环被吸收后可直接刺激肝细胞合成和分泌胆汁，称为胆盐的利胆作用。

6．①糖的吸收途径：血液；形式：单糖（主要是葡萄糖）。②蛋白质的吸收途径：血液；形式：氨基酸。③脂肪的吸收途径：短链脂肪酸和含短链脂肪酸的甘油一酯直接经毛细血管进入血液；而长链脂肪酸及甘油一酯在肠黏膜细胞内合成甘油三酯，并与载脂蛋白结合形成乳糜微粒，进入毛细淋巴管（主要）。

7．主要作用：①调节消化腺的分泌和消化道的运动；不同激素可分别起促进或抑制作用。②营养作用，即刺激消化道组织的代谢和促进组织生长。③调节其他激素的释放；如抑胃肽可刺激胰岛素的释放，生长抑素则抑制促胃液素、胰岛素的释放。

8．小肠是吸收的主要部位：①吸收面积大。人的小肠长 4～5m，它的黏膜具有环形皱褶，皱褶上有大量的绒毛，肠绒毛上又有微绒毛，最终使小肠的吸收面积达到 200～250m²。②食物在小肠内停留的时间较长，一般为 3～8 小时。③食物在小肠内已被消化成可吸收的小分子物质。④小肠绒毛的特殊结构和运动，绒毛内有丰富的毛细血管、淋巴管、平滑肌和神经纤维网等结构，有利于吸收。

四、论述题

1．胃液的主要成分及作用

（1）盐酸：由壁细胞分泌。作用：杀菌；激活胃蛋白酶原，提供酶作用的 pH 环境；使食物蛋白变性，易于消化；促进胰腺、小肠液和胆汁的分泌；有利于小肠对铁和钙的吸收。

（2）胃蛋白酶原：由主细胞和黏液细胞分泌。作用：水解蛋白质，生成 FDA1、胨、少量多肽。

（3）黏液和碳酸氢盐：由黏液细胞分泌。作用：润滑作用，避免食物摩擦损伤；阻止胃酸及胃蛋白酶对胃黏膜的损伤。

（4）内因子：由壁细胞分泌。作用：与维生素 B_{12} 结合，促进吸收。

2．胰液的主要成分及作用

（1）水、HCO_3^-：中和胃酸，提供消化酶适宜的 pH 环境。

（2）蛋白水解酶：胰蛋白酶、糜蛋白酶、弹性蛋白酶、羧基化酶等。作用：分解蛋白质为多肽和氨基酸。

（3）胰淀粉酶：分解淀粉、糖原及其他糖类为二糖及少量三糖。

（4）胰脂肪酶：分解中性脂肪为甘油、甘油一酯和脂肪酸；水解胆固醇和磷脂等。

第 7 章　能量代谢与体温

一、选择题

A 型题

1．D 2．E 3．B 4．B 5．D 6．A 7．D 8．B 9．A 10．A
11．C 12．E 13．C 14．D 15．D 16．A 17．C 18．C 19．A 20．B
21．A 22．E 23．C 24．A 25．C 26．C 27．D 28．C 29．B 30．A
31．A 32．E 33．D 34．E 35．B 36．E 37．D 38．A 39．B 40．D
41．B 42．D 43．B 44．C 45．E 46．B 47．C

B 型题

1．A 2．E 3．B 4．E 5．A 6．C 7．D 8．C 9．B 10．D

11. A　12. C　13. D　14. B　15. C　16. B

X 型题

1. ABCD　　2. ABC　　　3. ABCDE　　4. ABDE　　5. ACD

6. DE　　　7. CDE　　　8. ACDE　　　9. ABCDE　　10. ABCE

二、名词解释

1. 氧热价：通常将某种营养物质氧化时消耗 1L 氧所产生的热量称为该物质的氧热价。

2. 食物的热价：食物氧化（或在体外燃烧）时所释放出来的能量称为食物的热价。

3. 呼吸商：一定时间内机体的 CO_2 产量与氧耗量的比值称为呼吸商。

4. 能量代谢：生物体内物质代谢过程中伴随着的能量释放、转移和利用等，统称为能量代谢。

5. 食物的特殊动力效应：在进食之后的一段时间内（从进食后 1 小时左右开始），虽然同样处于安静状态，但所产生的热量要比进食前有所增加，食物的这种刺激机体产生额外热量的效应称为食物的特殊动力效应。

6. 基础代谢率：基础状态下单位时间内的能量代谢。

7. 传导散热：机体的热量直接传给同它接触的较冷物体的一种散热方式。

8. 辐射散热：人体以热射线（红外线）的形式将体热传给外界的散热形式。

9. 体温：是指身体深部的平均温度。

三、简答题

1. 以下因素使能量代谢率增高：①肌肉活动增加：使产热增加、外功增高。②精神活动加剧。③食物特殊动力学作用：进食 1 小时后开始。④环境温度：20～30℃能量代谢率保持稳定。低于 20℃或高于 30℃均使能量代谢率增高。

2. 基础代谢率是指人体在基础状态下的能量代谢。测量条件：清晨、清醒、静卧、未做肌肉活动、环境温度 20～25℃、体温正常、至少禁食 12 小时、无精神紧张。

3. ①昼夜变化：清晨 2～6 时最低，午后 1～6 时最高；②性别：成年女性高于男性，成年女子体温随月经周期变化；③年龄：婴幼儿体温不稳定。老年人基础代谢率低、体温偏低。

4. ①辐射散热：人体以热射线（红外线）的形式将体热传给外界的散热形式；②传导散热：机体的热量直接传给同它接触的较冷物体的一种散热方式；③对流散热：通过气体进行热量交换的方式；④蒸发散热：通过体表水分蒸发而散失热量的方式。

四、论述题

当环境温度改变时，首先导致表层体温波动。通过皮肤、黏膜的外周温度感受器，将信息上传到体温调节中枢，进而调节机体产热或散热过程——在寒冷环境下，肌体产热增加、散热减少；在炎热环境下，则通过辐射、传导、对流和蒸发等增加散热，从而使体温保持恒定。

第 8 章　肾的排泄功能

一、填空题

1. 肾单位　肾小体　肾小管

2. 皮质肾单位　近髓肾单位

3. 肾血流量大　血液分布不均匀　形成两套毛细血管网

4. 肾小球毛细血管网　肾小管周围毛细血管网

5. 高　肾小球滤过　低　肾小管和集合管的重吸收

6. 肾小球的滤过　肾小管和集合管的重吸收　肾小管和集合管的分泌

7. 滤过膜　有效滤过压

8. 肾小球毛细血管内皮细胞　基膜　肾小囊脏层上皮细胞

9. 肾小球滤过率　肾血浆流量

10. 滤过膜的通透性和面积　有效滤过压　肾小球血浆流量

11. 肾小球毛细血管血压　血浆胶体渗透压　肾小囊内压

12. 超滤液　蛋白质

13. 正变

14. 主动重吸收　被动重吸收

15. 近端小管

16. 近端小管

17. Na^+、被动

18. 等渗性重吸收　是否缺水

19. 最高血糖浓度　糖尿

20. NH_3　K^+

21. HCO_3^-　近端小管

22. H^+　HCO_3^-　排酸保碱

23. 肾髓质　越高　渗透压梯度

24. 肾髓质渗透压梯度　抗利尿激素

25. NaCl 的主动重吸收　尿素的再循环　NaCl 的重吸收

26. 自身　神经　体液

27. 入球小动脉　80～180mmHg

28. 增加　渗透性利尿　水利尿

29. 血浆晶体渗透压增高　循环血量减少

30. 65%～70%　球 – 管平衡

31. 远曲小管和集合管　水

32. Na^+　K^+　肾素 – 血管紧张素 - 醛固酮系统　血钠血钾浓度

33. 1000～2000ml　1500ml　无尿　多尿

34. 盆神经　腹下神经　阴部神经

二、选择题

A 型题

1. D　2. B　3. B　4. C　5. D　6. D　7. C　8. D　9. B　10. D

11. B　12. A　13. B　14. D　15. A　16. C　17. D　18. B　19. A　20. A

21. C　22. D　23. B　24. D　25. D　26. B　27. B　28. B　29. D　30. A

31. D　32. D　33. D　34. D　35. B　36. C　37. C　38. A　39. D　40. B

41. D　42. C　43. B　44. C　45. C　46. A　47. B　48. A　49. C　50. A

51. C　52. A　53. D　54. D　55. B　56. A　57. C　58. C　59. C　60. D

61. C　62. C　63. C　64. C　65. A　66. D

B 型题
　　1．A　　2．E　　3．C　　4．D　　5．A　　6．A　　7．A　8．C　9．B　　10．D
　　11．C　12．E　13．A　14．C
X 型题
　　1．ABC　　　　2．ACD　　　　3．ADE　　　　4．ABCDE　　　5．ABCD
　　6．ABDE　　　7．ABCDE　　　8．AD　　　　9．ABE　　　　10．ABCDE

三、名词解释

1．排泄：机体将新陈代谢过程中所产生的各种代谢终产物、过剩的物质及进入体内的异物，经血液循环由相应途径排出体外的过程称为排泄。

2．肾小球滤过：指血液流经肾小球毛细血管时，血浆中除大分子血浆蛋白以外的水、无机盐、小分子有机物等，透过滤过膜进入肾小囊形成原尿（超滤液）的过程。

3．滤过分数：指肾小球滤过率与每分钟肾血浆流量的比值。

4．肾糖阈：尿中不出现葡萄糖的最高血糖浓度。

5．渗透性利尿：由于小管液中溶质浓度升高，导致小管液渗透压升高，水的重吸收减少，使尿量增加的现象称为渗透性利尿。

6．水利尿：大量饮清水后，是由于降低血浆晶体渗透压，导致抗利尿激素释放减少，使尿量增多的现象。

四、简答题

1．尿的生成过程包括三个相互联系的基本环节：①肾小球的滤过，血液流经肾小球时，除血细胞和大分子血浆蛋白之外的其他成分可滤入肾小囊形成原尿；②肾小管和集合管的重吸收，使原尿中机体需要的物质又被重吸收回血液；③肾小管和集合管的分泌，向小管液中排出 H^+、K^+ 和 NH_3 等物质并最终形成终尿。

2．饮大量清水，尿量增多。血浆晶体渗透压降低→对下丘脑渗透压感受器刺激减弱，释放抗利尿激素减少→远曲小管和集合管对水的通透性降低→水的重吸收减少→尿量增多。

3．尿量增多。因为 20% 葡萄糖溶液 50ml 含糖 10 000mg，若以正常人血浆量 2500ml 计算，使血浆葡萄糖含量增加了 400mg/100ml，血浆葡萄糖浓度大大超过了肾糖阈，以致小管液中葡萄糖浓度升高，渗透压升高，对抗肾小管对水的重吸收，使尿量增加。

4．大量出汗→机体水分丧失多→血浆晶体渗透压↑→渗透压感受器兴奋→ADH 释放↑→远曲小管与集合管对水重吸收↑→尿量减少。

五、论述题

1．①滤过膜：滤过膜的通透性和滤过面积；当通透性改变或面积减少时，可使尿液的成分改变和尿量减少。②肾小球有效滤过压：肾小球有效滤过压＝肾小球毛细血管压－（血浆胶体渗透压＋囊内压）；正常情况下，当血压在 80～180mmHg 变动时，通过肾血流量的自身调节作用，肾小球毛细血管血压不会有大的变化，只有在大失血等情况下，动脉血压降至 80mmHg 以下，毛细血管血压才会明显降低，导致有效滤过压降低，肾小球滤过率明显减少，出现少尿；血浆胶体渗透压和囊内压在生理情况下的变动不大，但当蛋白质摄取不足或因蛋白尿造成血浆蛋白大量减少时，血浆胶体渗透压下降，有效滤过压升高，滤过率增加，出现多尿。③肾血浆流量：肾血浆流量增大时，肾小球毛细血管中血浆胶体渗透压上升速度慢，滤过平衡点靠近出球端，肾小球滤过率增加；反之，肾小球滤过率降低；肾交感神经兴奋可使肾血流量、肾血浆流量显著减少，肾小球滤过率降低，尿量减少。

2. 尿量减少。原因：①血压过低，导致肾小球毛细血管血液明显降低，有效滤过压降低甚至为零，肾小球滤过率下降甚至为零，尿量减少或无尿。②循环血量减少，对左心房容量感受器刺激减弱。反射性引起抗利尿激素释放增加，促进远曲小管和集合管对水的重吸收，尿量减少。③循环血量减少，启动肾素 - 血管紧张素 - 醛固酮系统，使醛固酮合成与分泌增加，保 Na$^+$、保水、排 K$^+$，使尿量减少。

第9章　感觉器官的功能

一、选择题

A 型题

1. A　2. A　3. E　4. C　5. A　6. C　7. B　8. C　9. E　10. A
11. C　12. B　13. D　14. B　15. A　16. E　17. B　18. D　19. A　20. B
21. C　22. E　23. E　24. B　25. E　26. C　27. C　28. B　29. A　30. C
31. E　32. B　33. D　34. E　35. E　36. B　37. A　38. A　39. C　40. B
41. C　42. B　43. C　44. D　45. D　46. E　47. C　48. B　49. C　50. D
51. B　52. D　53. D　54. C　55. B　56. A　57. B　58. E　59. A　60. D
61. D

B 型题

1. C　2. D　3. B　4. A　5. B　6. D　7. C　8. B　9. B　10. A
11. D　12. E

X 型题

1. ABCDE　2. DE　3. ABCE　4. ABD　5. CD
6. ABE　7. ACDE　8. BDE　9. ABCDE　10. ABCE

二、名词解释

1. 感受器：分布于体表或组织内部的一些专门感受机体内外环境变化的结构或装置。

2. 感觉器官：由感受细胞连同它们的附属结构组成的复杂器官。

3. 感受器的编码作用：感受器在把外界刺激转换为动作电位时，把刺激所包含的环境变化的信息转移到动作电位的序列之中，称为感受器的编码作用。

4. 感受器的换能作用：感受器能把作用于它们的各种形式的刺激能量转变成传入神经纤维上的动作电位，这种作用称为换能作用。

5. 感受器的适宜刺激：一种感受器通常只对某种特定形式的能量变化最敏感，这种形式的刺激就称为该感受器的适宜刺激。

6. 感受器的适应现象：当某一恒定强度的刺激持续作用于一个感受器时，感觉神经纤维上动作电位的频率会逐渐降低，这一现象称为感受器的适应。

7. 近点：眼所能看清物体的最近距离，称为近点。

8. 近视：多数由于眼球前后径过长（轴性近视）或折光系统的折光能力过强（屈光性近视），致使远处平行光线聚焦在视网膜的前方，以致视网膜上物像模糊，视远物不清，其近点比正常人近。

9. 远视：由于眼球前后径过短（轴性远视）或折光系统的折光能力太弱（屈光性远视），致使远处平行光线聚焦在视网膜的后方，以致视网膜上物像模糊。患者看远物时就需使用自己的调节能力，其近点比正常人远，视近物能力下降，称为远视。

10. 视敏度（视力）：指眼对物体细小结构的分辨能力，一般以能够识别两个点之间的最小距离为衡量标准。

11. 暗适应：人长时间处于光亮环境中而突然进入暗处时，最初看不见任何物体，经过一段时间后，逐渐恢复了暗处的视力，这种现象称为暗适应。

12. 明适应：人长时间处于暗处而突然进入明亮处时，最初感到一片耀眼的光亮，也不能看清物体，稍待片刻后才能恢复视觉，这种现象称为明适应。

13. 视野：单眼固定地注视正前方某一点，此时该眼能看到的空间范围称为视野。

14. 听阈：人耳能感受的振动频率中每一种频率都有一个刚好能引起听觉的最小振动强度，称为该声音的听阈。

三、简答题

1. 眼的折光异常：①近视，需用凹球面镜矫正；②远视，需用凸球面镜矫正；③散光，需用柱面镜矫正。

2. ①晶状体前凸：增强折光力，使辐散光线聚焦在视网膜上；②瞳孔缩小，减少入眼光量，减少球面像差和色像差；③双眼球向鼻侧会聚，产生单一视觉。

3. 老视眼是由于人到 40 岁以后，晶状体弹性逐渐降低，睫状肌的收缩能力减退所致。其特点是：看远物的能力正常，但看近物时调节能力变差。

4. 人在暗处（或夜晚）的视觉由视杆细胞承担，其感光物质为视紫红质，它是由视蛋白和视黄醛合成的。在视紫红质的合成和分解过程中，有一部分视黄醛被消耗，依赖于从食物中吸收的维生素 A 来补充。因为维生素 A 可以转变为 11- 顺型视黄醛，再与视蛋白结合，形成视紫红质。故如果长期维生素 A 摄入不足，会影响人的暗视觉，引起夜盲症。

5. 当声波振动通过听骨链到达卵圆窗时，压力变化立即传给耳蜗内的液体和膜性结构，使之产生移动，最后通过鼓阶的外淋巴传导到圆窗膜。整个耳蜗内的液体和膜性结构往复移动，形成了振动。振动从基底膜的底部开始，即从卵圆窗膜处开始，按照物理学中的行波原理向耳蜗的顶部传播。不同频率的声波引起的行波都是从基底膜的底部开始的，但是声波频率不同，行波传播的远近和最大振幅出现的部位也不同。声波频率越高，行波传播越近，最大振幅出现的部位越靠近卵圆窗处。声波频率越低，行波传播越远，最大振幅出现的部位越靠近蜗顶。耳蜗对不同频率声音的分析取决于最大振幅出现的位置，该位置上的毛细胞兴奋所引起的神经冲动将会传入听觉中枢不同部位，产生不同的音调感觉。

第 10 章 神 经 生 理

一、填空题

1. 肌紧张　腱反射

2. 易化　抑制　去大脑僵直

3. 运动过少而肌张力增加　运动过多而肌紧张不全

4. 前庭小脑　脊髓小脑　皮质小脑　维持身体平衡　调节肌紧张　协调随意运动

5. 皮质脊髓束　皮质脑干束

6. 交感神经系统　副交感神经系统　心肌　平滑肌　腺体

7. 肾上腺髓质　交感 – 肾上腺髓质　应急

8. 内脏活动　内分泌活动　躯体活动

9. 防御 假怒

10. α波 β波 θ波 δ波

11. 慢波 快波

12. 非联合型学习 联合型学习

13. 感觉性记忆 第一级记忆 第二级记忆 第三级记忆

14. 刺激不强化而出现的反射消退 后来信息干扰

15. 中央前回底部前方 额中回后部 额上回后部 角回

二、选择题

A型题

　1. D　　2. D　　3. C　　4. A　　5. D　　6. E　　7. D　　8. E　　9. C　　10. D

　11. D　12. E　13. A　14. C　15. A　16. A　17. D　18. A　19. D　20. A

　21. C　22. B　23. D　24. B　25. C　26. B　27. C　28. A　29. A　30. C

　31. C　32. E　33. C　34. B　35. D　36. B　37. B　38. E　39. E　40. E

　41. B　42. A　43. A　44. A　45. E　46. A　47. A　48. C　49. C　50. B

　51. B　52. C　53. B　54. B　55. E　56. A　57. C　58. B　59. C　60. C

　61. B　62. D　63. A　64. C　65. C　66. B　67. C　68. D　69. B　70. D

　71. A　72. D　73. E　74. A　75. B　76. E　77. D　78. B　79. E　80. E

　81. C

B型题

　1. A　　2. E　　3. A　　4. B　　5. D　　6. A　　7. B　　8. D　　9. B　　10. A

　11. E　12. C　13. D　14. C　15. E　16. B　17. A　18. A　19. A　20. B

　21. E　22. E　23. C　24. A　25. E　26. A　27. C　28. A　29. B　30. A

　31. E　32. C

X型题

　1. ABD　　　　2. ABCE　　　3. ABCDE　　4. ABCE　　　5. BCE

　6. ACE　　　　7. BCD　　　8. CD　　　　9. CD　　　　10. BD

　11. AE　　　　12. CE　　　13. ACDE　　14. CD　　　　15. ABC

　16. AC　　　　17. ABCE　　18. ABCD　　19. ABCDE　　20. ABC

　21. ABDE　　　22. ABCDE　　23. AD　　　24. BCD　　　25. ABCE

　26. CDE　　　27. ACDE　　28. BD　　　29. ABCDE

三、名词解释

1. 神经冲动：沿神经纤维传导着的兴奋或动作电位，称为神经冲动。

2. 突触：一个神经元的轴突末梢与其他神经元的胞体或突起相接触，所形成的特殊结构称为突触。

3. 兴奋性突触后电位：突触后膜的膜电位在递质作用下发生去极化，使该突触后神经元的兴奋性升高，这种电位变化称为兴奋性突触后电位。

4. 抑制性突触后电位：突触后膜的膜电位在递质作用下发生超极化，使该突触后神经元的兴奋性下降，这种电位变化称为抑制性突触后电位。

5. 突触后抑制：是由抑制性中间神经元轴突末梢释放抑制性递质，能使所有与其发生突触联系的其他神经元都产生抑制性突触后电位，从而使突触后神经元发生抑制。

6. 突触前抑制：发生于轴－轴式和轴突－胞体式联合突触，是由于突触前末梢受轴－轴式突触传递的影响而使递质释放量减少，导致轴突－胞体式突触后神经元兴奋性突触后电位减小而产生的抑制效应。由于这种抑制改变了突触前膜的电活动，所以称为突触前抑制。

7. 非特异性投射系统：丘脑非特异投射核及其投射至大脑皮质的神经通路。

8. 特异性投射系统：丘脑感觉接替核及其投射至大脑皮质的神经通路，联络核在结构上大部分也与大脑皮质有特定的投射关系，因此也归入该系统。

9. 牵涉痛：内脏疾病往往引起远隔的体表部位感觉疼痛或痛觉过敏，这种现象称为牵涉痛。

10. 脊休克：是指人和动物在脊髓与高位中枢之间离断后反射活动能力暂时丧失而进入无反应状态的现象。

11. 牵张反射：有神经支配的骨骼肌，如受到外力牵拉使其伸长时，引起受牵拉的同一肌肉收缩，这一反射效应称为牵张反射。其包括腱反射和肌紧张两种类型。

12. 肌紧张：是指缓慢而持续地牵拉肌腱所引起的牵张反射，其表现为受牵拉的肌肉发生紧张性收缩，阻止被拉长。

13. 腱反射：指快速牵拉肌腱时发生的牵张反射，如膝反射。

14. 去大脑僵直：在中脑上、下丘之间切断脑干后，动物出现抗重力肌（伸肌）的肌紧张亢进，表现为四肢伸直，坚硬如柱，头尾昂起，脊柱挺硬，这一现象称为去大脑僵直。

四、简答题

1. ①完整性：神经纤维只有其结构和功能完整时才能传导兴奋；②绝缘性：一根神经干内含有许多神经纤维，但多条纤维同时传导兴奋时基本上互不干扰，其主要原因是细胞外液对电流的短路作用，使局部电流主要在一条神经纤维上构成回路；③双向性：用电刺激某一神经，神经纤维引发的冲动可以沿双向传导；④相对不疲劳性：在适宜条件下，连续电刺激神经，神经纤维仍能长时间保持其传导兴奋的能力。

2. 化学性突触传递是中枢神经元之间信息传递的主要方式。当突触前神经元兴奋时，神经冲动抵达突触前神经末梢，突触前膜对电压门控 Ca^{2+} 通道开放，细胞外 Ca^{2+} 内流，使囊泡前移与前膜融合、囊泡破裂，兴奋性或抑制性递质释放。兴奋性递质与后膜受体结合，提高了后膜对 Na^+、K^+，尤其是 Na^+ 的通透性，Na^+ 内流增加，使后膜去极，此即兴奋性突触后电位（EPSP）。EPSP 通过总和，触发突触后神经元兴奋；抑制性递质与后膜受体结合，使突触后膜对 K^+、Cl^-，尤其是 Cl^-（但不包括 Na^+）通透性增大，Cl^- 内流增加，使后膜超极化，此即抑制性突触后电位（IPSP），IPSP 使突触后神经元不易兴奋而产生抑制。

3. 根据突触后膜发生去极化或超极化，突触后电位可分为两种：兴奋性突触后电位和抑制性突触后电位。①兴奋性突触后电位：例如，脊髓前角运动神经元接受肌梭的传入投射纤维而形成突触联系，当电刺激相应肌肉肌梭的传入纤维后约 0.5ms，运动神经元胞体的突触后膜即发生去极化。此种电位变化称为兴奋性突触后电位，使该突触后神经元的兴奋性升高。②抑制性突触后电位：例如，来自伸肌肌梭的传入神经冲动，在兴奋伸肌运动神经元的同时，也能通过抑制中间神经元转而抑制屈肌运动神经元。如电刺激伸肌肌梭的传入纤维，屈肌运动神经元胞体膜出现超极化现象。这种超极化膜电位变化称为抑制性突触后电位，使该突触后神经元的兴奋性下降。

4.（1）相同点：①动作电位到达突触前神经元的轴突末梢时，引起突触前膜对 Ca^{2+} 通透性增加；②神经递质与特异性受体结合后，导致突触后膜离子通道状态的改变；③突触后电位都是局部电位，该电位可改变突触后神经元的活动。

（2）不同点：①突触小体释放的递质性质不同，兴奋性突触是兴奋性递质，抑制性突触是抑制性递质；②兴奋性递质与受体结合后主要导致突触后膜对 Na^{+} 通透性增高，抑制性递质与其受体结合后，使突触后膜主要对 Cl^{-} 通透性增高；③兴奋性突触传递时，突触后膜产生局部去极化，抑制性突触传递时，突触后膜产生局部超极化；④前者使突触后神经元容易兴奋，后者使突触后神经元不易产生兴奋。

5. 产生突触前抑制的结构基础是轴突 - 轴突式突触（如神经元 B 与神经元 A），而神经元 A 的轴突又与运动神经元 C 形成一个轴突 - 胞体性突触。神经元 A 兴奋时将引起运动神经元 C 产生一个兴奋性突触后电位，使运动神经元 C 兴奋。如果神经元 B 先兴奋而作用于神经元 A，使神经元 A 的轴突末梢局部去极化，神经元 A 再兴奋时其动作电位变小，时程缩短，使释放的递质减少，因而使运动神经元 C 的兴奋性突触后电位减小。因此，运动神经元 C 将不易甚至不能引起兴奋，出现了抑制效应。由于这种抑制是改变了突触前膜的活动而实现的，因此称为突触前抑制。

6. 内脏痛是指内脏本身受到刺激时所产生的疼痛，是临床常见的症状。内脏痛与皮肤痛相比有下列特征：①定位不准确：例如，腹痛时常不易明确分清疼痛发生的部位。②发生缓慢，持续时间长。③对机械性牵拉、缺血、痉挛和炎症等刺激十分敏感。例如，内脏器官发生管道梗阻而出现异常运动、循环障碍、炎症时，往往引起剧烈的疼痛，而对能使皮肤致痛的刺激（切割、烧灼等）不敏感。④特别能引起不愉快的情绪活动，并伴有恶心、呕吐和心血管及呼吸活动改变。

7. 人和动物在脊髓与高位中枢离断后反射活动能力暂时丧失而进入无反应状态的现象称为脊休克。脊休克的产生并非由切断损伤的刺激本身所引起，因为反射恢复后再次在脊髓断面下切断脊髓，脊休克不会再出现。所以，脊休克的产生原因是由于离断的脊髓突然失去了高位中枢的调节。

8. 有神经支配的骨骼肌，如受到外力牵拉使其伸长时，引起受牵拉的同一肌肉收缩，此称为牵张反射。牵张反射有两种类型，一种为腱反射；另一种为肌紧张。腱反射是指快速牵拉肌腱时发生的牵张反射。临床上通过腱反射来了解神经系统的功能。肌紧张是指缓慢持续牵拉肌腱时发生的牵张反射，其表现为受牵拉肌肉能发生紧张性收缩，阻止被拉长。肌紧张是维持躯体姿势最基本的反射活动，是姿势反射的基础。

9. 腱反射是指快速牵拉肌腱时发生的牵张反射。例如，叩击膝关节下的股四头肌肌腱，则股四头肌立即发生一次收缩，这称为膝反射；叩击跟腱小腿腓肠肌即发生一次收缩，这称为跟腱反射。当叩击肌腱时，梭内肌的感受装置同时被动拉长，Ⅰa 类神经纤维传入冲动增加，冲动进后根进入脊髓灰质后，直达前角引起支配同一肌肉的 α 运动神经元活动和梭外肌收缩，发动牵张反射。因此，肌肉的收缩几乎是一次同步性收缩。腱反射主要发生于肌肉内收缩较快的快肌纤维成分。

10. 在中脑上下丘之间切断脑干形成去大脑动物，动物出现抗重力肌（伸肌）的肌紧张亢进，表现为动物四肢伸直，坚硬如柱，头尾昂起，脊柱挺硬，称为去大脑僵直。去大脑僵直主要是伸肌（抗重力肌）紧张性亢进，人和多数动物的抗重力肌是伸肌，所以去大脑僵直主要是一种伸肌紧张亢进状态。在去大脑动物中，由于切断了大脑皮质运动区和纹状体等部位与网状结构的功能联系，造成抑制活动减弱而易化活动增强，使易化区的活动占有明显的优势，导致肌紧张过度增强而出现去大脑僵直。

11. 小脑的功能主要有：前庭小脑主要由绒球小结叶构成，其主要功能是参与维持身体平衡；脊髓小脑包括小脑前叶和后叶的中间带区，对肌紧张的调节有易化和抑制双重作用。在进化过程中，脊髓小脑对肌紧张的抑制作用逐渐减弱，而易化作用则逐渐增强；脊髓小脑后叶中间带与大脑皮质运动区构成环路联系，参与协调随意运动有关；皮质小脑也与大脑的广大区域形成反馈环路，参与运动计划的形成及运动程序的编制。

12. 交感神经兴奋可使：心脏活动增强，表现为心跳有力、心率加快；支气管平滑肌抑制，促进其舒张，有利于通气；抑制胃肠运动，降低其紧张性；促进瞳孔开大肌收缩，使瞳孔开大；促进汗腺分泌；加速糖原分解，使血糖升高。副交感神经兴奋可使：心脏活动减弱，表现为心跳无力，心率减慢；使支气管平滑肌收缩，管径缩小；促进胃肠运动和消化腺分泌；使瞳孔括约肌收缩，瞳孔缩小；促进胰岛素分泌，有利于机体能源物质的储存和生长。

五、论述题

1. ①经典的化学性突触传递：神经元间以突触的形式相互传递信息。典型的突触由突触前膜、突触间隙和突触后膜三部分组成。突触前膜释放的神经递质通过突触间隙扩散至突触后膜，从而改变突触后神经元的活动。其是神经元间相互作用最重要的方式。②非突触性化学传递（或非定向突触传递）：在某些单胺类神经纤维末梢的分支上有许多结节状曲张体，它们不与效应细胞形成经典的突触联系。当神经冲动抵达曲张体时，递质从曲张体释放出来，以扩散方式抵达附近的效应细胞而发挥生理效应。③电突触传递：电传递的结构基础是紧密连接。该处膜阻抗低，易发生电紧张性作用。其有助于促进神经元同步化活动的功能。

2. 反射弧中枢部分兴奋传播的特征：①单向传播：兴奋只能由一个神经元的轴突向另一个神经元的胞体或突起传递，而不能逆向传播，因为只有突触前膜能释放神经递质，且通常作用于后膜受体。②中枢延搁：兴奋通过中枢部分比较缓慢，称为中枢延搁。这主要是因为兴奋越过突触要耗费比较长的时间，这里包括突触前膜释放递质和递质扩散发挥作用等环节所需的时间。反射进行过程通过的突触数越多，中枢延搁所耗时间就越长。③总和：在反射活动中，单根神经纤维的传入冲动，一般不能引起中枢发出传出效应；而若干神经纤维的传入冲动同时传至同一神经中枢，才可能产生传出效应。这是因为若干传入纤维兴奋性突触后电位可发生空间性总和及时间性总和，从而爆发动作电位或产生易化作用。④兴奋节律的改变：在一反射活动中，如同时分别记录传入与传出的冲动频率，则可测得两者的频率不同。因为传出神经元的兴奋节律除取决于传入冲动的节律外，还取决于中间神经元和传出神经元的功能状态。⑤后发放：在环式联系中，即使最初的刺激已经停止，传出通路上冲动发放仍能继续一段时间，这种现象称为后发放或后放电。环式联系是产生后放的原因之一。在各种神经反馈活动中（如肌梭的传入冲动），传入冲动的反馈作用能纠正和维持原先的反射活动，也是产生后发放的原因之一。⑥对内环境变化敏感和易疲劳：因突触间隙与细胞外液相通，所以内环境理化因素变化如缺氧、二氧化碳、麻醉剂等因素均可影响突触传递。

3．突触后抑制也称为超极化抑制，是由抑制性中间神经元活动所引起的。当抑制性中间神经元兴奋时，末梢释放抑制性递质，与突触后膜受体结合，使突触后膜对某些离子通透性增加（Cl^-、K^+、尤其是 Cl^-），产生抑制性突触后电位（IPSP），出现超极化现象，表现为抑制。突触后抑制可分为传入侧支性抑制和回返性抑制。①传入侧支性抑制是指感觉传入纤维进入脊髓后，一方面直接兴奋某一中枢的神经元；另一方面发出侧支兴奋另一个抑制性中间神经元，再通过后者抑制另一中枢神经元的活动，通过这种抑制使不同中枢之间的活动协调起来。②回返性抑制是指当某一中枢神经元兴奋时，其传出冲动沿轴突外传，同时又经轴突侧支兴奋另一个抑制性中间神经元，该抑制性中间神经元再抑制发动兴奋的神经元及同一中枢的其他神经元。这是一种负反馈抑制形式，它使神经元的活动能及时终止，或促使同一中枢的许多神经元之间活动的协调。

4．突触前抑制和突触后抑制都属于中枢抑制，通过突触传递，使神经元的活动减弱或停止。它们的不同之处在于：①结构基础不同：突触前抑制的结构基础是轴-轴和轴突-胞体联合突触，而突触后抑制的结构基础是轴-树突触；②释放递质不同：突触前抑制其轴突末梢释放的兴奋性递质数量减少，而突触后抑制其轴突末梢释放的是抑制性递质；③电位变化不同：突触前抑制的发生是通过兴奋性递质释放减少引起突触后膜去极化电位减小，而突触后抑制是通过释放抑制性递质引起突触后膜超极化；④离子机制不同：突触前抑制的突触后膜去极化主要是 Na^+ 内流引起的，而突触后抑制引起的突触后膜超极化主要是 Cl^- 内流形成的。

5．答案见下表。

特异性和非特异性投射系统的区别

项目	特异投射系统	非特异投射系统
传导通路	一般由三级神经元接替而完成，投射到大脑皮质特定区域	感觉传导至第二级神经元→脑干网状结构内反复换元→丘脑第三类细胞群换元→弥散至皮质广泛区域
感觉与皮质定位	点对点投射关系	无点对点投射关系
丘脑转接核团	感觉接替核和联络核	髓板内核群
投射部位	终止于皮质第四层神经元并形成突触联系；通过若干中间神经元接替，与大锥体细胞形成突触联系	上行纤维进入皮质后分布于各层内，与皮质神经元突触形成突触联系
功能	形成特定感觉，并激发大脑皮质发出传出神经冲动	维持与改变大脑皮质的兴奋状态

6．①牵涉痛通常是指由内脏疾病引起的身体远隔的体表部位发生疼痛或痛觉过敏的现象。②例如，心肌缺血时，可发生心前区、左肩和左上臂疼痛；胆囊炎、胆结石发病时，右肩区会出现疼痛；阑尾炎时，发病之初常感上腹部或脐周有疼痛等。③机制：目前通常用会聚学说和易化学说对牵涉痛的产生机制加以解释。会聚学说认为，来自内脏痛和躯体痛的传入纤维会聚到脊髓同一水平的同一个后角神经元，即两者通过一共同的通路上传，且因为疼痛刺激多来源于体表部位，大脑皮质更习惯于识别体表信息，因而把内脏痛误以为体表痛，于是发生牵涉

痛。易化学说认为，来自内脏和躯体的传入纤维到达脊髓后角同一区域内彼此非常接近的不同神经元，由患病内脏传来的冲动可提高邻近的躯体感觉神经元的兴奋性，从而对体表传入冲动产生易化作用，使平常不至于引起疼痛的刺激信号变为致痛信号，从而产生牵涉痛。研究表明，局部麻醉有关躯体部位通常不能抑制严重的牵涉痛，但可完全取消轻微的牵涉痛。会聚学说可解释前一现象，但不能解释后一现象；而易化学说能解释后一现象，却不能解释前一现象。可见，会聚学说或易化学说都不能独自圆满解释牵涉痛。因此，目前倾向于认为上述两种机制可能都起作用。

7. 答案见下表。

腱反射和肌紧张的异同点

项目	腱反射	肌紧张
定义	快速牵拉肌腱时发生的牵张反射	缓慢持续牵拉肌腱时发生的牵张反射
刺激	快速短暂的牵拉	缓慢持续的牵拉
感受器	肌梭	肌梭
传入纤维	主要为 I 类纤维	主要为 II 类纤维
收缩特点	同步性快速收缩	交替性收缩，不易疲劳
反射弧特点	单突触反射	多突触反射
潜伏期	短	长
生理意义	反映神经系统的功能状态	姿势反射的基础

8. 自主神经系统是指调节内脏功能的神经系统，包括交感神经和副交感神经两部分。

（1）其结构特点：①自主神经由节前神经元和节后神经元组成。交感神经节离效应器官较远，其节前纤维短而节后纤维长；副交感神经节离效应器官较近，有的神经节就在效应器官壁内，因此节前纤维长而节后纤维短。②交感神经起自脊髓胸腰段灰质的侧角。副交感神经的起源比较分散，其一部分起自脑干的缩瞳核、上唾液核、下唾液核、迷走背核、疑核；另一部分起自脊髓骶部相当于侧角的部位。③交感神经在全身分布广泛，几乎所有内脏器官都受它支配；而副交感神经的分布较局限，某些器官不具有副交感神经支配；刺激交感神经的节前纤维，反应比较弥散；刺激副交感神经的节前纤维，反应比较局限。

（2）其功能特点：①紧张性支配：自主神经对效应器的支配，一般具有持久的紧张性作用。②对同一效应器的双重支配：除少数器官外，一般组织器官都接受交感神经和副交感神经的双重支配，在具有双重支配的器官中，交感和副交感神经的作用往往具有拮抗的性质。③效应器本身的功能状态对自主神经的作用有影响：例如，刺激交感神经可抑制无孕子宫的运动，而对有孕子宫却可加强其运动。④对整体生理功能调节的意义：交感神经系统的活动一般比较广泛，常以整个系统参与反应，其主要作用在于促使运动机体能适应环境的急剧变化；副交感神经系统的活动不如交感神经系统活动那样广泛，而是比较局限的，其整个系统的活动主要在于保护机体、休整恢复、促进消化、积蓄能量以及加强排泄和生殖功能等方面。

9. 睡眠由两种时相组成，分别称为慢波睡眠和快波睡眠。慢波睡眠：脑电波特征为同步化慢波。在慢波睡眠时相，人体感觉功能减退，骨骼肌活动减弱，伴有心率减慢、血压下降、代谢减慢、体温下降等自主神经功能改变，在慢波睡眠期，生长素的分泌明显增多，有利于促进生长和体力的恢复。快波睡眠：脑电波特征为同步化快波。在快波睡眠时相，感觉功能进一步减退，不易唤醒，骨骼肌反射活动进一步减弱，肌肉几乎完全松弛，有间断的阵发性表现，如部分躯体抽动、心率加快、血压升高、眼球快速运动等，所以又称快速眼球运动睡眠。快波睡眠时相脑内蛋白质合成加快，有利于促进记忆和精力的恢复，对婴幼儿神经系统发育具有一定意义。但是，快波睡眠时相出现间断的阵发性表现，可能与某些疾病在夜间发作有关，如心绞痛、哮喘等。

10．人类的记忆过程可以细分成四个阶段，即感觉性记忆、第一级记忆、第二级记忆和第三级记忆。前两个阶段相当于短时性记忆，后两个阶段相当于长时性记忆。感觉性记忆是指通过感觉系统获得信息后，首先在脑感觉区内储存的阶段，这阶段储存的时间很短，一般不超过1秒，如果没有经过注意和处理就会很快消失。如果信息在这阶段经过加工处理，把那些不连续、先后进来的信息整合成新的连续的印象，就可以从短暂的感觉性记忆转入第一级记忆。这种转移一般可通过两种途径来实现：一种是通过把感觉性记忆的资料变成口头表达性的符号（如语言符号）而转移到第一级记忆，这是最常见的；另一种非口头表达性的途径，这在目前还了解得不多，但它必然是幼儿学习所必须采取的途径。信息在第一级记忆中停留的时间仍然很短暂，平均约几秒钟；通过反复运用学习，信息便在第一级记忆中循环，从而延长了信息在第一级记忆中停留的时间，这样就使信息容易转入第二级记忆中。第二级记忆是一个大而持久的储存系统。发生在第二级记忆内的遗忘，似乎是由于先前或后来信息的干扰所造成的；这种干扰分别称为前活动性干扰和后活动性干扰。有些记忆的痕迹，如自己的名字和每天都在进行操作的手艺等，通过长年累月的运动，是不易遗忘的，这一类记忆是储存在第三级记忆中的。

11．（1）非联合型学习：不需要在刺激和反应之间形成某种明确的联系。不同形式的刺激使突触活动发生习惯化、敏感化等可塑性改变，就属于这种类型的学习。

（2）联合型学习：是在时间上很接近的两个事件重复地发生，在脑内逐渐形成联系，如条件反射的建立和消退。经典条件反射和操作式条件反射均属于联合型学习。①经典条件反射：在巴甫洛夫的经典动物实验中，给犬以食物，可引起唾液分泌，这是非条件反射，食物就是非条件刺激。给犬以铃声刺激，不会引起唾液分泌，因为铃声与食物无关。但是，如果每次给食物之前先出现一次铃声，然后再给予食物，这样多次结合以后，当铃声一出现，动物就会分泌唾液。这种情况下铃声成为条件刺激。条件反射就是由条件刺激与非条件刺激在时间上的结合而建立起来的。这个过程称为强化。②操作式条件反射：训练动物建立这种条件反射时，给动物一定的刺激，要求动物对该刺激作出的反应是执行和完成一定的操作。

第11章　内　分　泌

一、选择题

A型题

1．B　2．B　3．C　4．E　5．E　6．C　7．C　8．D　9．E　10．D

11．C　12．B　13．C　14．C　15．C　16．C　17．E　18．A　19．B　20．C

21．E　22．C　23．B　24．C　25．C　26．E　27．E　28．D　29．E　30．E

31．B　32．C　33．B　34．D　35．D　36．A　37．D　38．D　39．E　40．B

41．E　42．E　43．C　44．B　45．D　46．D　47．A　48．D　49．E　50．A
51．E　52．C　53．E　54．A　55．C　56．C　57．D　58．E　59．C　60．B
61．B　62．D　63．E　64．D　65．A　66．B　67．A　68．B　69．C　70．A
71．A　72．E　73．B　74．C

B 型题

1．E　2．C　3．A　4．B　5．A　6．D　7．A　8．C　9．D　10．A
11．C　12．D　13．C　14．A　15．B　16．E　17．B　18．C

X 型题

1．ABDE　　2．ABCDE　　3．ABC　　4．ABC　　5．ABCDE
6．ABCD　　7．ABD　　8．ABCDE　　9．ACD　　10．ABC
11．ABCDE　12．ABCD　13．ABCE　14．ABCD　15．ABCD
16．ABDE　17．ABE　18．ABE

二、名词解释

1．激素：由内分泌细胞分泌的具有传递细胞之间信息功能的高效能生物活性物质。

2．靶细胞：接受激素信息并能和激素产生特异性反应的细胞。

3．旁分泌：激素经组织液扩散作用于邻近细胞的作用方式。

4．自分泌：内分泌细胞分泌的激素经局部扩散作用于该细胞本身的作用方式。

5．神经分泌：神经细胞合成的激素，沿轴突经轴浆运输到末梢释放入血液的作用方式。

6．激素的允许作用：某些激素本身并不能直接对器官或组织产生生理效应，但它能明显增强其他激素的生理作用。

7．第二信使：激素、神经递质、细胞因子等第一信使作用于细胞膜后产生的细胞内信号分子，如 cAMP、IP_3 和 DG 等，其作用是将胞外的信息转入胞内。

8．长反馈：在下丘脑 - 腺垂体 - 靶腺轴调节中，靶腺（甲状腺、肾上腺皮质、性腺）分泌的激素对下丘脑和腺垂体的负反馈作用。

9．短反馈：腺垂体分泌的促激素对下丘脑的负反馈作用。

10．下丘脑调节肽：由下丘脑促垂体区肽能神经元分泌的，能调节腺垂体活动的肽类激素。

11．应激：当机体受到多种有害刺激如感染、缺氧和饥饿等，垂体释放大量的 ACTH 导致血液中糖皮质激素水平升高，并产生一系列抵抗有害刺激的非特异性反应。

三、简答题

1．激素作用的一般特性：①信息传递作用；②高效能生物放大作用；③相对特异性；④激素之间的相互作用。

2．试举例说明激素的允许作用：某些激素本身并不能直接对器官或组织产生生理效应，但它能增强其他激素的生理作用。如糖皮质激素本身并没有收缩血管的作用，但它的存在能增加儿茶酚胺的缩血管作用。

3．生长激素的生理作用：①促进机体生长发育；②促进代谢：促进蛋白合成，促进脂肪分解，抑制组织细胞对葡萄糖的摄取和利用，升高血糖；③参与应激反应。

4．甲状腺激素的生理学作用：①能量代谢：使提高机体组织氧耗量和产热量。②物质代谢：生理剂量甲状腺激素促进蛋白合成，大剂量促进蛋白分解；促进糖的吸收和糖原分解，使血糖升高的同时又增加外周组织对糖的利用。促进脂肪酸氧化和胆固醇分解。③促进机体生长发育，特别是脑和骨骼的发育。④提高神经系统的兴奋性。⑤使心率加快，心肌收缩力增强。

5. 长期缺碘导致甲状腺肿大的机制：碘是合成甲状腺激素的主要原料，长期缺碘会导致甲状腺激素合成减少，甲状腺激素对腺垂体的负反馈抑制减弱，从而使腺垂体分泌的 TSH 增加，过量的 TSH 作用于甲状腺导致其肿大。

6. 糖皮质激素的生理作用：①物质代谢：促进糖原异生，抑制葡萄糖的利用，使血糖升高；促进肝外组织特别是肌肉蛋白分解；促进脂肪分解，增强脂肪酸在肝内的氧化过程。②水盐代谢：可增加肾小球滤过率，有利于肾排水。③血液系统：使红细胞、血小板、中性粒细胞数量增加，淋巴细胞和嗜酸粒细胞数量减少。④循环系统：能加强儿茶酚胺的缩血管作用。⑤参与应激反应。⑥其他作用：促进胎儿肺泡发育和肺泡表面活性物质的生成。促进胃酸和胃蛋白酶原的分泌。抑制成纤维细胞增生和胶原合成。

7. 胰岛素的生理作用：①糖代谢：促进组织细胞对葡萄糖的摄取和利用，促进糖原的合成，抑制糖异生，降低血糖；②脂肪代谢：促进脂肪的合成和储存，抑制脂肪分解；③蛋白代谢：促进蛋白合成；④促进 K^+、Mg^{2+} 进入细胞内，降低血钾。

8. 5 种能影响正常生长发育的激素：生长激素；甲状腺激素；胰岛素；雌激素；雄激素。

四、论述题

1. 影响钙磷代谢的激素有甲状旁腺激素（PTH）、降钙素（CT）和 1，25- 二羟维生素 D_3。①PTH 能升高血钙：促进骨钙入血；促进肾远端小管对钙的重吸收；促进小肠对钙的吸收。②CT 能降低血钙：抑制溶骨过程，增强成骨细胞的活动；抑制肾小管对钙的重吸收。③1，25- 二羟维生素 D_3 能升高血钙：促进小肠对钙的吸收；促进肾小管对钙的重吸收；促进骨钙入血。

2. 影响糖代谢的激素有甲状腺激素、生长激素、糖皮质激素、肾上腺素、胰岛素和胰高血糖素。①甲状腺激素促进糖的吸收和糖原分解，使血糖升高；②生长激素抑制组织细胞对葡萄糖的摄取和利用，升高血糖；③糖皮质激素促进糖原异生，抑制葡萄糖的利用，使血糖升高；④肾上腺素能加强糖原分解，使血糖水平升高；⑤胰岛素促进组织细胞对葡萄糖的摄取和利用，促进糖原的合成，抑制糖异生，降低血糖；⑥胰高血糖素促进糖原分解和糖异生，升高血糖。

第 12 章　生　殖

一、选择题

A 型题

1. D　2. A　3. D　4. B　5. B　6. A　7. E　8. D　9. D　10. C

11. D　12. D　13. B　14. C　15. E

B 型题

1. C　2. B　3. B　4. A　5. E

X 型题

1. BCDE　　　2. ABCE　　　3. ABCDE　　　4. ABCD　　　5. ABDE

二、名词解释

1. 月经：在卵巢激素分泌的影响下，子宫内膜发生周期性剥落，出现的阴道流血现象。

2. 受精：精子穿入卵子并与卵子相互融合的过程。

3. 着床：胚泡植入子宫内膜的过程。

4．排卵：卵泡成熟后破裂，次级卵母细胞连同放射冠、透明带和卵泡液脱离卵巢进入腹腔的过程。

三、简答题

1．雌激素的主要生理作用：①促进女性生殖器官的发育：促进卵泡发育和排卵，促进子宫内膜增生，促进输卵管运动，促进阴道上皮细胞增生和糖原合成，使阴道保持酸性环境；②促进乳腺的发育并维持女性第二性征；③对代谢的作用：促进蛋白合成和骨钙沉积，降低血浆低密度脂蛋白而增加高密度脂蛋白含量。高浓度雌激素可导致水钠潴留。

2．孕激素的主要生理作用：①对腺垂体分泌的激素有调节作用：排卵前协同雌激素诱导LH分泌出现高峰，而排卵后对腺垂体分泌的激素起负反馈作用；②影响生殖器官的生长发育和功能活动：使子宫内膜呈分泌期变化，为受精卵着床提供适宜的环境，降低子宫平滑肌的兴奋性；③对乳腺的作用：促进乳腺腺泡的发育和成熟；④使基础体温升高。

3．在卵泡期，随着卵泡的发育，雌激素分泌增加，子宫内膜发生增生期变化，子宫内膜变厚；排卵后，残留的泡卵颗粒细胞和内膜细胞形成黄体，由黄体细胞分泌大量的孕激素和雌激素。孕激素使在雌激素作用下增生的子宫内膜进一步增厚，并发生分泌期变化，这有利于孕卵的着床。若不受孕，黄体寿命为12～15天，随着黄体的退化，血中孕激素和雌激素水平明显下降，子宫内膜血管发生痉挛性收缩，随后出现子宫内膜脱落与流血，即为月经。月经期结束后又转入下一周期的增生期。